MARJOLEIN DUBBERS

HET ENERGIEKE VROUWEN VOEDINGSKOMPAS

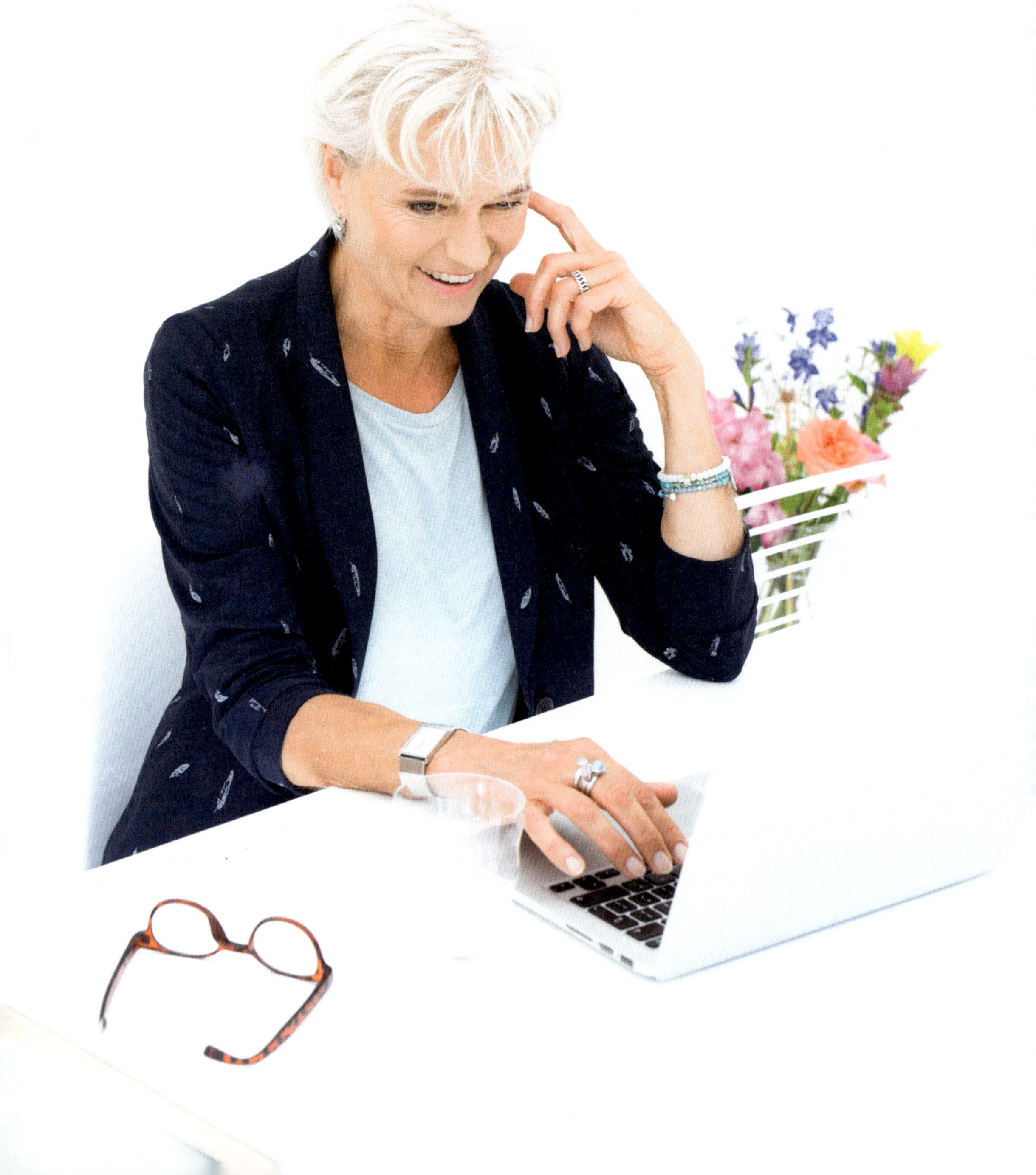

MARJOLEIN DUBBERS

HET ENERGIEKE VROUWEN VOEDINGS KOMPAS

VERANDER JE
VOEDING
VERANDER JE
HORMONEN
VERANDER JE
LEVEN

KOSMOS

Kosmos Uitgevers, Utrecht/Antwerpen

KOSMOS
www.kosmosuitgevers.nl

MIX
Paper from responsible sources
FSC® C112556

Vijfde druk, juni 2017

OMSLAGONTWERP & VORMGEVING BINNENWERK Oranje Vormgevers
REDACTIONELE MEDEWERKING Hester Bruning
FOTOGRAFIE Saskia Lelieveld Fotografie
STYLING FOODFOTOGRAFIE Inge Tichelaar
STYLING KLEDING Yolande Avé
PROJECTBEGELEIDING Kip & Ei

ISBN 978 90 215 6373 2
ISBN E-BOOK 978 90 215 6374 9
NUR 860/440

De informatie die in dit boek wordt gegeven, is niet bedoeld als vervanging voor professioneel medisch advies. Raadpleeg altijd een arts als er zich problemen met uw gezondheid voordoen. Noch de auteur noch de uitgever aanvaardt aansprakelijkheid voor schade die ontstaat doordat u de aanbevelingen uit dit boek opvolgt, of doordat u verzuimt deskundig medisch advies in te roepen of op te volgen.

www.kosmosuitgevers.nl
/kosmosuitgeverspgs
/energiekevrouwenacademie
energiekevrouwenacademie.nl

HET VOEDSEL
DAT JE EET KAN HET
VEILIGSTE EN
KRACHTIGSTE GENEESMIDDEL
ZIJN, ÓF DE SLUIPENDSTE
VORM VAN VERGIF.

ANN WIGMORE

IK DRAAG DIT BOEK
OP AAN ALLE VROUWEN DIE
DE VERANTWOORDELIJKHEID
VOOR HUN FYSIEKE EN
MENTALE GEZONDHEID
IN EIGEN HAND NEMEN.

INHOUD

DEEL 2 - HET ENERGIEKE VROUWEN VOEDINGSKOMPAS

HOOFDSTUK 9 - WIJZER 4. WEES SLIMMER DAN ZOETIGHEID 213

HOOFDSTUK 10 - WIJZER 5. KOEMELK IS VOOR KALFJES 231

HOOFDSTUK 11 - WIJZER 6. DARMEN HOUDEN NIET VAN GLUTEN 243

HOOFDSTUK 12 - WIJZER 7. EET MET VEEL VARIATIE (MAAR EET NIET TE VEEL) 255

WOORD VOORAF 1
'JE BENT NIET OVERGELEVERD AAN JE HORMONEN'

Als 'jonge' man heb ik makkelijk praten. Als het om mijn hormonen gaat dan is testosteron de dominante schakel in mijn voortplantingssysteem. Bovendien wordt dit hormoon in vrij constante hoeveelheden afgegeven, zodat ik eigenlijk iedere dag goed weet waar ik aan toe ben. Voor een vrouw is dit wel even anders.

De vrouwelijke hormonen oestrogeen en progesteron en het mannelijke hormoon testosteron vormen samen een complex geheel dat van het leven van een vrouw een feestje, maar ook een drama kan maken.

Als alle hormonen goed met elkaar in balans zijn is er eigenlijk geen vuiltje aan de lucht. Ook de dagen rond de eisprong en menstruatie merk je dan lachend op en laat je voorbijgaan. Dit wordt helaas heel anders wanneer je hormonen ontsporen en ze als in een achtbaan door je lijf razen. Dan steken niet alleen typische vrouwenklachten de kop op, maar ook klachten waarmee vrouwen jarenlang kunnen rondlopen zonder hier een goede oplossing voor te vinden. Dit geldt niet alleen voor de vruchtbare jaren maar vooral ook voor de overgang, die soms wel meer dan tien jaar kan duren.

Ben je overgeleverd aan je hormonen? Zeker niet, want je hebt zelf zeer veel invloed op je hormonen, dat is dus goed nieuws. Vooral met goede voeding, maar ook met training, mentale kracht en door vermindering van stress heb je invloed op je hormonen en kunnen ze optimaal doen waar ze voor bedoeld zijn.

Hoe je dit precies kunt doen legt Marjolein op een duidelijke, praktische en zeer inspirerende manier uit in dit boek. Lees dit boek en je zult je hormonen beter begrijpen, zodat je vrienden voor het leven wordt met deze fantastische stofjes!

RALPH MOORMAN
GEZONDHEIDSCOACH EN SCHRIJVER VAN O.A. *DE HORMOONFACTOR* EN *HORMOONBALANS VOOR VROUWEN*

WOORD VOORAF **2**
'JE KUNT JE EIGEN GEZONDHEID INGRIJPEND VERBETEREN'

Vanuit mijn praktijk als gynaecoloog en vrouwenarts weet ik dat heel veel vrouwen kampen met problemen die de werking en samenwerking van hun hormonen betreffen. Van menstruatieklachten tot schildklierproblemen, van PMS tot PCOS en van overmatige stress tot een bijnier die niet voldoende werkt. Er zijn veel factoren die de hormoonbalans van vrouwen (en mannen) in grote mate verstoren:

- We staan bloot aan veel vormen van stress.
- Gezond eten lijkt een opgave in het door grote levensmiddelenfabrikanten gedomineerde supermarktaanbod.
- De keuze voor roken en andere ongezonde leefstijlfactoren wordt afgedaan als vrije wil.
- Door allerlei voorzieningen lopen, staan en bewegen we niet meer genoeg.
- Een spectrum van hormoonverstorende stoffen beïnvloedt dagelijks ons lichaam.

Al jarenlang lees ik trouw de inspirerende blogs van Marjolein. Als geen ander kan zij moeilijke onderwerpen in de essentie samenvatten en helder opschrijven. Wekelijks geeft ze meer dan honderdduizend lezers handvatten om de eigen gezondheid, fitheid en leven ingrijpend te verbeteren. Hoe vaak verzuchtte ik niet dat ze deze prachtige blogs eens allemaal als boek zou moeten uitgeven... Marjolein heeft in dit boek beschreven hoe je vat kunt krijgen op de zaken die je hormonen en je gezondheid beïnvloeden, zowel positief als negatief. En zoals we dat van haar gewend zijn geeft ze ook veel praktische tips: Hoe ga je flexibel om met stress? Hoe vermijd je hormoonverstoorders zo veel mogelijk? Hoe zet je als werkende vrouw op een snelle manier lekkere en gezonde voeding op tafel?

Dit boek is dé handleiding voor elke vrouw om grip op haar hormonen te krijgen en te houden!

BARBARA HAVENITH
GYNAECOLOOG EN ORTHOMOLECULAIR ARTS,
SCHRIJVER VAN *HORMOONBALANS VOOR VROUWEN*

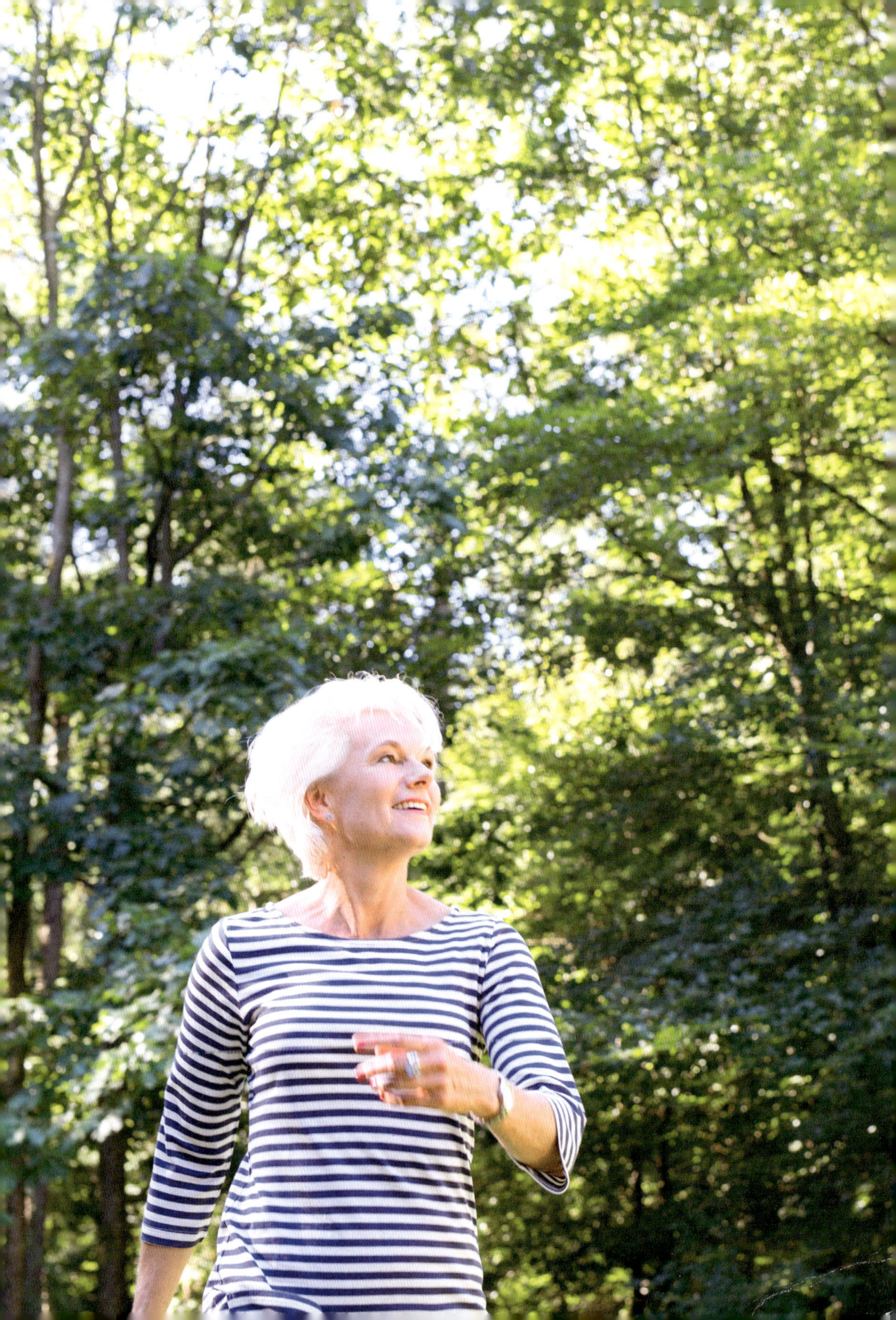

INLEIDING

Op mijn 52ste kreeg ik van mijn lichaam een prachtig geschenk: ik kwam in een flinke burn-out terecht. Op dat moment zag ik dat natuurlijk helemaal niet als geschenk, maar als een probleem en als falen, zowel van mijn lichaam als van mezelf. Hoewel ik me een dweil voelde, wilde ik niets liever dan snel terug naar mijn meer-dan-fulltime-werkweek, met lange reistijden, slopende vergaderingen en stressvolle reorganisaties, maar met fijne collega's en het gevoel dat ik met zinnige zaken bezig was. Mijn lichaam dacht daar echter anders over. Gelukkig maar.

'MEVROUW, **WAT WILT U NOU EIGENLIJK NOG?'**

Omdat ik een redelijke conditie had dacht ik dat ik weer snel op de been zou zijn, maar dat viel bar tegen. Eerlijk gezegd wist ik ook wel dat mijn conditie het laatste jaar achteruit was gegaan. Een jaar eerder had ik al bij mijn huisarts gezeten met klachten over vermoeidheid en het afnemen van mijn spierkracht bij het hardlopen. Uit bloedonderzoek kwam niets bijzonders naar boven. Die zomer maakte ik voor het eerst mee dat ik niet een van mijn leuke witte zomerbroeken van het jaar ervoor meer aan kon. Toch had ik hetzelfde gegeten en evenveel bewogen als het jaar ervoor. Heel frustrerend!

Aangezien de klachten voor mijn gevoel erger werden, werd ik doorverwezen naar een neuroloog. Ook hij kon niets vinden. Zijn boodschap luidde: 'Mevrouw, u bent boven de vijftig. Het is normaal dat uw spierkracht afneemt, dat u minder kunt en dat u zich sneller vermoeid voelt.' Het kwam op mij over als: 'Mevrouw, u bent vijftig plus, wat wilt u nou eigenlijk nog?'
Ik had dit toen naast me neergelegd, maar nu ik met een burn-out thuis zat, kwamen zijn woorden weer bij me boven. Zat ik werkelijk in de herfst van mijn leven? Had ik het beste deel van mijn leven achter me? Als je iedereen moet geloven die hier iets over kan zeggen of schrijven, dan is een vrouw van vijftig over haar hoogtepunt heen. Al vanaf ons veertigste gaat het bergafwaarts: geheugen, spierkracht, hormonen, haardos, concentratievermogen, stofwisseling en niet te vergeten, ons libido. Kortom: onze algehele vitaliteit en gezondheid. Alles wordt minder met maar één uitzondering: ons zwembandje. Dat is ook uit balans maar dan op weg naar méér.

OOGSTTIJD? NU AL?

Boeken over de overgang hebben het over de oogsttijd en de wijsheid van de rijpe vrouw. Ik snapte daar eerlijk gezegd helemaal niks van. Ik had helemaal niet het gevoel dat het al tijd was om te oogsten en rijp en wijs voelde ik me veel vaker niet dan wel! Ik wilde juist nog van alles zaaien in mijn leven, hoewel ik niet precies wist wat dan. Ik had het gevoel dat ik nog zoveel wilde en kon, maar dat ik daar gewoon nog niet aan toegekomen was, omdat ik het zo druk had met mijn werk.
Als mijn vitaliteit en gezondheid vanaf dat moment alleen nog maar zouden afnemen, dan zat ik dik in de problemen! Dan was mijn leven voorbij voordat ik het voor mijn gevoel echt goed had geleefd. Dit kon toch niet waar zijn?
Ik herinner me dit moment van wanhoop nog als de dag van gisteren. Ik realiseerde me dat ik inderdaad boven de vijftig was, maar dat ik nog steeds niet het leven had geleefd zoals ik het eigenlijk wilde. Eerlijk gezegd dacht ik best vaak dat mijn echte leven nog moest beginnen, dat ik nog maar in de startblokken stond.
Ik realiseerde me opeens dat ik altijd bezig was geweest met de doelen van anderen. Ik had een groot deel van mijn leven, meer dan 25 jaar, gegeven aan met name de doelen van mijn werkgevers. Wat waren mijn eigen doelen eigenlijk? Wat wilde ik zelf? Opeens kreeg ik nóg meer haast om mijn leven snel weer op de rit te krijgen!

VLEK OP VLEK OP VLEK

Op internet ging ik op zoek naar wat er precies met me aan de hand was en wat ik nodig had om daarvan te herstellen. Ik las dat een burn-out kan ontstaan doordat je jarenlang chronisch te veel van jezelf vraagt en ik leerde dat mijn bijnieren hierdoor uiteindelijk uitgeput waren geraakt. Bijnieren zijn de organen die overuren maken als ze denken dat je in gevaar bent. Slopende vergaderingen en stressvolle reorganisaties waren voor mijn bijnieren een alarmsignaal! Wie had dat kunnen denken? Ik kwam er ook achter dat als vrouw in de overgang mijn bijnieren extra kwetsbaar zijn, omdat ze er in deze periode nog een taak bij krijgen. Ze moeten de taak van de eierstokken overnemen waar het gaat om de productie van de vrouwelijke hormonen oestrogeen en progesteron. Maar als er te veel stress is komen ze daar nauwelijks aan toe, en te weinig productie van oestrogeen en progesteron kan een waterval aan andere problemen veroorzaken, waaronder een vertragende schildklier, waardoor je je hondsmoe kunt gaan voelen. Volg je het nog?
Kortom: te veel stress in de overgang bleek zoiets als vlek op vlek op vlek te zijn! Wat nu? Ik ontdekte dat bij vrouwen alle hormonen met elkaar samenhangen, op een complexe manier met elkaar samenwerken en zo'n beetje alles bepalen wat je vitaliteit en gezondheid betreft. Hoe kon ik ze daar een handje bij helpen? Wat hadden mijn hormonen nodig?

ONDERVOED? IK?

Ik ging me verdiepen in hormonen en voeding en kwam tot de verbijsterende conclusie dat ik ondervoed was. Niet dat ik zo'n slechte eter was maar het bleek simpelweg niet goed genóég te zijn voor een vrouw van vijftig plus in deze hectische samenleving.
Mijn ontbijt bestond vaak uit yoghurt met knapperige muesli (gezond toch?), mijn lunch uit een soepje plus salade op kantoor (toch ook niet zo slecht?), ik was geen snoeper en at vaak fruit rond vier uur. Maar met mijn avondeten ging het nogal eens mis. Ik woonde al jaren alleen, dus er was niemand die thuis op me zat te wachten. De verschillende NS-stations tussen werk en thuis voorzagen me regelmatig van iets wat moest doorgaan voor avondeten. Dit kon variëren van koffie met kaascroissantjes tot een fruitsapje met een zak M&M's. Gelukkig had ik vaak etentjes met collega's of vrienden/vriendinnen en dan haalde ik de schade in door extra groenten te eten. Dacht ik. Nee dus.

Toen ik erachter kwam hoeveel en welke vitamines en mineralen een vrouwenlichaam nodig heeft om goed te functioneren en waar die in zitten (en waar vooral niet), kon ik niet anders dan de conclusie trekken dat ik zwaar ondervoed was. Waarschijnlijk al jaren. Geen wonder dat mijn lichaam er de brui aan had gegeven.

Ik kwam tot de conclusie dat er op het gebied van voeding grote winst te behalen viel. Ik kocht een blender en leerde groene smoothies maken. Ik ontdekte een biologische stadsboerderij in mijn buurt en bezocht een natuurvoedingswinkel waar ik nieuwe producten tegenkwam zoals quinoa en hennepzaad. Ik volgde een cursus raw food, kocht op Marktplaats een sapcentrifuge en reed naar Amsterdam om er de enige winkel in Nederland te bezoeken waar op dat moment superfoods te krijgen waren.
Naarmate mijn energieniveau steeg, steeg ook het aantal boeken over dit onderwerp in mijn boekenkast en ik viel van de ene verbazing in de andere. Voeding bleek veel meer te zijn dan alleen wat ik in mijn mond stopte. Het hoogtepunt van verbazing was mijn ontmoeting met Ruth.

IK KWAM TOT DE CONCLUSIE DAT ER OP HET GEBIED VAN VOEDING GROTE WINST TE BEHALEN VIEL.

HET VERHAAL VAN RUTH

Ruth Heidrich zag ik voor het eerst op YouTube waar ze in een filmpje haar levensverhaal vertelt. Net als ik hield ze van hardlopen en dacht ze dat ze een gezond leven leidde, maar op haar 47ste kreeg Ruth te horen dat ze borstkanker had. Na een operatie gooide ze haar voedingspatroon radicaal om en ontstond de droom om mee te doen aan een triatlon: 3,8 km zwemmen, 180 km fietsen en een marathon lopen. Twee jaar later deed Ruth mee met de Ironman op Hawaii, een van de zwaarste triatlons ter wereld, en kwam trots over de finish. Daarna volgden er nog vele triatlons en andere wedstrijden, toen ze vijftig plus was, zestig plus en zelfs toen ze al dik in de zeventig was! Haar motto is: er zijn geen grenzen behalve de grenzen die we voor onszelf bedenken.

Ik realiseerde me opeens dat dat dus kon, dat een vrouwenlichaam van boven de zeventig nog in staat is een triatlon te doen! Wow! Het is dus helemaal niet vanzelfsprekend dat een vrouw vanaf haar veertigste jaar zowel lichamelijk als geestelijk alleen nog maar bergafwaarts gaat. Het kan ook bergopwaarts! Hoezo oogsttijd als je vijftig bent? Er is nog tijd genoeg om te zaaien!

HORMONEN IN BALANS DOOR ETEN

Na enkele maanden gezond eten en andere vormen van gezond leven zoals rust, beweging en inspirerende gesprekken, veranderde ik langzaam van een dweil op de bank in een vrouw met een missie. Met de toename van mijn energie groeide mijn droom om andere vrouwen te vertellen dat er zoveel méér leven in het leven kan zitten als je jezelf echt goed gaat voeden. Dat het leven niet op de spaarstand wil staan maar ten volle geleefd wil worden! Ik wilde vertellen dat goede voeding iets heel anders is dan datgene waar we mee zijn grootgebracht en waarvan we doorgaans denken dat het gezond voor ons is.

Het bleef niet bij méér energie alleen. Kwaaltjes waar ik niet eens meer bij stilstond dat ik ze had, verdwenen. De pijnlijke artritis in mijn vingers bijvoorbeeld, die mijn moeder en oma ook hadden. Onbeheersbare eetbuien 's avonds verdwenen. Cellulitis, waarvan ik had geaccepteerd dat ze bij me hoorde, verdween grotendeels. Mijn haardos werd dikker en mijn nagels braken niet meer af. Ik kreeg weer zin in hardlopen en iedereen begon te zeggen dat ik er zo goed uitzag. Zonder het op dat moment te weten at ik mijn hormonen in balans. Ik stond erbij en keek ernaar en verbaasde me. Wat was er nog méér mogelijk?

VERANDER JE VOEDING. VERANDER JE HORMONEN. **VERANDER JE LEVEN.**

Vanaf dat moment is er veel gebeurd: ik ben eindelijk uit de startblokken van mijn leven gekomen. Ik volgde een opleiding tot vitaliteitscoach, heb mijn vaste baan opgezegd, startte mijn praktijk en de Energieke Vrouwen Academie en ging online. Ik ontwikkelde het online programma Het Energieke Vrouwen VoedingsKompas en heb daarmee duizenden vrouwen mogen begeleiden naar meer gezondheid en vitaliteit, waardoor ze in beweging zijn gekomen om hun dromen waar te maken. De wens om mijn kennis te delen met nog meer vrouwen is alleen maar sterker geworden. Vandaar dit boek. Ik hoop dat je de inzichten en ideeën hieruit gaat gebruiken om de kwaliteit van je leven te verbeteren. Een energiek lichaam kan je het leven geven dat jij graag wilt. Ongeacht hoe oud je bent.
In deel 1 lees je wat de belangrijkste hormonen in je lichaam zijn en hoe ze met elkaar samenwerken. Ik leg uit welke symptomen horen bij een bepaalde hormonale disbalans en ik geef je enkele eerste tips waar je vandaag nog mee aan de slag kunt.

In deel 2 lees je over het basisprincipe en de zeven richtingaanwijzers van het VoedingsKompas, omdat je natuurlijk een stap verder wilt dan alleen de eerste tips. Als je alle richtingaanwijzers van het VoedingsKompas volgt, zullen je hormonen in balans komen, krijg je volop energie, kunnen klachten verdwijnen en wordt het makkelijker om je gezonde gewicht (terug) te krijgen.

Tussendoor heb ik enkele van mijn favoriete recepten opgenomen, de lekkerste en vooral ook de eenvoudigste. Het kan zijn dat je bepaalde ingrediënten nog niet kent. Laat je hierdoor niet afschrikken. Wees nieuwsgierig, koop er een of twee en ga ermee aan de slag. Veel ervan zijn online te koop, dus je hoeft er niet eens je huis voor uit.

Meer recepten kun je vinden op mijn website energiekevrouwenacademie.nl.
Zoek je bepaalde ingrediënten, kijk dan eens op www.marjoleinsfavorieten.nl.
Verwijzingen naar publicaties en onderzoeken staan in de tekst aangegeven met een nummer tussen haakjes. Deze vind je terug op mijn website: http://energiekevrouwen-academie.nl/links-energieke-vrouwen-voedingskompas

DE **SLEUTEL** LIGT **IN JOUW HANDEN**

Ik ben ervan overtuigd dat de wereld een mooiere plek wordt als meer vrouwen hun dromen gaan waarmaken. Zoveel prachtige dromen van vrouwen worden echter niet gerealiseerd omdat ze te weinig energie en uithoudingsvermogen hebben en niet gezond genoeg zijn. Ik houd niet van het woordje moeten maar nu zeg ik: dit moet echt anders! De tijd is voorbij om op anderen te vertrouwen als het gaat om onze gezondheid. De sleutel ligt in jouw eigen handen. Heel dichtbij dus. Je kunt pas weten wat echte voeding voor je kan betekenen als je het zelf gaat ervaren. Verander je voedingspatroon en ervaar het. Ik beloof je: je kunt veel meer dan je denkt! Als ik het kan, kun jij het ook. Wat je leeftijd ook is: zorg dat je fit bent voor de toekomst die nog voor je ligt en maak je dromen waar. Iedere reis begint met de eerste stap. Ga je mee?

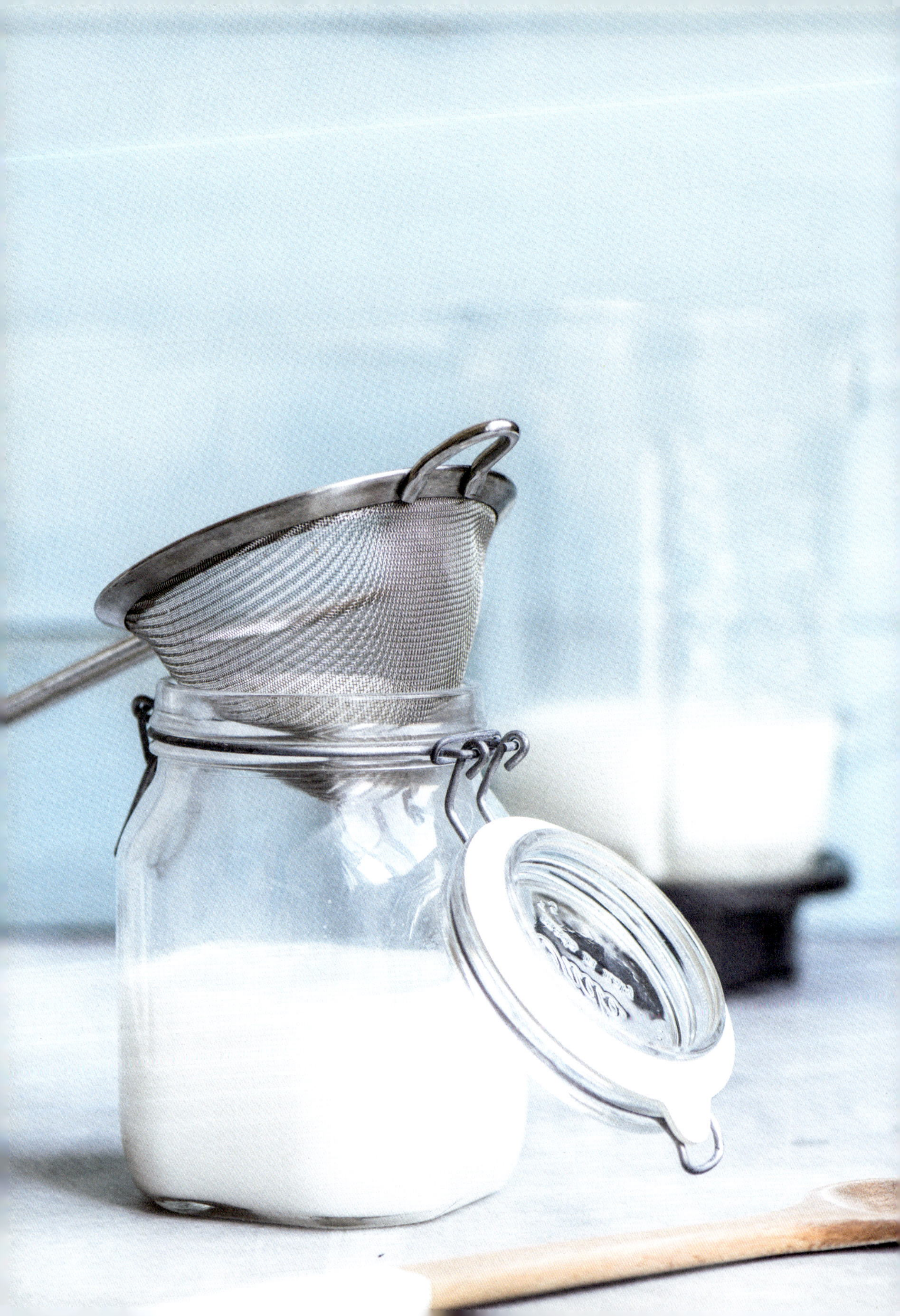

RECEPT

HOMEMADE PLANTAARDIGE MELK

Ik wil je aanmoedigen om zelf je plantaardige melk te maken. Dit is lekkerder, goedkoper maar vooral ook veel gezonder dan de dure pakken uit de supermarkt die voornamelijk uit water bestaan en waar de gezonde stoffen door het verhitten en verpakken grotendeels uit verdwenen zijn. Gebruik voor dit recept altijd ongebrande noten, pitten en zaden.

Noten, zaden en pitten zorgen voor zink, magnesium, selenium en de belangrijke vitamines B die je energie geven. Walnoten zorgen voor de gezonde omega 3-vetten. Haver, noten, zaden en pitten bevatten helaas wel fytinezuur, wat de opname van vitamines en mineralen in je darmen kan belemmeren. Hun voedingswaarde kun je verhogen door ze een nachtje te weken, waardoor het fytinezuur ook grotendeels verdwijnt.

MIJN FAVORIETEN OM MELK VAN TE MAKEN ZIJN WITTE AMANDELEN, CASHEWNOTEN, POMPOENPITTEN EN HAVERVLOKKEN.

DIT HEB JE NODIG

- 1 kopje (200 ml) ongebrande noten, pitten of zaden
- kaasdoek of fijne zeef met een puntje onderin

ZO MAAK JE HET

Laat de noten, pitten of zaden een nacht weken in water. Giet het weekvocht af en spoel ze na. Doe ze met vijf kopjes schoon water in je blender. Blend goed. Giet de melk door de fijne puntzeef of kaasdoek. Een puntzeef werkt erg makkelijk. Bewaar de melk in een glazen pot of fles in de koelkast. Je kunt hem vijf dagen bewaren. Gebruik hem in smoothies, ontbijtjes, dressings en desserts.

DEEL 1

HORMONEN:
DE SLEUTEL NAAR VITALITEIT EN GEZONDHEID

HOOFDSTUK 1

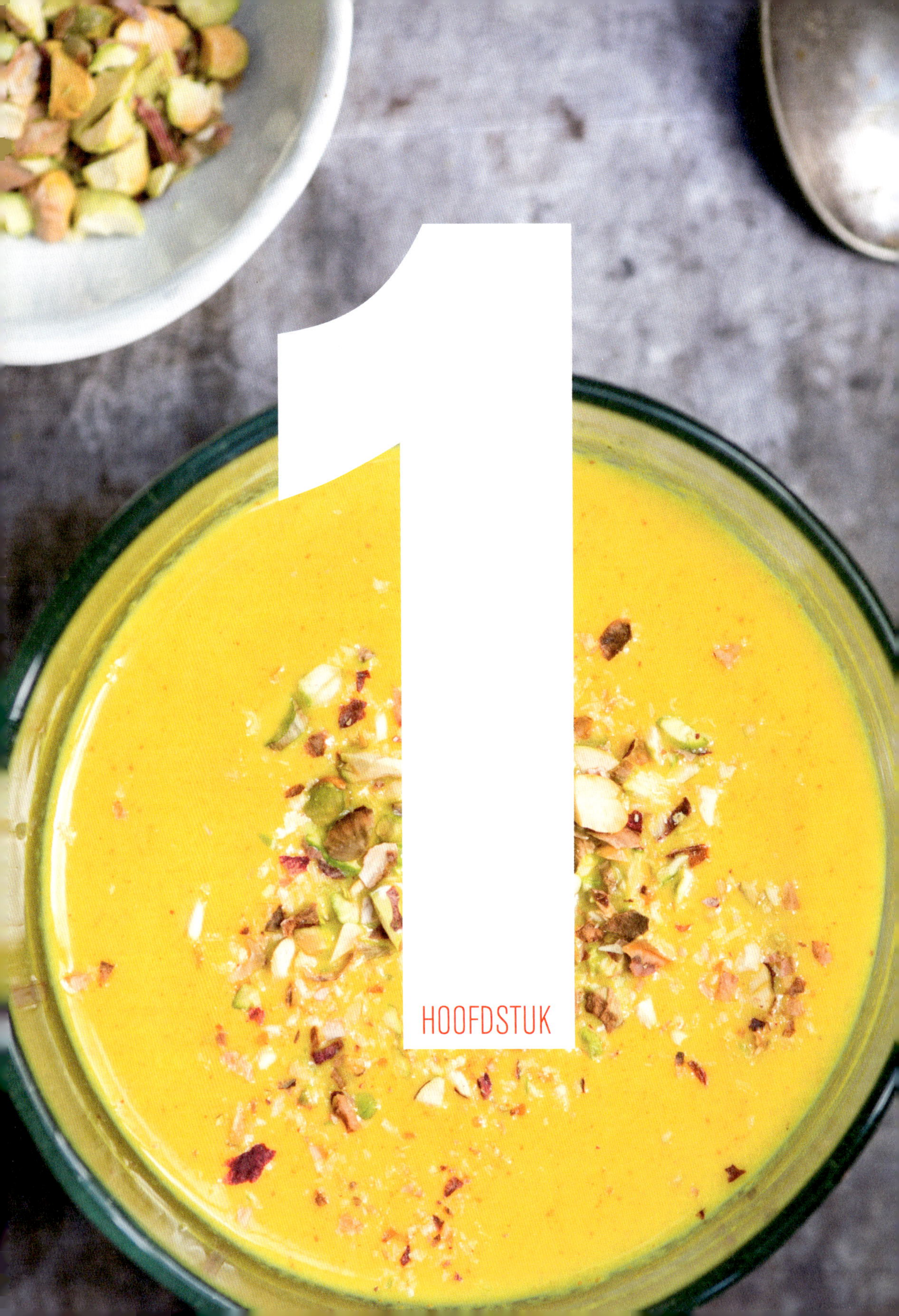

VROUWEN ZIJN ECHT ANDERS

Mijn ouders kregen zeven dochters, geen zonen. Op een dag plaagde mijn vader mijn zes zussen en mij door te zeggen dat hij eigenlijk geprobeerd had elf zonen te krijgen, want dan had hij kunnen zeggen dat hij een eigen voetbalelftal had. Na zeven meisjes op een rij had hij echter de moed maar opgegeven. Op onze beurt pakten wij hem terug door te zeggen dat het ons toch niet zo moeilijk leek om dat kleine stukje extra dat nodig was om een jongetje te maken, eraan te breien.

HEB JIJ WELEENS **EEN HORMOON GEZIEN**?

Het verschil tussen mannen en vrouwen zit hem natuurlijk niet in dat stukje extra waar jongetjes mee worden geboren. Het verschil is vele malen groter. Vrouwen zijn door de natuur toegerust voor het grootste wonder op aarde: wij kunnen nieuw leven voortbrengen. Daarom is het vrouwenlichaam heel anders dan dat van mannen en die verschillen gaan veel verder dan alleen de buitenkant. Het grootste verschil zit in onze hormoonhuishouding. Maar heb jij weleens een hormoon gezien?

JE HORMONEN ZIJN DE BAAS

Hoewel onzichtbaar hebben hormonen invloed op alles in ons lichaam. Ze bepalen voor het overgrote deel je gezondheid, je vitaliteit en ook je humeur. Ze bepalen of je makkelijk spieren opbouwt en vet verbrandt of vet juist hardnekkig vasthoudt, hoe trouw je ook je dieet volgt en drie keer per week naar de sportschool gaat. Hormonen zijn de baas van je vethuishouding. Je hormonen bepalen of je cellulitis hebt of niet, hoe je haren, huid en nagels eruitzien en of je snel in de stress schiet of onder alle omstandigheden relaxed kunt blijven. Het zijn je hormonen die bepalen of jij 's morgens met veel energie opstaat of dat je er een moord voor zou doen om nog een uurtje te kunnen blijven liggen.
Eetbuien zijn geen gebrek aan wilskracht: het zijn je hormonen die je op pad sturen naar de koelkast! Het zijn je hormonen die bepalen of

> EETBUIEN ZIJN GEEN GEBREK AAN WILSKRACHT: HET ZIJN JE HORMONEN DIE JE OP PAD STUREN NAAR DE KOELKAST!

je je opgewekt en gelukkig of angstig en depressief voelt. Het zijn je hormonen die maken dat jij je tijdens die lange vergadering kunt concentreren én of je je morgen de belangrijkste details van die vergadering nog kunt herinneren.

JE HORMONEN BEPALEN JE HOOFDPIJN, JE HAARDOS, JE GEHEUGEN EN JE GELUKSGEVOEL

De meeste vrouwen leggen geen verband tussen de verschillende symptomen die ze hebben en hun hormonen. Opvliegers, onvruchtbaarheid, gevoelige borsten, onregelmatige menstruaties en schildklierproblemen, die linken we nog wel aan onze hormonen. Een volle haardos, een scherp geheugen, zin om te vrijen, volop energie, goed slapen, zin in sporten en geen behoefte aan voedsel tussen maaltijden door zijn echter ook symptomen van onze hormonen, maar dan positieve.

Als je hormonen in balans zijn ontstaat de magie: je voelt je energiek en opgewekt, je hebt zin om in actie te komen, je hebt een goed geheugen, je voelt je goed, ziet er stralend uit en je kunt diepe vreugde en dankbaarheid ervaren. Ongeacht je leeftijd. Veel vrouwen hebben last van hormonen die niet met elkaar in balans zijn, maar slechts weinig vrouwen weten dit. Waar zouden we dit ook hebben moeten leren?
De focus van onze samenleving en de medische wereld ligt op het bestrijden van ziektes en klachten. Werken aan je gezondheid is echter een heel ander proces, een veel leuker proces dan strijden tegen ziektes en kwalen en daarbij verwachten dat anderen het voor je gaan oplossen. Ik focus graag op overvloed en gezondheid: alles wat aandacht krijgt groeit. De magie van gezondheid en vitaliteit ontstaat pas als je je gaat richten op gezondheid en vitaliteit.

WERKEN AAN JE GEZONDHEID EN VITALITEIT IS EEN VEEL LEUKER EN KRACHTIGER PROCES DAN STRIJDEN TEGEN KWALEN EN ZIEKTES.

››› DE MAGIE BIJ **HORMONEN IN BALANS**

Herken jij onderstaande 'symptomen' onvoldoende? Waarschijnlijk had je ze als kind wel. Zou jij ze graag terug willen, ongeacht je leeftijd? Ze staan allemaal in relatie tot je hormoonhuishouding:

- een stralende huid
- gezond haar en een volle haardos
- sterke nagels
- een doorgaans opgewekt humeur, ook in de dagen voor je ongesteld wordt
- een slanke taille
- nooit hoofdpijn

- overvloed aan energie
- voelen wanneer je voldoende hebt gegeten
- een stabiel en gezond gewicht waar je niet mee bezig bent
- hoog libido
- je vrolijk voelen en veel lachen
- lef en zin om nieuwe dingen te ondernemen
- nieuwsgierig
- je goed kunnen ontspannen, ook bij enige stress
- een uitstekende nachtrust
- 's morgens met veel energie opstaan
- zin om te bewegen en zelfs sporten
- een dagelijkse stoelgang
- scherp en alert zijn
- een goed geheugen
- eten wanneer het tijd is, zonder behoefte aan tussendoortjes
- je gelukkig voelen zonder duidelijke aanleiding
- huilen alleen als daar echt een aanleiding voor is
- weinig rimpels voor je leeftijd
- geen haargroei waar het niet hoort
- normaal zweten
- geen hete of koude handen en voeten
- je goed kunnen concentreren
- een gezonde stofwisseling

Eigenlijk is er niets in je lichaam dat niet wordt aangestuurd door je hormonen. Pas als alle hormonen met elkaar in balans zijn ontstaat de magie: je voelt je niet alleen gezond, vitaal en sterk, je voelt je ook zelfverzekerd, je ziet er goed uit, je slaapt prima, je ogen stralen, je emoties zijn evenwichtig, je hersenen staan op scherp, je ervaart diepe vreugde en bent echt gelukkig en tevreden met jezelf.

VROUWEN ZIJN GEVOELIG VOOR **HORMONALE VERANDERINGEN**

Er gebeurt vrijwel niets in jouw lichaam of je hormonen zijn erbij betrokken. Veel vrouwelijke klachten zijn hormonale problemen die ons vertellen dat er iets uit balans is. Want of we het nu leuk vinden of niet, vrouwen zijn gevoeliger voor allerlei hormonale veranderingen dan mannen en veel kwetsbaarder voor een hormonale disbalans. Het is daarom goed om nader kennis te maken met je hormonen, want je kunt van dit nadeel juist een voordeel maken.
Je hormonen geven je voortdurend allerlei boodschappen om je duidelijk te maken dat er iets uit balans is. Als je de taal van je hormonen leert verstaan heb je een waardevol hulpmiddel in handen dat je kan helpen om vitaal en gezond te worden en te blijven tot op hoge leeftijd.

ALS JE JE HORMONEN LEERT KENNEN, DAN HEB JE KRACHTIGE MEDESTANDERS DIE JOU HELPEN ZO LANG MOGELIJK GEZOND EN VITAAL TE BLIJVEN.

JOUW KWALITEIT VAN LEVEN BEGINT MET HORMONEN DIE IN BALANS ZIJN

Als je hormonen ziet als de elektrische bedrading van een huis, dan hebben mannen een eenvoudige schuifknop en vrouwen een complexe schakelkast. Bij mannen speelt het hormoon testosteron de hoofdrol. Dit hormoon begint in de puberteit een belangrijke rol te spelen en komt dan snel volledig op AAN te staan. Na hun veertigste gaat de schuifknop langzaam terug naar UIT. Dit gaat met een tempo van zo'n twee procent per jaar, dus dat is allemaal vrij overzichtelijk en voorspelbaar.

Vrouwen hebben een ingewikkelde schakelkast, omdat er iedere maand een eitje in de baarmoeder moet worden klaargemaakt voor een mogelijke zwangerschap. Als vrouw maak je per maand meer hormonale schommelingen door dan mannen in hun hele leven. Een hoge kwaliteit van leven en daarmee de mogelijkheid om al je potentie te gebruiken begint met hormonen die met elkaar in balans zijn, die elkaar vervangen als het nodig is, die doen wat ze moeten doen en jou volop energie en gezondheid geven.

JE HEBT VEEL MEER INVLOED DAN JE DENKT

Voel jij je weleens slachtoffer van je hormonen? Heb je weleens wanhopig geroepen: 'Het zijn mijn hormonen!' als je verschrikkelijk humeurig was tegen je partner om jezelf een uur later af te vragen waar die uitbarsting nou toch vandaan kwam? Heb je soms huilbuien om niks? Veel vrouwen voelen zich het slachtoffer van hun hormonen maar denken dan vaak alleen aan hun maandelijkse schommelingen met klachten, eetbuien voordat ze ongesteld worden of later de menopauze met haar vervelende opvliegers. Je hebt inmiddels gezien dat de reikwijdte van je hormonen veel groter is. Ze zijn er iedere dag en je kunt er niet omheen.

JE HORMONEN ZIJN GEEN VRIJBUITERS DIE HUN EIGEN GANG GAAN

Ik heb goed nieuws voor je: je hoeft je niet langer het slachtoffer te voelen van je hormonen. Integendeel: je hebt er zelf heel veel invloed op. Inzicht in je hormoonhuishouding is een belangrijk instrument om sturing te geven aan niet alleen je gezondheid, vitaliteit, een gezond gewicht, maar ook je mentale en emotionele gezondheid. Dus ook aan je humeur, jawel!

Je hormonen zijn geen vrijbuiters die in je lichaam zelfstandig hun gang gaan en waar je niets over te vertellen hebt. Als je weet hoe ze werken kun je ze vóór je laten werken in plaats van dat jullie voortdurend tegen elkaar lijken te strijden.

Het is geen echte strijd want in feite willen jouw hormonen en jij precies hetzelfde: jou zo lang mogelijk gezond en gelukkig houden. Als je je hormonen leert kennen en opneemt in je team, dan heb je krachtige medestanders om zo lang mogelijk gezond en vitaal te blijven. Hoe kun je samenwerken met je hormonen?

JE HORMONEN ZIJN VOORTDUREND IN GESPREK MET JE OMGEVING

Je kunt je hormonen zien als een team van persoonlijke bodyguards die 24 uur per dag voor je klaar staan. Ze stemmen voortdurend af op je omgeving om te kijken of het veilig is voor je. Ook al lijkt je lichaam afgescheiden te zijn van je omgeving – je kunt immers zo op een vliegtuig naar Hawaii stappen en je lichaam uit je huidige omgeving halen – de realiteit is dat je lichaam altijd onderdeel is van de omgeving waarin het verkeert en hier altijd op zal reageren. Dat is maar goed ook want anders zou je niet overleven. Als het in Nederland koud is doet je lichaam zijn uiterste best om je warm te houden, terwijl als je uitstapt in tropisch Hawaii het er alles aan zal doen om je af te koelen. In feite is je lichaam voortdurend in gesprek met de omgeving waar jij het in plaatst om te bepalen wat nodig is. Is het tijd om jou op te warmen of af te koelen? Te slapen of wakker te worden? Vet op te slaan of juist af te breken? Is het gezond voor je om honger te krijgen of juist een gevoel van verzadiging te hebben? Word je er gelukkig van om nu seks te hebben of is het beter voor je om je in je eentje terug te trekken? Je lichaam is nooit afgescheiden van de omgeving waarin het zich bevindt en je hormonen zijn voortdurend bezig om zich hieraan aan te passen om jou zo lang mogelijk gezond en vitaal te houden.

JE HORMONEN VINDEN JE OMGEVING NIET ECHT IDEAAL

Nu komen we bij de kern van het verhaal en daarmee de sleutel voor alle hormonale problemen: de omstandigheden waarin je lichaam zich bevindt zijn niet optimaal. Je hormonen zouden het liefst hebben dat jij de hele dag lekker buiten zou zijn in een land met een heerlijk klimaat, zonder enige vorm van vervuiling, terwijl jij niets anders hoeft te doen dan wat rond te slenteren, groenten, fruit, noten, wortels en wat insecten verzamelen, babbelen met andere vrouwen, spelen met kinderen, om 's avonds met al je dierbaren om je heen bij een kampvuurtje wat eten te bereiden en op te eten. Om daarna door een woest aantrekkelijke man uitgenodigd te worden een bosje in te duiken. Ik schat zo in dat jouw omstandigheden er wat anders uitzien. De mijne ook.

»» JE OMGEVING IS BELANGRIJKER VOOR JE DAN JE GENEN

Klachten en ziektes worden vaak toegeschreven aan onze genen. Je genen zijn echter niet in beton gegoten; in feite zijn ze zo soepel als een hoepel. Er zijn veel onderzoeken gedaan met eeneiige tweelingen, twee personen die precies dezelfde genen hebben, en dus honderd procent hetzelfde DNA. Het blijkt dat ze nooit precies hetzelfde leven leiden en dat ze daarom ook nooit dezelfde klachten of ziektes krijgen. Hun levens en hun fysieke, mentale en emotionele gezondheid kunnen heel verschillend zijn. Zelfs als genetisch bepaald is dat er een grote kans is op een ziekte, blijkt dat de een die krijgt op haar 33ste en de ander op haar 80ste. Of helemaal niet! Zo sterk is de invloed van je omgeving en zo zwak is de invloed van je genen!

DE GEZONDHEID VAN VROUWEN LIJKT KWETSBAARDER

De gezondheid van vrouwen in onze huidige westerse samenleving lijkt kwetsbaarder dan die van mannen. Onze gemiddelde levensverwachting is met 83 jaar 3,5 jaar langer dan die voor mannen. Daar staat tegenover dat we 7 jaar langer te maken hebben met allerlei chronische ziektes. De extra jaren die we leven zijn dus van bedenkelijke kwaliteit. Ik houd niet van cynisme, maar je zou hierbij de zure vraag kunnen stellen: leven wij vrouwen langer of sterven we langer?

Het gaat niet alleen om de laatste zeven jaar. Wij vrouwen krijgen al veel eerder in ons leven te maken met allerlei chronische ziektes waar mannen minder last van krijgen, nog los van allerlei aandoeningen aan onze vrouwelijke organen zoals baarmoeder, eierstokken, vagina en borsten.

In de westerse wereld worden vrouwen vijftien keer vaker dan mannen getroffen door symptomen van een traag werkende schildklier. Reumatische artritis, artrose, botontkalking, chronisch vermoeidheidssyndroom (CVS), alzheimer, hersenbloedingen, hart- en vaatziektes: het komt allemaal (veel) vaker voor bij vrouwen dan bij mannen. Hetzelfde geldt voor auto-immuunziektes zoals de ziekte van Crohn, Hashimoto, coeliakie en MS. Depressies, angststoornissen en slapeloosheid komen ruim twee keer vaker voor bij vrouwen dan bij mannen. Vrouwen gebruiken 75 procent van de medicijnen tegen slapeloosheid en depressieve klachten: een miljardenindustrie.

Daarbij lijden miljoenen vrouwen in toenemende mate aan vaak niet goed begrepen ziektes als PMS, PCOS, endometriose, pijnlijke menstruaties, migraine, pijnlijke borsten, vleesbomen, haarverlies, lipoedeem, schildklierproblemen, stemmingswisselingen, bijnierproblemen en geheugenstoornissen.

Onbegrepen klachten komen bij vrouwen veel vaker voor dan bij mannen. Een kwart van de vrouwen in de VS krijgt momenteel medicijnen tegen mentale problemen. Psychiatrische afdelingen zitten vol met vrouwen, niet met mannen.

Steeds meer jonge vrouwen hebben problemen met zwanger worden en vrouwen worden op steeds jongere leeftijd getroffen door ziektes als alzheimer en parkinson. Steeds meer vrouwen boven de veertig krijgen een groot scala aan klachten die we voor het gemak maar allemaal overgangsklachten zijn gaan noemen.

1 op de 3 vrouwen krijgt vroeg of laat te maken met kanker. Borstkanker treft op dit moment 1 op de 8 vrouwen. Rond de jaren vijftig van de vorige eeuw was dit nog 1 op de 22.

WE LEVEN IN EEN WERELD DIE IN TOENEMENDE MATE ONZE VROUWELIJKE HORMOONBALANS VERSTOORT.

Er is wereldwijd een epidemie gaande die steeds meer slachtoffers vergt. Wij vrouwen zijn nooit eerder in de geschiedenis van de mensheid zo ziek geweest. Wat is er aan de hand? Het antwoord op deze vraag is dat we leven in een wereld die in toenemende mate onze vrouwelijke hormoonbalans verstoort. Overigens wordt ook bij mannen de hormoonbalans verstoord, maar vrouwen zijn hier helaas gevoeliger voor.

JE OMGEVING VERSTOORT JE HORMOONBALANS

Wat zijn die belangrijke hormoonverstoorders die met name de gezondheid van vrouwen bedreigen?

››› JE VOEDING

Veel belangrijke verstoorders van de vrouwelijke hormoonbalans zijn te vinden in onze voeding. Enerzijds mist onze voeding belangrijke bouwstoffen voor een gezond vrouwenlichaam (gezonde vetten bijvoorbeeld), anderzijds staat ze bol van chemische stoffen waar ons lichaam van in de war raakt en die onze hormonen in chaos achterlaat. Het gaat hier voor een groot deel om xeno-oestrogenen: stoffen die veel lijken op een van onze belangrijkste vrouwelijke hormonen, onze oestrogenen. ('Xeno' betekent 'vreemd', in dit geval 'lichaamsvreemd'.) Omdat xeno-oestrogenen echter zo lijken op onze eigen oestrogenen zijn vrouwen hier veel gevoeliger voor dan mannen. Xeno-oestrogenen vallen onder de hormoonverstorende stoffen, chemische stoffen die de werking van onze hormonen en hormoonklieren in de war brengen. Ik kom hier uitgebreid op terug in hoofdstuk 2.

››› SLANKER WILLEN WORDEN

We leven in een wereld die slank zijn hoog in het vaandel heeft staan. Voor de meeste vrouwen is dit een ongezonde 'omgeving'. Mannen hebben van de natuur spieren gekregen, wij vrouwen wat extra vet.

Heb jij je weleens in allerlei bochten gewrongen om slanker te worden? Je bent niet de enige. Vrouwen volgen veel vaker dan mannen (crash)diëten, met als gevolg dat ze steeds dikker en vormlozer worden, omdat ze hun hormonen hiermee helemaal uit balans brengen. Dit leidt tot veel pijn en frustratie en weer een nieuw dieet zodra de krokussen in de lente hun kopjes boven de grond uit steken. Diëten laten je hormonen in chaos achter.

Ja, je kunt als vrouw van veertig plus zeker slank zijn en blijven, maar alléén als je eerst gezond wordt. Er wordt vaak gezegd: je moet afvallen om gezonder te worden. Ik draai het om: je moet éérst gezond worden, daarna volgt afvallen als een bonus meestal vanzelf. In hoofdstuk 4 leg ik uit hoe dit werkt.

››› MOOIER EN JONGER WILLEN ZIJN

Zo lang mogelijk mooi blijven staat ook hoog op de lijst in onze samenleving. En mooi is synoniem met 'er jong uitzien'. Ouder worden stellen we het liefst zo lang mogelijk uit. Het lijkt erop dat vooral vrouwen hieraan moeten voldoen. Hoeveel verzorgingsproducten en cosmetica heb jij vandaag al gebruikt? Om er langer jong uit te zien en mooi te zijn smeren wij vrouwen in de loop van ons leven een cocktail van producten op onze huid, haren en nagels. De meeste ervan verstoren ongemerkt je vrouwelijke hormoonhuishouding, want ze bevatten hormoonverstorende stoffen die door je lichaam worden opgenomen. Je huid kan tot zestig procent van alles wat je erop smeert en sprayt opnemen. Gelukkig zijn er heel mooie en goede alternatieven in alle prijsklassen met overwegend of zelfs uitsluitend natuurlijke ingrediënten. Doe je hormonen een plezier en maak de overstap naar een merk dat zo min mogelijk hormoonverstoorders en kankerverwekkende stoffen bevat.

»» EEN COCKTAIL VAN HORMOONVERSTOORDERS OP JE HUID?

Naar schatting gebruiken vrouwen per dag gemiddeld zo'n 15 verschillende cosmetica- en verzorgingsproducten. Volgens een onderzoek van de Kyoto Prefectural University of Medicine smeren of spuiten we daarmee gemiddeld een cocktail van 515 synthetische chemicaliën op onze huid. In een parfum zitten er al snel 250. Geen enkele onderzoeker ter wereld meet wat het effect van deze cocktail aan chemische stoffen is op onze gezondheid.

DIT ZIJN TIEN INGREDIËNTEN OM ZEKER TE VERMIJDEN

- **Parabenen**
- **Ftalaten**
- **Triclosan**
- **Aluminium**
- **Sodium laurylsulfaat**
- **Alcohol (ook ethanol genoemd)**
- **Parfum**
- **Butylhydroxyanisool (BHA) en Butylhydroxytolueen (BHT)**
- **Benzofenon-3 (oxybenzon)**
- **Cocamidopropyl Betaine**

»» HUISHOUDELIJKE PRODUCTEN

Wie doet in jouw huis het grootste deel van het huishouden? Het schijnt voor het merendeel nog steeds op de schouders van vrouwen terecht te komen. Ook het huishouden doen is een manier om je hormoonhuishouding te verstoren, want ook hierbij krijg je waarschijnlijk een portie chemische hormoonverstoorders binnen. Schoonmaakmiddelen, wasmiddelen, droogtrommeldoekjes en onkruidbestrijder voor het mos buiten tussen de tegels? Vaak bevatten ze stoffen waar je hormonen niet blij van worden.

»» MEDICIJNEN

Begrijp me goed, ik ben blij dat er medicijnen zijn; ze kunnen levens redden. Maar langdurig gebruik van medicijnen is voor de meeste vrouwen niet de werkelijke oplossing voor een probleem. Veel vrouwen gebruiken jarenlang de anticonceptiepil, die de werking van je eigen hormonen onderdrukt en kan verstoren. Miljoenen vrouwen wereldwijd gebruiken de pil niet als anticonceptie, maar om allerlei verschillende hormonale problemen te verdoezelen, die hiermee echter niet worden opgelost. Hoe langer een hormonaal probleem bestaat, hoe lastiger het wordt om weer in balans te komen.
Gebruik jij langdurig medicijnen? Medicijnen kunnen nodig zijn, maar geneesmiddelen zijn het meestal niet. Genezen, dat kan namelijk alleen je lichaam zelf. Zelfs als je na een akelig ongeluk door chirurgen zeer deskundig en netjes in elkaar bent gezet, is het nog steeds jouw eigen lichaam dat zichzelf heelt.

»» VEEL MEDICIJNEN ZIJN NOOIT GETEST OP VROUWEN

Tot 1993 werden vrouwen (zelfs vrouwelijke proefdieren) stelselmatig uitgesloten van medicijnenonderzoek. De reden hiervoor was dat men verwachtte dat de hormonale cyclus van vrouwen of het gebruik van de anticonceptiepil invloed zou kunnen uitoefenen op de onderzoeksresultaten. Men wilde deze invloed uitsluiten. Maar in het dagelijks leven hebben vrouwen natuurlijk wel een cyclus en veel vrouwen gebruiken de pil. Het is dus juist belangrijk om te weten welke invloed dit heeft op de werking van medicijnen! Het is echter nog steeds zo dat van zeer veel bestaande medicijnen de specifieke werking op vrouwen onbekend is. In de Kennisagenda Gender en Gezondheid die in 2015 werd gepubliceerd staat dan ook dat vrouwen zestig procent meer kans op (ongewenste) bijwerkingen hebben van medicijnen dan mannen.

Er is in de medische wereld weinig oog geweest voor de verschillen tussen mannen en vrouwen. De meeste artsen hebben werkelijk geen idee hoe vrouwelijke hormonen ons leven kunnen bepalen. Ze hebben veel te weinig kennis van het vrouwenlichaam en de complexe manier waarop onze hormonen met elkaar samenhangen. Lang niet alles is zichtbaar in de vormen van onderzoek die zij tot hun beschikking hebben. Ze relateren onze klachten niet aan onze hormonen waardoor te veel vrouwen naar huis worden gestuurd met 'leer er maar mee leven'. Onze artsen zijn fantastisch in het repareren van iets wat kapot is aan ons lichaam maar minder goed in het ons écht gezond maken en houden.

Daarom is het zo belangrijk om zelf de manager te worden van je eigen gezondheid. Deze tijd vraagt om bewustwording en verantwoordelijkheid nemen. Kennis en zelfvertrouwen zijn krachtige medicijnen voor vrouwen. Wees je ervan bewust dat artsen vaak geen tijd hebben voor een diepgaand gesprek met je. Een hoge bloeddruk als gevolg van een slopende ruzie met

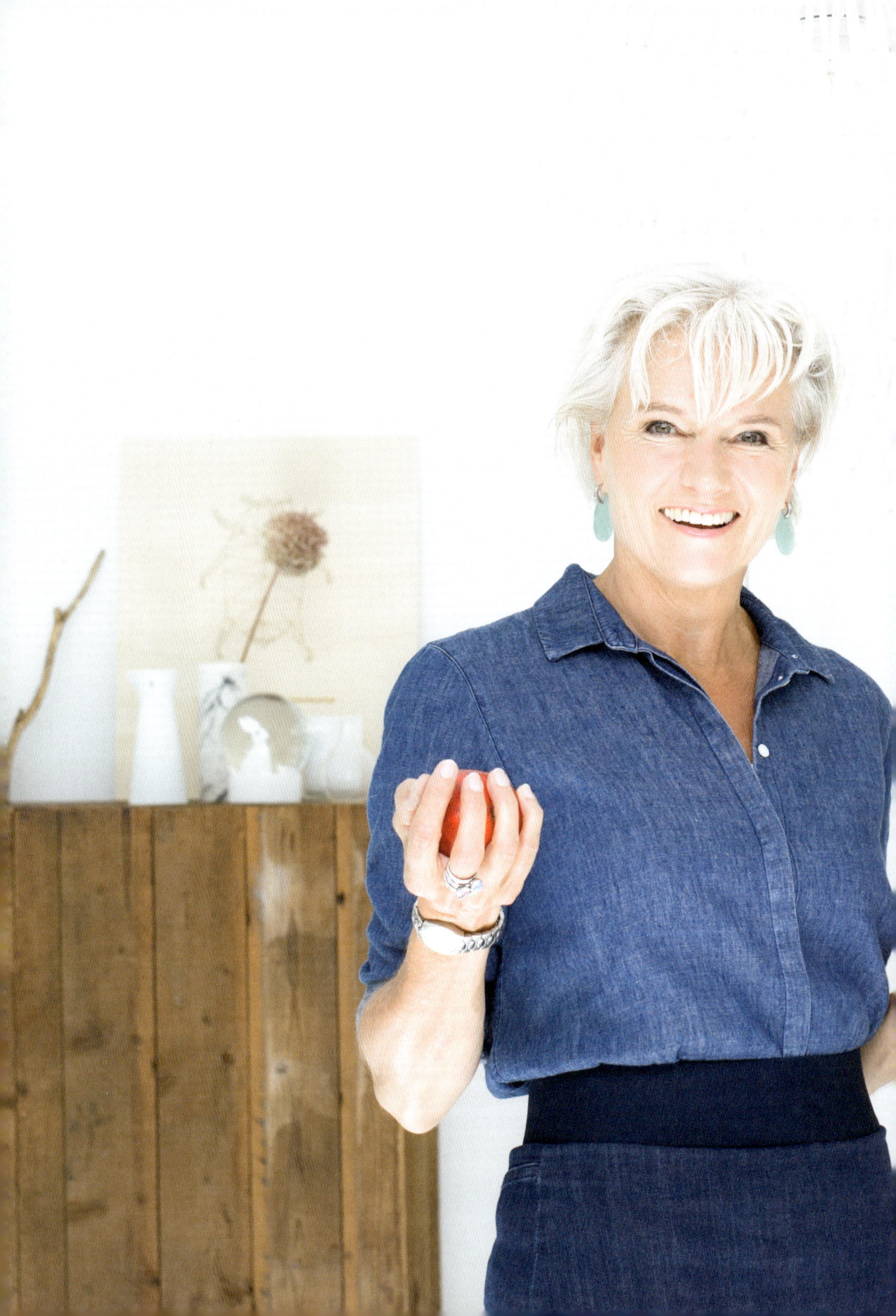

HET ZIJN NOOIT DE ARTSEN DIE JOU BETER MAKEN, HET IS UITEINDELIJK ALTIJD JOUW EIGEN LICHAAM DAT DIT DOET.

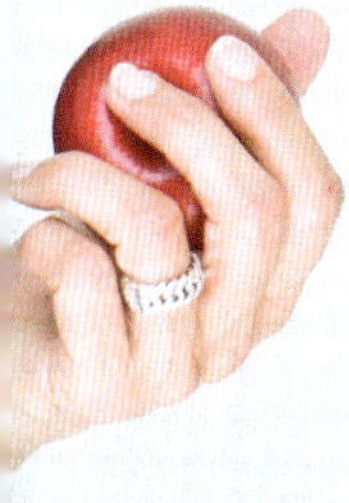

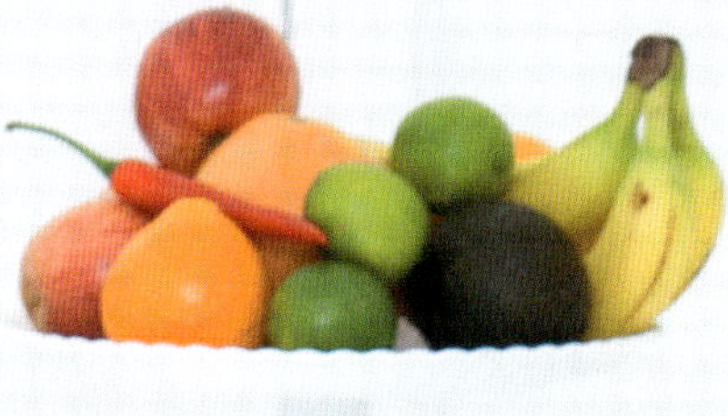

je moeder komt in een gesprek meestal niet boven water. De kans is dan groot dat je buiten staat met het recept voor een bloeddrukverlager. Een hoge bloeddruk is echter geen tekort aan een bètablokker, net zomin als hoofdpijn een tekort is aan aspirine in je lichaam. Er is altijd iets anders aan de hand.

Wees je ervan bewust dat artsen in hun zesjarige opleiding hooguit een uur of vijf les hebben gekregen over voeding. Zelfs in 2016 is dit nog steeds het geval. Welke arts vraagt er wat je zoal in je koelkast en keukenkastjes hebt staan? Je hebt echter geen arts nodig om te bedenken dat voeding en leefstijl een grote invloed hebben op je gezondheid.

WELKE ARTS VRAAGT ER WAT JE ZOAL IN JE KOELKAST EN KEUKENKASTJES HEBT STAAN?

STRESS

Ik zal het je niet vragen want welke vrouw heeft er tegenwoordig géén stress? Stress is voor iedereen slecht. Stress is de grootste hormoonverstoorder die er is. Dit geldt ook voor mannen, maar ook hier trekken vrouwen aan het kortste eind want dankzij onze hormoonhuishouding zijn wij gevoeliger voor stress dan mannen. Vooral voor vrouwen boven de veertig kan stress een spelbreker zijn voor een gezond lichaam en fantastisch leven. Ik zal je in hoofdstuk 2 uitleggen hoe dit werkt en waarom ontspanning juist voor vrouwen boven de veertig zo belangrijk is.

STRESS IS DE GROOTSTE HORMOONVERSTOORDER DIE ER IS.

GEBREK AAN BEWEGING EN TRAINING

In een ideale situatie zou je het grootste deel van de dag in beweging zijn. Dat is waar je hormonen gelukkig van worden. Gemiddeld bewegen we per dag echter nog maar drie uur met uitzondering van het weekend waarin we wat actiever zijn. Onder bewegen versta ik dingen als wandelen, fietsen, huishoudelijk werk en boodschappen doen. Hoeveel uur per dag beweeg jij? En train je daarbij ook? Met trainen bedoel ik alles waar je hartslag van omhooggaat en wat je doet om ergens beter in te worden. Met trainen bouw je spieren op, dit kost meer inspanning dan bewegen. Trainen kan flinke cardiotraining, circuittraining, intervaltraining of krachttraining zijn. Voldoende bewegen en trainen zijn belangrijk voor je hormoonbalans.

Krijg jij weinig beweging en heb je daar ook helemaal geen zin in omdat je vaak al moe bent? Wees je ervan bewust dat een ondervoed lichaam geen zin heeft om in beweging te komen. Begin daarom met jezelf beter te voeden; zin in beweging zal dan op zeker moment vanzelf volgen. Echt, ik beloof het je!

»» WIL JE EEN HOGER SALARIS? DOE AAN KRACHTTRAINING!

Naarmate je ouder wordt zal je spierkracht langzaam afnemen, tenzij je je spieren volop blijft gebruiken. Hoe ouder je bent hoe belangrijker het wordt om je spieren te trainen. Het goede nieuws is dat je tot op hoge leeftijd je spieren kunt opbouwen. Sportscholen zouden eigenlijk moeten uitpuilen van veertig-plussers: die hebben krachttraining en een stevige cardio het meeste nodig. Je bepaalt grotendeels zelf of je op je tachtigste achter een rollator loopt of lekker in de bergen wandelt. De keuze is aan jou. Leuke bijkomstigheid is dat uit een Amerikaans onderzoek bleek dat vrouwen dapperder worden als ze meer spieren hebben. Zo hadden vrouwen die aan krachttraining deden minder angst om met de auto een vreemde stad in te rijden en waren eerder bereid om hun baas om opslag te vragen. Meer spieren betekent meer aanmaak van testosteron; dat geeft meer daadkracht en lef. Ik kan je uit eigen ervaring vertellen dat dit zo werkt.

»» VERSTOORD WAAK- EN SLAAPPATROON

Veel vrouwen werken in de verpleging of verzorging, als stewardess of hebben als gevolg van een andere baan een onregelmatig waak- en slaappatroon. Helaas is dit niet bevorderlijk voor je hormoonbalans. Alleen in je slaap is je groeihormoon actief, de reparateur van al je cellen. Het slaaphormoon melatonine is een krachtige antioxidant die je lichaam zelf aanmaakt en je beschermt tegen ontstekingen en verouderingsprocessen. Ook al werk je niet in wisseldiensten: met kunstlicht hebben we de dagen verlengd en de nachten verkort, waardoor de kans groot is dat je slaap tekortkomt. Lang en diep genoeg slapen is het gezondste wat je kunt doen. Slapeloosheid komt bij vrouwen echter twee keer zo vaak voor als bij mannen.

Zie je dat de kans heel groot is dat je leeft in een omgeving die niet bevorderlijk is voor je hormoonbalans? Daarom is het belangrijk om te weten wat je hormonen nodig hebben om toch zo optimaal mogelijk voor je te kunnen functioneren.

WERK SAMEN MET JE HORMONEN

Als je met je hormonen een superslim team wilt vormen, is het belangrijk om je te realiseren dat je hormonen altijd bezig zijn om jou gezond te houden binnen de mogelijkheden die ze hebben. Het is jouw taak om je lichaam met al zijn hormonen in een zo gunstig mogelijke omgeving te zetten. Daarom is het goed ze beter te leren kennen, want samenwerken is veel slimmer dan vechten. Sterker nog: vechten tegen je hormonen heeft geen zin, dat is een strijd die je altijd zult verliezen. Je hormonen zijn vele malen sterker dan jouw wilskracht. Ken je deze frustratie: je hebt je voorgenomen niet meer te snoepen maar je bezwijkt toch voor een stuk chocola? Of: je hebt je voorgenomen twee keer per week te sporten maar je zoekt na drie weken al excuses om niet meer te gaan? Dit zijn

voorbeelden van je wilskracht die het aflegt tegen je hormonen. Hoe vaak is je dit overkomen?
Het is niet zo moeilijk om met ze samen te werken want je lichaam werkt heel logisch. Ik geef je een voorbeeld.

JOUW WILSKRACHT LEGT HET ALTIJD AF TEGEN JE OVERLEVINGSMECHANISME

Als je 's avonds laat nog voor de televisie of achter de computer zit, vertel je je lichaam daarmee dat het nog volop dag is. Je hormonen kennen geen televisies of computers, alleen dag of nacht. Veel vrouwen krijgen 's avonds last van eetbuien. Herken je dit? Voor jou is dit misschien een jarenlange frustratie, voor je hormonen is het heel logisch. Al is het elf uur 's avonds, als jij in het kunstlicht zit, signaleren je hormonen dat het volop dag is en tegelijkertijd voelen ze dat je moe wordt. Moe worden terwijl het volop dag is betekent voor je lichaam gevaar, want je waakzaamheid neemt af. Je hormonen weten niet dat jij lui op de bank een film ligt te kijken of achter je computer zit en er in de verste verte geen gevaar dreigt.
Maar stel je voor dat je opeens hard moet wegrennen voor een beer of – wat waarschijnlijker is in onze tijd – een brandje moet blussen omdat je een kaars te dicht bij de gordijnen hebt gezet. Hoe ben je daar het beste op voorbereid? Door ervoor te zorgen dat je energie op peil blijft. Hoe krijg je energie? Door te eten, het liefst iets dat snel energie geeft. Voor je hormonen is dit heel logisch. Dus ook al heb jij je nog zó voorgenomen om 's avonds niet meer te snoepen, je wilskracht legt het af tegen het overlevingsmechanisme van je lichaam. Dus weg zijn die laatste zes koekjes in de trommel of die punt overgebleven pizza...

Snap je nu waarom het belangrijk is dat je een beetje begrijpt hoe je hormonen 'denken'? Als je weet hoe het werkt is het niet moeilijk om, in dit geval van late eetbuien, te bedenken dat het goed is om je lichaam het signaal te geven dat het avond is en dat jij veilig bent. Zet een uur voordat je gaat slapen de computer en televisie uit, demp het licht en luister naar ontspannende muziek, lees een lekker boek of neem een bad. Als je moe bent, ga dan op tijd naar bed en probeer niet nog even snel een deuk in het universum te slaan. Je zult merken dat de kans dan veel kleiner is dat je hormonen om zoetigheid of snackfood jengelen.

VOEDING IS MISSCHIEN WEL JE **BELANGRIJKSTE OMGEVING**

Je hormonen reageren altijd op de omgeving waarin ze verkeren. Jezelf in een gezondere omgeving zetten vraagt gelukkig niet zulke drastische beslissingen als emigreren naar zonnig Hawaii. Misschien wel de belangrijkste vorm van omgeving is je voeding. Dat is zelfs een stukje omgeving dat je binnenlaat in je lichaam.
Je bent wat je eet, waarschijnlijk op een veel dieper niveau dan je je nu realiseert. Iedere seconde sterven er tien miljoen cellen in je lichaam en worden er tien miljoen nieuwe

cellen opgebouwd. Dit doen ze op basis van de voeding die jij jezelf geeft. Jouw lichaam is een bouwwerk dat zichzelf voortdurend herstelt en heelt. Een snee in je vinger en een blauwe plek op je been helen vanzelf. Dit helingsproces vindt ook diep vanbinnen plaats, ook al kun je dit niet zien.

IEDERE SECONDE BOUWEN MILJOENEN NIEUWE CELLEN ZICH OP UIT JE VOEDING

Er is dus sprake van een massale celvernieuwing dankzij voeding. Niet alleen je haren en nagels maar ook je hart, lever, nieren, zelfs je botten zijn levend weefsel dat zich voortdurend vernieuwt en herstelt. Met je voeding bepaal je of je lichaam genoeg voedingsstoffen heeft om zichzelf iedere seconde weer opnieuw op te bouwen met gezonde cellen. Met je voeding bepaal je ook of er voldoende voedingsstoffen zijn om de juiste hormonen aan te maken in de juiste hoeveelheden.

JE LICHAAM VAN MORGEN LIGT VANDAAG OP JE BORD

Wat je eet is belangrijk. Ik zeg graag: je lichaam van morgen ligt vandaag op je bord. Eigenlijk is dit te kort door de bocht, want het is ook belangrijk dat je lichaam deze voedingsstoffen kan opnemen, op de juiste wijze gebruikt en weer kan uitscheiden. In het slechtste geval eet je waardevolle voedingsstoffen maar poep je ze ongebruikt weer uit. Hoe gezonder je echter gaat eten, hoe meer je lichaam en je spijsvertering zich zullen herstellen, en hoe beter het deze gezonde voedingsstoffen op termijn zal kunnen opnemen en verteren.
Voeding heeft ook een grote invloed op je hersenen en je emoties. Er is een directe relatie tussen enerzijds wat je eet en anderzijds je concentratievermogen, maar ook hoe je je emotioneel en mentaal voelt. Met je voeding heb je grote invloed op je hormonen en je hormonen bepalen grotendeels hoe je je voelt. In hoofdstuk 2 ga ik hier dieper op in.

Sommige cellen in je lichaam vernieuwen zich in een dag, andere doen er langer over, maar na zeven jaar hebben vrijwel alle cellen zich vernieuwd. Dit betekent dat je over zeven jaar bijna helemaal nieuw kunt zijn! Hoe je er dan bij loopt of zit bepaal je grotendeels door wat je dagelijks op je bord schept.

VOEDING OP JE BORD: EEN BELANGRIJK STARTPUNT VOOR VERANDERING

Mijn ervaring, en van veel vrouwen die ik begeleid, is dat de voeding op je bord een belangrijk startpunt voor verandering is.
Als je jezelf goed gaat voeden komen je hormonen al grotendeels in balans. Eetbuien zullen verdwijnen want alleen een ondervoed lichaam blijft zeuren om voeding. Je zult ook merken dat je beter gaat slapen, waardoor je meer energie krijgt. Meer slaap betekent meer ontspanning. Je zult merken dat het makkelijker wordt om je gezonde gewicht te bereiken. Je gaat dan hopelijk nooit meer op dieet, wat een belangrijke verstoorder van je hormoonhuishouding buiten de deur houdt.
Gezonde voeding zal ervoor zorgen dat je meer zin krijgt in beweging en minder excuses zoekt om niet te sporten. Echt, een gezond lichaam wil graag bewegen.
Als je jezelf goed voedt zal je je beter gaan voelen, waardoor je er beter uit gaat zien en meer zelfvertrouwen kunt krijgen. Misschien besluit je dan om eindelijk een andere baan te zoeken of zeg je makkelijker 'nee' zonder je schuldig te voelen waardoor je meer ruimte krijgt voor de dingen die jij belangrijk vindt.

Het VoedingsKompas is mijn advies aan alle vrouwen die hun hormonen in balans willen brengen. Daar begint de reis naar meer vitaliteit en gezondheid. Een gezond lichaam kan het leven voor je creëren dat je wilt. Maar laat me je nog even iets vertellen over de overgang, want daar zijn veel misverstanden over.

HORMONEN?
DE OVERGANG IS NOOIT HET PROBLEEM

De grootste mythe die rondzweeft in de wereld is dat je gezondheid automatisch achteruitgaat na je veertigste. Als jij jezelf continu vertelt dat je gezondheid na je veertigste alleen maar minder wordt, dan wordt dat jouw waarheid: je lichaam wordt sterk beïnvloed door wat je denkt.
Gedachten zijn zelfs sterker dan je hormonen. Daarom zijn je overtuigingen over ouder worden belangrijk als je gezond en vitaal oud wilt worden.
Er is ook een andere overtuiging en die luidt: je kunt tot op hoge leeftijd fysiek, mentaal en emotioneel heel vitaal en gezond zijn. Dit is de laatste jaren mijn overtuiging geworden. Dit is het verhaal waarvan ik graag wil dat jij het ook gaat geloven.
Het doel van dit boek is om jou als vrouw met je hormonen te laten samenwerken en je vitaal en gezond minstens 85 te laten worden. Daarom kan ik niet om het fenomeen de overgang heen, een periode waarin veel vrouwen allerlei gezondheidsklachten ervaren die worden toegeschreven aan onze hormonen.

LATEN WE NIET ONS VROUWENLICHAAM DE SCHULD GEVEN VAN ONZE OVERGANGSKLACHTEN.

DE MENOPAUZE DUURT MAAR ÉÉN DAG

Er is veel geschreven over de overgang, ook wel menopauze genoemd. In boeken en op websites wordt veel aandacht besteed aan de tsunami van klachten die deze met zich mee kan brengen. Alsof de overgang de schuldige is van deze klachten. Als we niet oppassen gaan we het nog geloven ook.
De klachten die we relateren aan de overgang kunnen ergens rond je 45ste (of eerder) beginnen en kunnen tien jaar of soms nog langer duren. Ze komen meestal voor in de periode voorafgaand aan de laatste menstruatie, die gemiddeld rond ons 52ste plaatsvindt. Daarna nemen de klachten vaak af, maar niet bij iedereen, want iedere vrouw is uniek.
De menopauze is officieel de naam voor de dag één jaar na je laatste menstruatie. Je weet pas wanneer je laatste menstruatie is geweest als je een jaar lang niet meer ongesteld bent geweest. Het is vanaf dat moment niet meer nodig om voorbehoedsmiddelen te gebruiken, hoewel ik heel gezonde vrouwen van vijftig plus ken die dit intuïtief toch niet aandurven. In feite duurt je menopauze dus maar één dag! Dat is goed nieuws, toch?

ZULLEN WE VOORTAAN ZEGGEN DAT DE OVERGANG OOK MAAR ÉÉN DAG DUURT?

Als we de termen menopauze en overgang toch al door elkaar gebruiken, stel ik bij deze voor dat we voortaan zeggen dat ook de overgang maar een dag duurt. Ik zeg dit om te voorkomen dat we allerlei gezondheidsklachten tussen ons 45ste en 55ste toeschrijven aan de overgang die ons lichaam in die periode doormaakt.
Als we de lange lijst van klachten toeschrijven aan de overgang, dan lijkt het alsof de natuur een foutje heeft gemaakt bij het creëren van ons vrouwenlichaam. En ik ben ervan overtuigd dat dit niet het geval is.

Begrijp me goed, ik ben de laatste om overgangsklachten te bagatelliseren, want ik weet dat ze reëel en ook heel fysiek en/of mentaal zijn. Ik heb zelf mijn portie gehad. Zeker als je tussen je 45ste en 55ste veel stress hebt, zullen je hormonen flink uit balans worden gebracht en kun je veel klachten ervaren. Het is echter niet de overgang zélf die de schuldige is van al deze vervelende en heftige klachten. Het is steeds weer de omgeving waarin we leven, de dingen waarmee we ons omringen waardoor onze gevoelige hormonen zo uit balans worden gebracht en klachten kunnen veroorzaken.

OVERGANGSKLACHTEN WORDEN VOOR EEN GROOT DEEL BEPAALD DOOR WAAR JE WOONT

Hoe komt het dat er hele bevolkingsgroepen verspreid over de wereld zijn waar vrouwen nooit spreken over opvliegers, toch het meest algemeen voorkomend verschijnsel van de overgang? In de westerse wereld krijgt tachtig procent van de vrouwen hiermee te maken en kunnen ze een normaal leven heel moeilijk maken. Als vrouwen in ontwikkelingslanden echter een westers leef- en voedingspatroon overnemen, wat vaak gebeurt in grote steden, ontstaan er opeens wél overgangsklachten. Tegelijk zijn er vrouwen in de westerse wereld die zonder enige klacht de overgang doormaken. Het ligt voor de hand om de conclusie te trekken dat het niet ligt aan ons vrouwenlichaam zélf, maar aan de omstandigheden waarin ons lichaam zich bevindt. Het grootste deel van overgangsklachten (inclusief gewichtstoename) en chronische ziektes in onze westerse wereld ontstaat door onze leefstijl, voedingspatroon en leefomgeving. De overgang is een periode waarin vrouwen extra gevoelig zijn voor hormonale schommelingen. Daarom komen veel klachten juist in de overgang zo heftig naar voren. Tot je veertigste zorgt je lichaam voor jou, daarna wordt het een kwestie van slim samenwerken. Rond je veertigste wordt het dus tijd voor actie!

JE KUNT **NIET VROEG GENOEG** AAN DE OVERGANG BEGINNEN

Ik kan niet genoeg benadrukken dat jouw vrouwenlichaam heel intelligent is en prachtig in elkaar zit. Als je samenwerkt met je hormonen dan wordt de overgang geen periode vol klachten en ongemakken, maar juist een periode van transformatie en verdere groei en bloei.

Als je lichaam signalen uitzendt in de vorm van klachten of ziektes, zie ze dan als verzoeken om hulp. Meestal beginnen deze verzoeken met fluisteren, maar als je niet luistert naar dit zachte gefluister en kleine klachten negeert, dan gaat je lichaam harder roepen en zal het noodkreten gaan uitzenden. Als je lichaam vanaf je 45ste deze kreten om hulp gaat uitzenden, is dit meestal een teken dat je de jaren ervoor het gefluister hebt genegeerd. Daar zijn vrouwen heel goed in: we negeren vaak de kleine signalen van pijn of ongemak, totdat ons lichaam zwaarder geschut gaat inzetten.

Hormonale disbalansen zijn er vaak al lang voordat de menopauze begint. Ik zeg weleens: 'Laat je lichaam jou in de steek of is het andersom?'

OVERGANGSKLACHTEN: DE LAATSTE WAKE-UPCALL

Klachten en ongemakken zijn een wake-up-call om beter naar je lichaam te luisteren en stappen te zetten om een slim team te vormen. Luister naar die kleine signalen: het kan zo simpel zijn als een pijntje, een plekje eczeem dat maar niet overgaat of een steeds terugkerende koortslip. Als je je op je 45ste al niet meer bruisend en energiek voelt, hoe ga je je dan voelen als je 55 bent? Of 85? Tussen je 45ste en 55ste kunnen hier klachten bij komen die we voor het gemak allemaal overgangsklachten zijn gaan noemen. De tien meest voorkomende zijn:

- **opvliegers en nachtelijk zweten**
- **vaginale droogheid**
- **gewichtstoename**
- **slecht slapen**
- **vermoeidheid**
- **hoofdpijn**
- **laag libido**
- **stemmingswisselingen**
- **depressieve buien of depressie**
- **hevige menstruatiebloedingen**

Als je ze goed bekijkt zie je dat dit geen klachten zijn die alleen bij vrouwen van rond de 45 en ouder voorkomen. De enige uitzonderingen hierop zijn de opvliegers/nachtzweten en vaginale droogheid. Dit zijn de enige twee specifieke overgangsklachten. Alle andere klachten komen ook voor bij jongere vrouwen en mannen.

SPECIFIEK VROUWELIJKE OVERGANGSKLACHTEN?

In hun boek *Check je houdbaarheid* schrijven Pim Christiaans en Hanny Roskamp dat het best bewaarde geheim van hormoonartsen is dat oudere mannen dezelfde overgangsklachten kunnen ervaren als vrouwen, van opvliegers tot stemmingswisselingen. Daarbij weten we allemaal waar Viagra voor bedoeld is. Dus misschien zijn zelfs die twee specifiek vrouwelijke overgangsklachten, opvliegers en niet zo snel meer seksueel opgewonden raken, niet eens zo typisch vrouwelijk.

Overgangsklachten zijn de optelsom van alles wat daaraan vooraf is gegaan. Door de hormoonschommelingen is een vrouwenlichaam in deze periode kwetsbaar, precies de reden dat veel klachten prominent naar buiten komen. De overgang is je laatste wake-upcall op je pad naar gezond en vitaal oud worden.
Met andere woorden: je kunt niet vroeg genoeg aan de overgang beginnen. Als je op tijd zorgt dat je met je hormonen gaat samenwerken, is de kans heel groot dat de overgang je weinig fysieke en mentale problemen zal geven en je er juist heel veel energie van gaat krijgen!

In het volgende hoofdstuk zal ik je aan je belangrijkste hormonen en organen voorstellen, zodat je kunt ontdekken of jullie al een goed team vormen of dat er ruimte is voor verbetering.

OM TE ONTHOUDEN

- Je hormonen bepalen voor het overgrote deel je gezondheid, vitaliteit en uitstraling.
- Je hormonen willen niets liever dan jou zo lang en gelukkig mogelijk in leven houden.
- Je hormonen raken uit balans door een omgeving met veel ongezonde voeding, te veel stress, te weinig beweging, te weinig slaap en te veel toxische stoffen.
- Als je begrijpt hoe je hormonen werken wordt het makkelijker om met ze samen te werken en een superslim team te vormen.
- Voeding is een belangrijk startpunt voor veranderingen in je leven. Verander je voeding, verander je hormonen, verander je leven.
- De overgang voor vrouwen wordt vaak gekoppeld aan een lange lijst van klachten. Het is echter grotendeels afhankelijk van je omgeving of je overgangsklachten krijgt of niet.

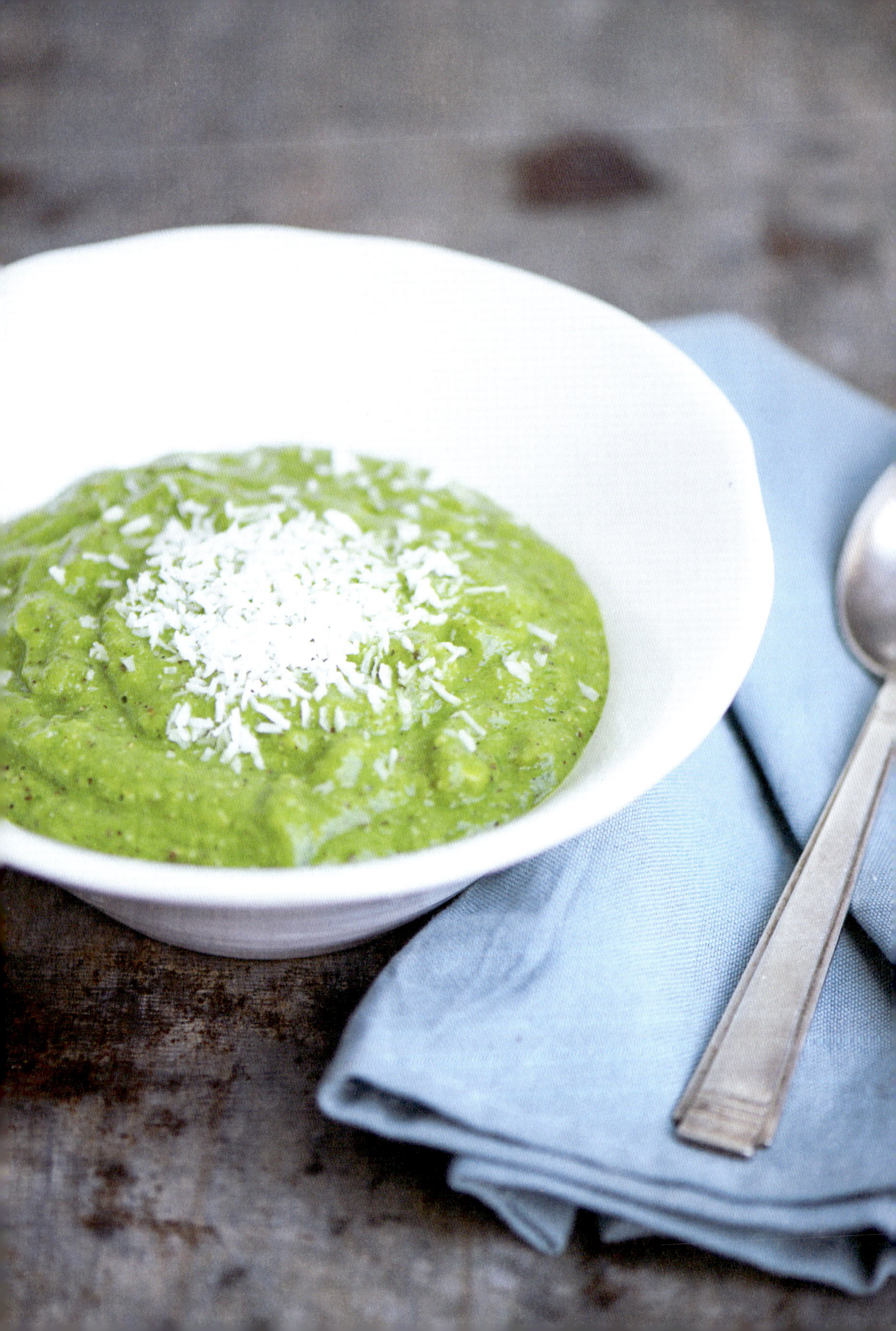

RECEPT

GROENE SMOOTHIE

Ik vind smoothies een ideale manier om gelijk aan het begin van de dag al groene groenten binnen te krijgen. Zorg voor voldoende eiwitten en vetten in je smoothie anders heb je na een uur alweer honger. Bovendien bevorderen vetten de opname van vitamines en mineralen in je darmen. Hierbij een van mijn favorieten waar je eindeloos mee kunt variëren. Ik eet dit graag uit een wijde kom en met een lepel als soep.

DIT HEB JE NODIG

- 1 eetlepel havervlokken
- volle hand spinazie (ca. 50 gram)
- ½ rijpe banaan
- 1 kiwi
- 1 sinaasappel
- 100 ml plantaardige melk
- 1 eetlepel gepeld hennepzaad

ZO MAAK JE HET

Zet de havervlokken een nachtje in de week met een klein scheutje water. Schil de sinaasappel als een appel met een scherp mes; snijd hem in vier stukken. Op deze manier krijg je ook de pitjes en vezels binnen en gebruik je alle voedingsstoffen.

Doe alles in de blender en blend tot je een dikkige pap hebt. Proef wat het nog nodig heeft. Ik voeg soms een scheutje citroensap toe. Doe over in een wijde kom. Bestrooi royaal met hennepzaad voor extra eiwit. Voel je vrij er kokosrasp, gehakte nootjes, pitjes en/of de rest van de banaan in dunne plakjes op te leggen.

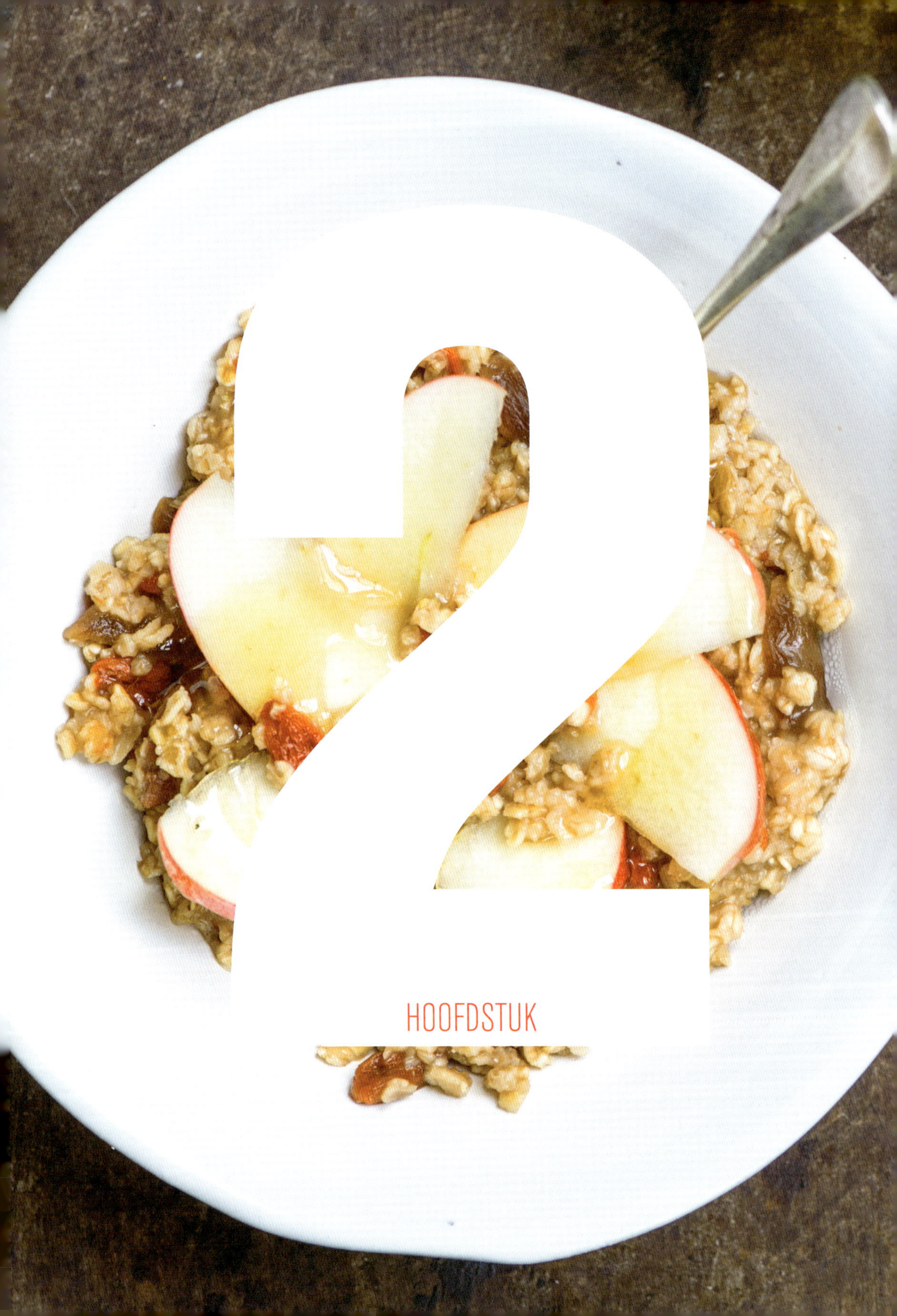

2

HOOFDSTUK

WERK SLIM SAMEN MET JE HORMONEN

Kennis van mijn hormonen en hoe ik daar met mijn voeding invloed op had, was voor mij de belangrijkste sleutel om te herstellen van mijn burn-out. Het gaf mij tevens een boost van energie en gezondheid die nog steeds voortduurt. Ik weet nu dat ik als vrouw niet zonder kennis van mijn hormonen kan. Ik zou alleen willen dat ik die eerder in mijn leven had gehad.

JE HORMONEN ZIJN DE INSTRUMENTEN IN JOUW ORKEST

In dit hoofdstuk laat ik je kennismaken met je zeven belangrijkste hormonen en twee belangrijke organen. Ik beschrijf ze een voor een maar ze werken allemaal nauw met elkaar samen; je kunt ze niet los van elkaar zien. Ze werken samen zoals orkestleden in een orkest. Ieder orkestlid is uniek, heeft zijn eigen instrument en partij. Mooie muziek ontstaat als ze allemaal op hun best zijn en op de juiste manier samenspelen.
Ik heb lang nagedacht of ik je per hormoon enkele eerste tips zou willen geven, die je gelijk in praktijk kunt brengen. Eigenlijk wilde ik dit niet omdat je hormonen niet los van elkaar kunt zien. Je kunt ze veel beter allemaal tegelijk aanpakken. Het VoedingsKompas is mijn complete methode voor jou om je hormoonbalans terug te krijgen met voeding. Maar omdat ik me kan voorstellen dat je bij het lezen van de verschillende delen van dit hoofdstuk meteen aan de slag wilt, heb ik er toch voor gekozen.

JE HORMONEN IN BALANS BRENGEN IS EEN STUK MAKKELIJKER DAN LEVEN MET EEN HORMONALE CHAOS IN JE LIJF!

PROBEREN IS BELANGRIJK

Wees je ervan bewust dat ieder lichaam uniek is. Wat bij de ene vrouw goede resultaten geeft, hoeft voor jou nog niet te werken. Het is altijd een kwestie van proberen wat voor jou werkt. Wees nieuwsgierig. Probeer dingen uit. Proberen is belangrijk als het gaat om je gezondheid. Bedenk daarbij dat je lichaam een langzaam organisme is; vandaag lijnzaad toevoegen aan je menu betekent niet dat je daar overmorgen de resultaten al van voelt of kunt zien in de spiegel.

JIJ BENT UNIEK; JOUW HORMOONBALANS DUS OOK

Na het lezen van ingewikkelde studies en dikke boeken van artsen over vrouwelijke hormonen kan ik je vertellen dat (vrouwen) artsen en wetenschappers het lang niet altijd met elkaar eens zijn. Met al hun 'meten is weten', 'bewijs het maar' en mechanistische kijk op het lichaam zijn ze er nog steeds niet in geslaagd om het mysterie van een vrouwenlichaam te doorgronden. Er is dus heel veel dat we (nog) niet weten, omdat ieder vrouwenlichaam uniek is.

Dit wil niet zeggen dat we helemaal niks weten, want over de grote lijnen zijn de wetenschappers het doorgaans wel met elkaar eens. Gelukkig is dat voldoende, want je lichaam kent zelf de details die nodig zijn voor een juiste hormoonbalans. Je hormonen in balans brengen is voor je lichaam net zoiets als ervoor zorgen dat je hart blijft slaan, je spijsvertering werkt en je ademhaling tijdens je slaap aan de gang blijft. Pas als je omgeving deze balans flink verstoort, heeft je lichaam jou nodig. Helaas is dit in onze samenleving vaak het geval.

WAT ZIJN HORMONEN?

Je hormonen zijn stofjes die op verschillende plekken in je lichaam worden geproduceerd. Je kunt ze zien als belangrijke boodschappers die voornamelijk via je bloed worden getransporteerd naar allerlei cellen, die ze vertellen wat ze moeten doen. Als ze hun werk hebben gedaan en niet meer nodig zijn, worden ze in je darmen en lever afgebroken en afgevoerd. Je lichaam maakt honderden hormonen aan, maar er zijn er een paar die heel belangrijk zijn en waarvan het goed is dat je met ze kennismaakt.

HORMOONBALANS IS ALTIJD IN BEWEGING

Veel mensen denken bij balans aan een weegschaal of een wip, maar bij vrouwelijke hormonen is het wat ingewikkelder dan dat. Het lijkt meer hierop:

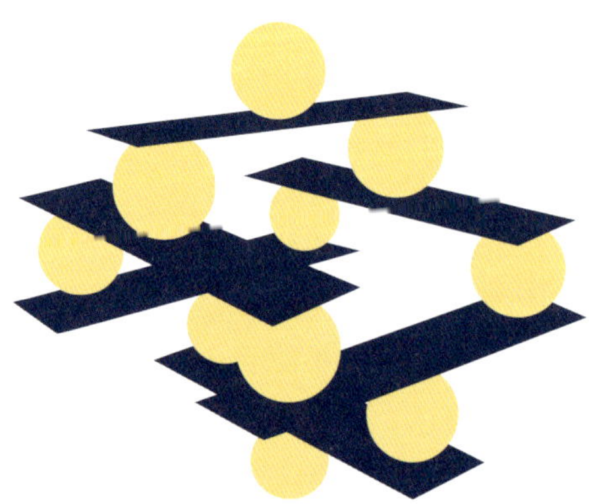

Laat de moed nou niet gelijk zakken, want zo ingewikkeld is het nu ook weer niet! Je lichaam weet zelf heel goed hoe het deze balans moet bereiken, want daar is het prima voor uitgerust. Laten we zeggen dat het er meer om gaat dat jij ervoor zorgt dat het juiste aantal ballen en plankjes aanwezig zijn én dat er geen al te harde wind waait waardoor de balans verstoord kan worden.

Je lichaam zoekt ieder moment opnieuw weer zijn balans. Ieder moment gebeurt er wel iets waardoor de balans een beetje verstoord raakt en er zijn veel hormonen tegelijkertijd voor je aan het werk om de nieuwe balans te vinden.
Als er gevaar dreigt krijg je van je hormonen extra energie om zo nodig hard weg te kunnen rennen; als je het heet hebt ga je zweten om af te koelen; als je een vieze lucht ruikt word je gewaarschuwd extra op te letten (staat het gas nog aan?); en als je verse appeltaart ruikt zal het water je in de mond lopen zodat je trek krijgt. Dit zijn allemaal gezonde 'disbalansen'. Je lichaam reageert hierop en komt daarna weer terug in balans.
Ik spreek daarom graag van een 'dynamische hormoonbalans'.

»» VOORBEELD VAN EEN DYNAMISCHE HORMOONBALANS

Zolang je vruchtbaar bent zal je lichaam iedere maand proberen een eitje te laten rijpen. In een orgaantje in je hersenen, je hypofyse, wordt daarvoor het hormoon FSH (Follikel Stimulerend Hormoon) aangemaakt. FSH zorgt ervoor dat een follikel – een eitje in een omhulsel dat zich bevindt in je eierstokken – rijpt. Door de rijping van dit eitje in haar dop wordt het hormoon oestrogeen aangemaakt. Oestrogeen zorgt onder andere voor de opbouw van het slijmvlies in je baarmoeder, zodat de bevruchte eicel zich daar straks lekker kan nestelen. Na zo'n veertien dagen vertelt het hormoon oestrogeen je hypofyse dat je baarmoeder zo'n beetje klaar is en maakt je hypofyse een flinke stoot van het hormoon LH (Luteïniserend Hormoon) aan waardoor de eisprong plaatsvindt. Het rijpe eitje springt nu uit de dop waar het in zat, helemaal klaar om een zaadcel te ontmoeten en bevrucht te worden. Deze lege dop maakt vervolgens het hormoon progesteron aan wat onder andere zorgt voor de innesteling van het bevruchte eitje. Progesteron krijgt nu de hoofdrol; de productie van oestrogeen neemt af. Als het eitje geen leuke zaadcel is tegengekomen (wist je dat het eitje de zaadcel kiest? Het is dus helemaal niet zo dat het eerste zaadje dat aankomt, wint), dan wordt het baarmoederslijmvlies met het eitje afgestoten en begint de cyclus opnieuw. Zie je hoe dynamisch maar ook kwetsbaar deze vrouwelijke hormoondans is? Er komt nogal wat bij kijken.

DE BASISREGEL VAN EEN DYNAMISCHE HORMOONBALANS

Het belangrijkste om te weten is dat te veel of te weinig van bepaalde actieve hormonen in je lichaam gedurende te lange tijd niet gezond voor je is. Dit is de basisregel. Je lichaam zorgt voor een gezonde dynamische balans door enerzijds voldoende actieve hormonen aan te maken en anderzijds door ervoor te zorgen dat gebruikte hormonen worden afgevoerd. Pas als er te veel of te weinig hormonen actief zijn gedurende een langere periode gaat het mis.

VOLDOENDE AANMAAK VAN ACTIEVE HORMONEN

Voldoende betekent: niet te veel maar ook niet te weinig. Maakt een orgaan om een bepaalde reden te veel van een bepaald hormoon aan, dan heeft je lichaam allerlei manieren om dit te herstellen:

- **Het kan de afvoer van dat hormoon vergroten.**
- **Het kan dit hormoon omzetten in een ander hormoon.**
- **Het kan een deel van die hormonen tijdelijk op non-actief zetten.**
- **Het kan je cellen ongevoelig maken voor dit hormoon, zodat het niet te veel schade kan aanrichten.**

Het hormoon insuline bijvoorbeeld komt in actie als er glucose (suiker) in je bloed komt dat naar je cellen moet worden gebracht. Insuline zorgt ervoor dat de cellen de glucose kunnen opnemen. Als insuline heel vaak in actie moet komen dan worden je cellen hier uiteindelijk ongevoelig voor, waardoor ze de glucose niet meer zullen opnemen. Dit noemen we insulineresistentie. Dit kan het begin van een waterval aan problemen zijn. Gelukkig is dit weer terug te draaien en kun je je cellen weer gevoeliger maken voor insuline.

Maakt je lichaam te weinig van een hormoon aan, dan kan dit in sommige gevallen worden vervangen door een ander hormoon. Zo kan progesteron worden omgezet in oestrogeen, maar ook in cortisol als je dit harder nodig zou hebben.

Ook organen die hormonen produceren kunnen deze taak van elkaar overnemen. Vanaf je dertigste levensjaar wordt in je eierstokken langzaam maar zeker minder oestrogeen en progesteron geproduceerd. Aangezien het voor je lichaam belangrijk is om op latere leeftijd voldoende oestrogeen aan te blijven maken, wordt deze taak van je eierstokken langzaam overgenomen door je bijnieren, huid, spieren en vetcellen.

Als je te weinig van een bepaald hormoon aanmaakt kan je lichaam dus op deze manier ook zorgen voor hormoonbalans.

VOLDOENDE AFVOER VAN GEBRUIKTE HORMONEN

Het gaat niet alleen om voldoende aanmaak, minstens zo belangrijk is voldoende afbraak en afvoer van gebruikte hormonen. Hier gaat het vaak mis. Er blijft dan te veel van een bepaald hormoon in je lichaam achter. Je lichaam doet er alles aan om gebruikte hormonen af te voeren. Lukt dat echter niet, dan zal het deze hormonen een tijdelijke opslagplek in het lichaam geven waar ze zo min mogelijk schade kunnen toebrengen.

JE VETCELLEN ZIJN DE VEILIGSTE PLEK VOOR TE VEEL OESTROGENEN

Vooral een teveel aan oestrogenen in je lichaam kan serieuze gezondheidsklachten geven. Om deze schade te voorkomen slaat je lichaam ze daarom op op een veilige plek: in je vetcellen. Hoe meer overschot aan oestrogenen, des te meer je lichaam ze opslaat. Bestaande vetcellen kunnen hierdoor opzwellen maar op basis van een overschot aan oestrogenen kan je lichaam ook besluiten om nieuwe vetcellen aan te maken (2.1). Dit is hardnekkig vet waar je moeilijk vanaf komt. Het is aan jou om ervoor te zorgen dat je het je lichaam makkelijker maakt om dit overschot af te voeren. Lees vooral verder als je wilt weten hoe je dit kunt doen.

JE HORMONEN LIJKEN OP BOWLINGKEGELS: ALS ER EENTJE OMVALT VALLEN ER BIJNA ALTIJD OOK EEN PAAR ANDERE OM.

DE BELANGRIJKSTE SPELERS IN JE TEAM

Dan komen we nu toe aan de spelers in jouw team. Laat me je voorstellen aan je belangrijkste hormonen:

- **het duo oestrogeen en progesteron**
- **insuline**
- **cortisol**
- **schildklierhormoon**
- **het duo leptine en ghreline**

Het is goed om ook kennis te maken met de twee belangrijkste organen die betrokken zijn bij je dynamische hormoonbalans: je darmen en je lever. Zij zijn mede verantwoordelijk voor voldoende aanmaak en afvoer van hormonen.

EÉN HORMOON UIT BALANS, DAN MEERDERE UIT BALANS

Zoals gezegd werken hormonen op een ingenieuze manier met elkaar samen. Dat is enerzijds fijn, maar het feit dat hormonen zo nauw met elkaar verbonden zijn heeft een nadeel dat als een boemerang bij ons terugkomt: als er eentje uit balans is, zijn er altijd meerdere uit balans.

Het heeft daarom eigenlijk niet zoveel zin om maar één hormoon aan te pakken. Oorzaak en gevolg zijn vaak lastig te onderscheiden en dezelfde klachten kunnen voorkomen bij verschillende hormonale disbalansen. Ooit bezocht ik een groep vrouwen in een ontwikkelingsland die bij een rivier de was aan het doen waren. Ze stonden met hun voeten in het stromende water en gebruikten grote ronde keien om de was op te leggen en in te zepen. Toen ik probeerde om ze de werking van een wasmachine uit te leggen vroeg een van de vrouwen: 'Maar hoe weet zo'n machine nou waar precies de vlekken zitten?'

STOP JE HELE LICHAAM IN DE 'WASMACHINE'

Je lichaam werkt holistisch; alles hangt met elkaar samen. Een betere gezondheid en meer vitaliteit bereik je alleen als je je hele lichaam in de 'wasmachine' stopt en niet hier en daar een vlekje wegwerkt. Je lichaam is geen auto waarbij je niets aan het oliepeil hoeft te doen als je een lekke band hebt. Je lichaam is veel complexer dan dat. Als er één hormoon uit balans is kan dit een heel rijtje andere hormonen met zich meeslepen, waardoor er een vicieuze cirkel kan ontstaan.

»» EEN VICIEUZE CIRKEL VAN HORMONALE DISBALANSEN

Als er te veel insuline in je bloed circuleert, kun je een tekort krijgen aan het slaaphormoon melatonine. Hierdoor slaap je slecht. Te weinig melatonine betekent dat je 's morgens te weinig cortisol hebt, waardoor je moe opstaat. Melatonine heeft ook invloed op je verzadigingshormoon leptine, dat dan niet goed meer kan werken. Te weinig cortisol en te weinig leptine maken de kans groot dat je de hele dag naar snelle energiegevers ofwel zoetigheid blijft zoeken. Het eten van te veel zoetigheid zorgt voor te veel insuline in je bloed. Als er te veel insuline in je bloed circuleert, kun je een tekort krijgen aan het slaaphormoon melatonine... enzovoort enzovoort.

DE WIJZERS VAN HET VOEDINGSKOMPAS ZIJN JE WASMACHINE

Om je snel op weg te helpen heb ik bij ieder hormoon wat tips gegeven, daar kun je mee beginnen. Maar bedenk dat als je je 'wasgoed' echt goed schoon wilt krijgen, je dit beter helemaal in de wasmachine kunt stoppen. Hier en daar een vlekje wegwerken gaat je geen fantastisch resultaat opleveren. De zeven wijzers van het VoedingsKompas zijn samen het volledige wasprogramma van je wasmachine.

PROBEER TE BEGRIJPEN HOE JE HORMONEN SAMENHANGEN EN MET ELKAAR SAMENWERKEN. ALLEEN DAN WEET JE WAT ER AAN DE HAND IS EN HOE JE HET BESTE KUNT INGRIJPEN.

OM TE ONTHOUDEN

››› Je hormonen kun je zien als boodschappers in je lichaam die voortdurend al je cellen vertellen wat ze moeten doen.

››› Je hormonen in een goede, dynamische balans houden is dagelijkse kost voor je lichaam. Je lichaam heeft veel mogelijkheden om een hormonale disbalans zelf te herstellen.

››› Te veel of te weinig van bepaalde actieve hormonen in je lichaam gedurende te lange tijd is niet gezond voor je en zal klachten geven.

››› Als het je lichaam niet meer lukt om zelf in balans te blijven, ben jij aan de beurt om iets in je omgeving te veranderen.

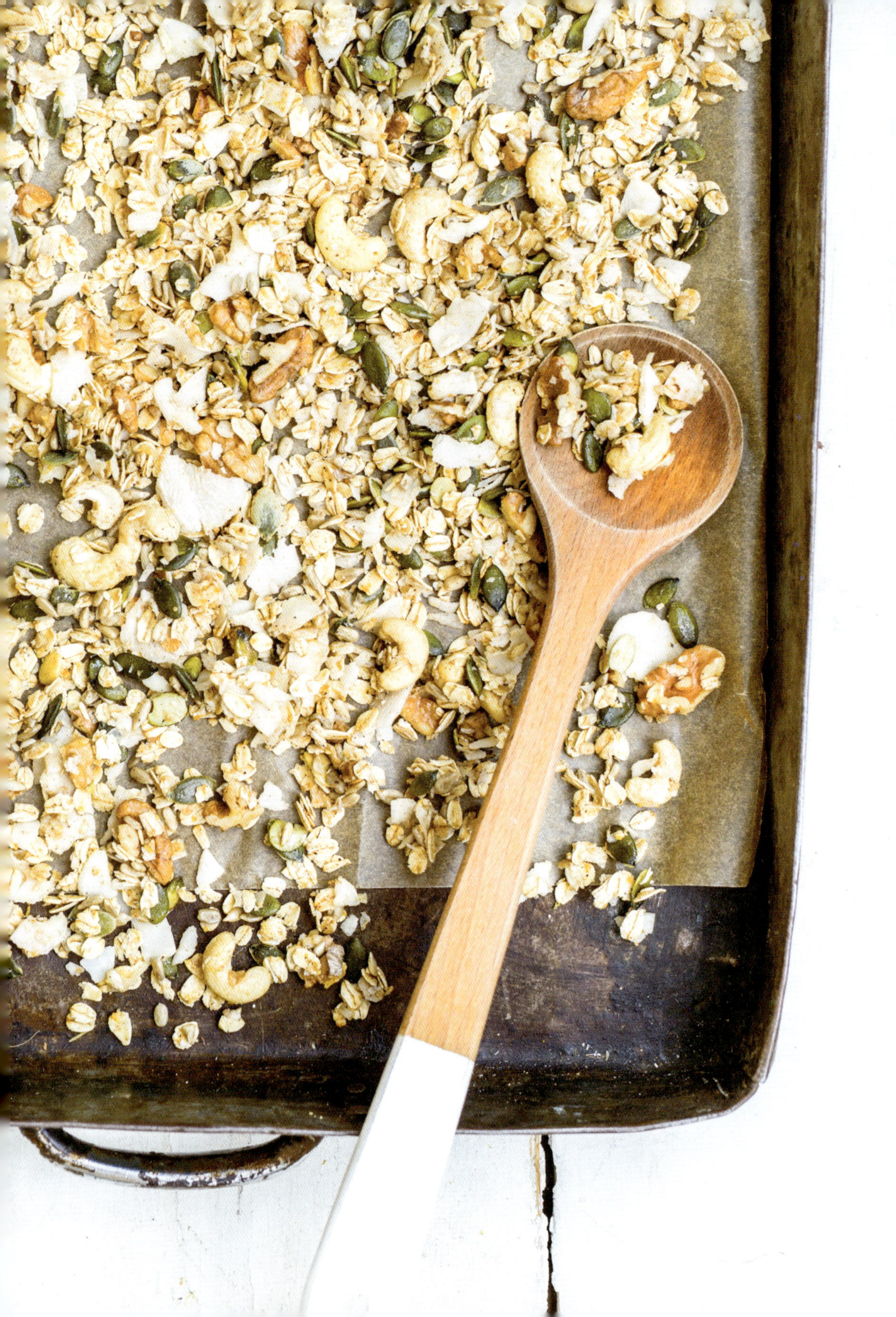

RECEPT

ENERGIEKE VROUWEN GRANOLA

Dit is mijn heerlijke Energieke Vrouwen Granola vol met gezonde voedingsstoffen. Haver is een bijzonder graan dat, in tegenstelling tot andere graansoorten, zorgt voor een langzame stijging van je bloedsuikerspiegel. Het bevat veel tryptofaan, de grondstof van je gelukshormoon serotonine. Kaneel helpt om je bloedsuikerspiegel stabiel te houden.

JE KUNT HIER NOG STUKJES GEDROOGD FRUIT AAN TOEVOEGEN, AL ZUL JE MERKEN DAT DEZE GRANOLA VAN ZICHZELF AL BEHOORLIJK ZOET IS.

DIT HEB JE NODIG

- 150 gram havervlokken
- 50 gram zonnebloempitten
- 50 gram pompoenpitten
- 50 gram walnoten, in kleinere stukjes
- 50 gram cashewnoten
- 50 gram kokosvlokken
- ½ theelepel Ceylonkaneel
- ½ theelepel vanillepoeder
- rasp van een (biologische) citroen
- 50 ml agavesiroop

ZO MAAK JE HET

Verwarm de oven voor op 120 graden.
Meng de havervlokken, pitten, noten en kokosvlokken in een grote kom. Meng in een klein kommetje de kaneel, vanille, citroenrasp en agavesiroop. Giet de agavesiroopmix bij de havervlokkenmix en meng goed.
Bekleed een bakplaat met bakpapier. Verdeel de mix gelijkmatig over je bakplaat. Verwarm je granola ca. 45 minuten in de oven op 120 graden totdat hij droog is. Heb je een kleine bakplaat, schep dan tussendoor de mix met een houten lepel een keer om. Laat langzaam afkoelen in de oven. Bewaar deze heerlijke granola in een luchtdichte pot.

1. OESTROGEEN EN PROGESTERON: EEN DELICATE DANS

Oestrogeen en progesteron zijn twee belangrijke hormonen die voortdurend met elkaar dansen: soms is er sprake van meer oestrogeen, soms van meer progesteron, maar dat is dan ook precies de bedoeling. Deze twee hormonen zijn de hoofdrolspelers bij alles rondom vruchtbaarheid en zwangerschap, maar ook na je vruchtbare periode is het belangrijk om deze hormonen goed met elkaar in balans te houden.

Oestrogeen is het hormoon dat het grootste deel van je leven voornamelijk wordt aangemaakt in je eierstokken. Om precies te zijn zijn er drie verschillende typen oestrogeen, namelijk oestron, oestradiol en oestriol, waarvan oestradiol het belangrijkste is. Oestron wordt gemaakt in vetweefsel, onder andere in je borsten, en zal na de overgang relatief hoger zijn.
Een van de vele taken van oestrogeen is celdeling: onder invloed van oestrogeen kreeg je in je puberteit borsten en werden je heupen ronder.
Zo'n vijf jaar voor de menopauze begint de productie van oestrogenen in je eierstokken te dalen. Je leven lang echter wordt deze taak voor een klein deel overgenomen door je bijnieren, huid, spieren en vetcellen. Het is dus niet zo dat je lichaam op hoge leeftijd helemaal geen oestrogeen meer produceert omdat je eierstokken dit niet meer doen, en dat is maar goed ook.

EEN GROOT DEEL VAN DE VROUWELIJKE KLACHTEN ONTSTAAT DOORDAT DE BALANS TUSSEN OESTROGEEN EN PROGESTERON IS VERSTOORD.

OESTROGEEN IS EEN MULTITASKER

Oestrogeen heeft meer dan vierhonderd essentiële functies in je lichaam en met name invloed op je vruchtbaarheid, energieniveau, gewrichten, slijmvliezen, libido en de kwaliteit van je huid. Oestrogeen zorgt ook voor de toevoer van zuurstof en glucose naar je hersenen en regelt daarmee veel mentale functies in je hersenen. Het heeft daarom ook grote invloed op je humeur, geheugen en concentratievermogen. Het is dus geen wonder dat je lichaam tot op hoge leeftijd verschillende plaatsen heeft waar het

»» DEPRESSIEVE GEVOELENS ALS GEVOLG VAN (TIJDELIJK) TE WEINIG OESTROGEEN

Een te laag oestrogeenniveau leidt tot minder aanmaak van serotonine. Een gebrek aan serotonine voelt niet lekker: het kan je doen overstromen met gevoelens van depressie, onverklaarbare angsten, geen zin in vrijen en abrupte, onverklaarbare stemmingswisselingen die je het gevoel kunnen geven dat je gek wordt. Je wordt niet gek, je lichaam maakt alleen even te weinig oestrogeen en dus serotonine aan. Het is op deze momenten vrijwel onmogelijk om snaaibuien te weerstaan, want door vooral zoetigheid en snelle koolhydraten verhoog je tijdelijk je dopamine, wat je weer even een goed gevoel geeft.

oestrogeen kan aanmaken behalve in je eierstokken; je hebt het heel hard nodig. Herinner je je de basisregel van hormoonbalans nog: te veel of te weinig van bepaalde actieve hormonen in je lichaam gedurende te lange tijd is niet gezond voor je. Wanneer is er sprake van te veel of te weinig oestrogeen?

DOPAMINE EN SEROTONINE ZIJN STOFJES, NEUROTRANSMITTERS, DIE JE LICHAAM AANMAAKT EN JE EEN GOED GEVOEL GEVEN.

OESTROGEEN: SOMS TE WEINIG MAAR MEESTAL ALLEEN NA DE OVERGANG

Wanneer is er sprake van te weinig oestrogeen? Te weinig oestrogeen kan:

- »» **zich kortdurend voordoen in de tweede helft van je maandelijkse cyclus, of**
- »» **kan langdurig voorkomen in of na de overgang.**

Zo'n vijf jaar voor de menopauze vermindert de productie van oestrogeen in je eierstokken. Dit kan met flink wat schommelingen, pieken en dalen in je cyclus, gepaard gaan. Van deze schommelingen kun je behoorlijk last hebben. De ene vrouw is daar gevoeliger voor dan de andere. Een te laag oestrogeenniveau wordt vaak gezien als de oorzaak van opvliegers, vermoeidheid en stemmingswisselingen.
Een te laag oestrogeenniveau heeft ook invloed op twee andere stofjes: dopamine en serotonine. Dit zijn stofjes die je een lekker, goed gevoel geven. Je lichaam heeft voldoende oestrogeen nodig om deze stofjes aan te kunnen maken.

ONBEDWINGBARE EETBUIEN VOORDAT JE ONGESTELD WORDT?

Een tijdelijk laag oestrogeenniveau ten opzichte van progesteron kan je extreem hongerig maken. Dit komt bij veel vrouwen voor in de twee weken tussen je eisprong en je menstruatie. Dit verklaart de snaaibuien vlak voordat je ongesteld wordt. Je lichaam stuurt je dus op pad naar die doos bonbons ergens achter in de kast en je wilskracht schiet dan meestal tekort.

Dopamine maakt je lichaam ook aan als je opium, nicotine of marihuana gebruikt, sterk verslavende stoffen dus. Geen wonder dat vrouwen in de tweede helft van hun cyclus vaak roepen dat ze dan werkelijk verslaafd zijn aan zoetigheid, brood, aardappelen, pizza, ijs of chocola. Chocola is bij veel vrouwen favoriet.

EEN STABIELE BLOEDGLUCOSESPIEGEL HELPT MEE BIJ HET JUISTE EVENWICHT TUSSEN OESTROGEEN EN PROGESTERON.

Waarschijnlijk omdat het magnesium bevat, waar veel vrouwen een tekort aan hebben, plus een stofje, fenylethylamine, dat een rol speelt bij de aanmaak van serotonine.

Op het moment dat je ongesteld wordt is de snaaibehoefte over. Prijs je gelukkig als deze snaaibuien bij jou maar twee dagen duren. Er zijn vrouwen die er twee weken per maand last van hebben.

Met je voeding heb je een grote invloed op je oestrogeenniveau. Deze extreme honger in de tweede helft van je cyclus is meestal het gevolg van een schommelende bloedglucosespiegel in combinatie met insulineresistentie. Volg daarom mijn tips bij te veel insuline/insulineresistentie en probeer je bloedglucosespiegel zo stabiel mogelijk te houden, vooral ook in de eerste twee weken van je cyclus. Het toepassen van de wijzers van het VoedingsKompas helpen verder om deze snaaibuien flink te verminderen.

LANGDURIG TE WEINIG OESTROGEEN IN OF NA DE OVERGANG

Tijdens de overgang daalt het niveau van oestrogeen in je lichaam dus langzaam maar zeker. Dit is zoals de natuur het heeft bedoeld, maar door de schommelingen van oestrogeen, vooral ook ten opzichte van progesteron, kunnen er klachten ontstaan. Typische symptomen die horen bij een tekort aan oestrogenen kunnen zijn:

- **opvliegers en nachtzweten**
- **watten in je hoofd, concentratieproblemen**
- **langdurige vermoeidheid**
- **stemmingswisselingen**
- **depressieve klachten**
- **slaapproblemen**
- **laag libido**
- **pijnlijke gewrichten**
- **botontkalking**
- **droge slijmvliezen (ogen, vagina)**
- **droge huid en haren**
- **hartkloppingen, duizeligheid**
- **je hongerig voelen**

Veel vrouwen krijgen vroeg of laat te maken met enkele of meerdere van deze symptomen. Sommige vrouwen zijn gevoeliger dan andere voor de langzame daling van hun oestrogeenniveau en de schommelingen van oestrogeen ten opzichte van progesteron. Hier kom ik in de volgende paragraaf op terug.

OESTROGEEN BESCHERMT JE TEGEN TE VEEL RIMPELS

Misschien is het je opgevallen dat magere vrouwen van rond de zestig of ouder veel rimpels kunnen hebben. Dit komt mede doordat ze weinig vetcellen hebben en dus weinig oestrogeen meer kunnen maken. Je lichaam heeft een bepaalde hoeveelheid oestrogeen nodig om goed te functioneren maar ook om rimpels lang buiten de deur te houden. Dit zou mede de reden kunnen zijn dat veel vrouwen enkele kilo's aankomen na de overgang. Dankzij deze extra kilo's kan het lichaam wat extra oestrogeen produceren.

LICHAAMSVET IS HORMONAAL ACTIEF WEEFSEL: HET KAN OESTROGEEN EN TESTOSTERON PRODUCEREN.

Toen ik dit uitlegde aan een klant van me die mopperde dat ze altijd slank was geweest, maar nu rond haar 55ste opeens een zwembandje kreeg, zei ze: 'Dus ik moet kiezen tussen rimpels of een zwembandje?' Ik vertelde haar dat er nog een derde mogelijkheid was: krachttraining. Door middel van krachttraining bouw je spieren op en in spierweefsel wordt testosteron aangemaakt. Door middel van het enzym aromatase kan dit testosteron worden omgezet in oestrogeen. Krachttraining voor vrouwen heeft dus meerdere voordelen.

Ik kan me voorstellen dat de vraag bij je opkomt waarom veel vrouwen die al te zwaar zijn er in de overgang ook vaak nog extra kilo's bij krijgen. Misschien geldt dit ook voor jou? Hier kunnen veel redenen voor zijn. In hoofdstuk 4 kom ik hier op terug.

»» OPVLIEGERS KUNNEN JE LEVEN ECHT VERKNALLEN

We vlogen in 1967 al naar de maan, maar we weten nog steeds niet wat een opvlieger precies is. Het heeft te maken met een verstoord signaal tussen je hersenen en je lichaam als gevolg van hormonale schommelingen. Er is helaas geen oplossing die voor iedere vrouw werkt. Opvliegers worden verergerd door alles wat het lichaam stress kan geven; vermijd dus suikers, zuivel en gluten, bewerkt voedsel, koffie, alcohol, roken en stress. Zorg voor voldoende beweging en rust. Drink volop water en eet gezonde vetten; er is een relatie tussen het eten van te weinig gezonde vetten en opvliegers. Maca kan helpen, evenals kruiden als monnikspeper en troszilverkaars. Er zijn vrouwen die baat hebben bij acupunctuur en ademhalingstherapie. Helpt dit alles niet en wordt je dagelijkse leven echt verstoord door je opvliegers, laat je dan adviseren door een (hormoon)arts over bij jou passende hormoontherapie.

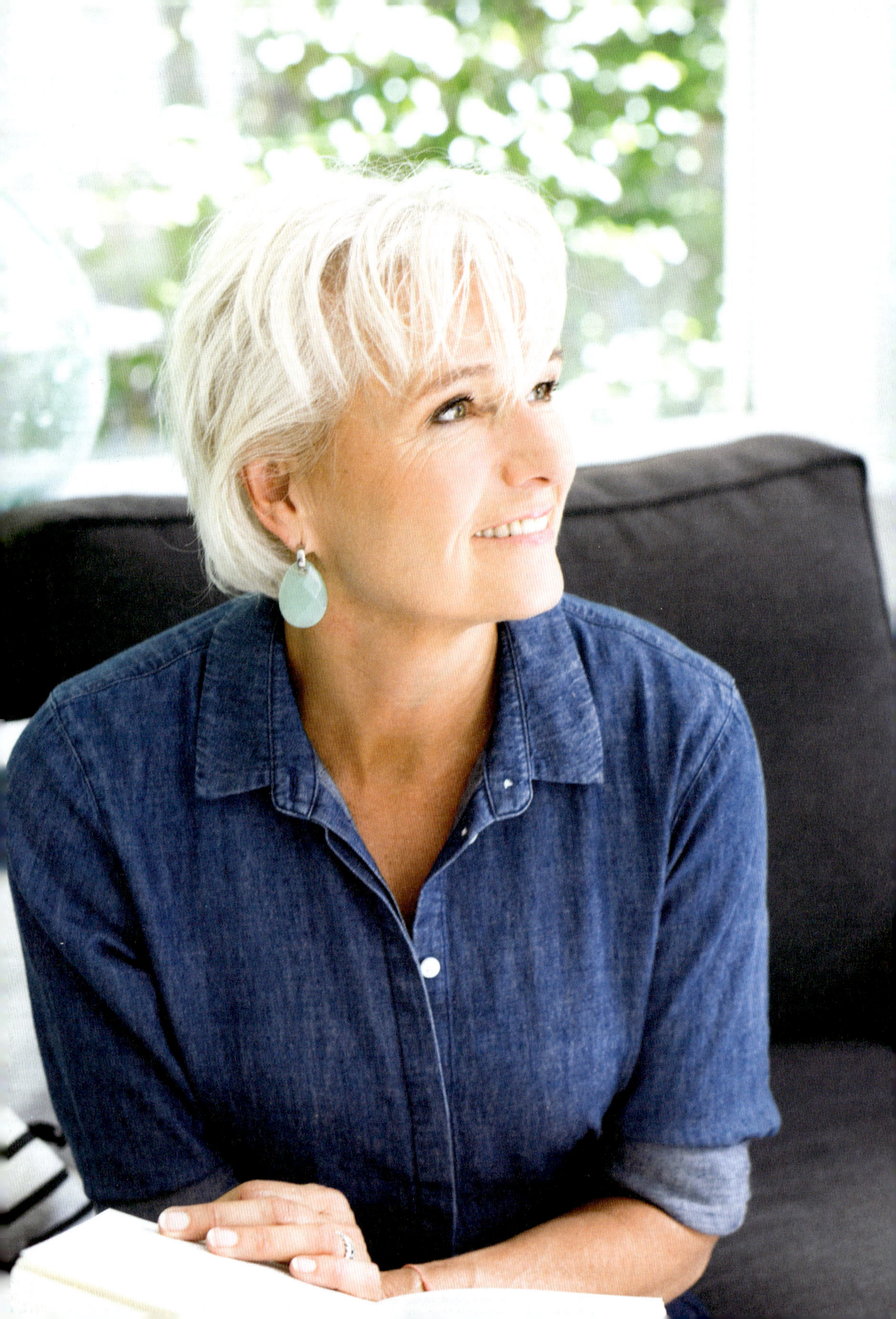

TIPS BIJ TE WEINIG OESTROGEEN

››› GEBRUIK VERSGEMALEN LIJNZAAD. Lijnzaad bevat lignanen, een stofje dat valt onder de fyto-oestrogenen (plantaardige stoffen die lijken op lichaamseigen oestrogenen). Heb je een tekort dan vullen deze fyto-oestrogenen dit aan. Maal lijnzaad zelf in een krachtige blender of koffiemolentje. Gemalen lijnzaad bederft snel; bewaar het daarom in kleine porties, in een afgesloten glazen pot, in je koelkast. Lijnzaadolie bevat geen lignanen.

››› GEBRUIK MACA IN JE SMOOTHIE. Superfood maca is een adaptogeen en stimuleert je hormonale systeem om de balans zelf zo goed mogelijk te herstellen. De werking van maca op het vrouwelijke hormoonsysteem is uitgebreid onderzocht (2.2).

››› SCHRAP ZO VEEL MOGELIJK GLUTEN EN ZUIVEL. Voor de goede werking van je hormoonbalans inclusief de invloed van oestrogeen op je dopamine-/serotonineniveau heb je gezonde darmen nodig. Serotonine wordt voor negentig procent in gezonde darmen aangemaakt. Gluten en zuivel kunnen een gezonde darmwerking verstoren.

››› NEEM REGELMATIG EEN MAGNESIUMBAD. Veel vrouwen komen magnesium tekort. Uit onderzoek blijkt dat het mineraal magnesium kan helpen bij symptomen van een te laag oestrogeenniveau. Magnesium helpt ook ontspannen. Voeg regelmatig magnesium (epsomzout) toe aan je (voeten)bad.

››› GENIET VAN RAUWE CACAO. Rauwe cacao is een krachtige bron van magnesium.

TE VEEL OESTROGEEN: MEESTAL DOOR VERSTOORDERS VAN BUITENAF

Het komt veel vaker voor dat er niet te weinig, maar juist te veel oestrogeen ten opzichte van progesteron in een vrouwenlichaam circuleert. Dit wordt oestrogeendominantie genoemd en betekent een ernstige verstoring van je hormoonbalans. Er wordt wel gezegd dat tachtig procent van de vrouwen in onze westerse wereld last heeft van oestrogeendominantie.

OESTROGEENDOMINANTIE

Bij oestrogeendominantie wordt vaak gedacht dat het eigen lichaam dan te veel oestrogeen aanmaakt. Dit kan, vooral als er sprake is van overgewicht, want in vetcellen kan het lichaam extra oestrogeen aanmaken. De grootste veroorzaker van oestrogeendominantie is echter niet lichaamseigen, maar zijn stoffen in onze omgeving die lijken op onze lichaamseigen oestrogenen. Eenmaal in je lichaam gedragen ze zich ook zo. Ze worden xeno-oestrogenen genoemd; 'xeno' betekent 'vreemd'.

Xeno-oestrogenen hebben dezelfde werking als oestrogenen in ons lichaam, maar zijn veel krachtiger. Deze stoffen zijn veelal afkomstig uit de petrochemische industrie, want de basis ervan is aardolie.

DE GROOTSTE VEROORZAKER VAN OESTROGEENDOMINANTIE IS NIET HET LICHAAMSEIGEN OESTROGEEN, MAAR ZIJN DE XENO-OESTROGENEN.

VAN AARDOLIE NAAR DUIZENDEN PRODUCTEN

Waarschijnlijk denk je bij aardolie niet aan een natuurproduct maar dat is het wel. Aardolie is ontstaan uit in elkaar geperste restanten van miljoenen jaren oude planten en dieren. Eind 1800 kwam de chemische industrie erachter dat ze hier van alles mee konden maken. Door bewerking van aardolie ontstonden producten als plastics, medicijnen, kleding, onkruidverdelgers, afwasmiddelen, bestrijdingsmiddelen, benzine, kleurstoffen, zoetstoffen en smaakverbeteraars om er maar enkele te noemen. Het zit in heel kleine hoeveelheden in vrijwel alle voeding die uit een fabriek komt. Het zit ook in vlees en melkproducten, omdat dieren granen te eten krijgen die bespoten zijn met pesticiden en daarbij ook zelf regelmatig antibiotica krijgen ingespoten. Het kan zitten in producten als zeep, shampoo, nagellak, cosmetica en allerlei verzorgingsproducten en parfums. Je kunt het aantreffen in tapijt, meubels, verf en bouwmaterialen. Er zijn meer dan honderdduizend chemische stoffen in omloop en ieder jaar komen er zo'n duizend nieuwe bij. Ondanks al deze bewerkingen herkennen de cellen van je vrouwelijke lichaam deze natuurlijke basisgrondstof, aardolie, nog steeds. Daarom hebben ze invloed op jouw vrouwenlichaam.
Ik heb het vaak over een tsunami van xeno-oestrogenen, want we kunnen er niet aan ontkomen. Wegrennen heeft geen zin. Slim ermee omgaan wel en dat is nodig, want met een teveel aan oestrogenen in je lichaam kan je lichaam zichzelf langzaam gaan vergiftigen.

ALS ER SPRAKE IS VAN OESTROGEENDOMINANTIE ONTSTAAN ER LEGIO VAN KLACHTEN IN JE LICHAAM.

DE BELANGRIJKSTE KLACHTEN VAN OESTROGEENDOMINANTIE

Ik noem hier de meest voorkomende klachten van oestrogeendominantie. Naarmate deze situatie langer duurt kunnen de klachten verergeren. Dit zijn ze:
vermoeidheid, vocht vasthouden en opgeblazen gevoel, relatief meer vetopslag op benen, heupen en borsten, hardnekkig overgewicht, cellulitis, laag libido, hevige en/of pijnlijke menstruaties, slapeloosheid, nachtzweten, stemmingswisselingen, PCOS, PMS, fibromyalgie, hormonale migraine, angstaanvallen, depressie, haarverlies, galblaasziekten, schildklierproblemen, endometriose, pijnlijke borsten, borstcysten, vleesbomen en alle hormonaal gevoelige vormen van kanker.
Zie je dat dit klachten en ziektes zijn die veel méér voorkomen bij vrouwen dan mannen?

VROUWEN ZIJN KWETSBAAR

De hormoonhuishouding van een vrouw is gevoeliger voor al die xeno-oestrogenen dan die van een man. Dit heeft te maken met het feit dat bij vrouwen de balans tussen oestrogeen en progesteron belangrijker is dan bij mannen.
Te veel xeno-oestrogenen in mens en dier heeft invloed op de vruchtbaarheid; er is immers sprake van een overdosis aan het vrouwelijke hormoon oestrogeen. Wereldwijd zien wetenschappers de gevolgen van deze vervuiling. Er zijn ijsberen gesignaleerd met zowel mannelijke als vrouwelijke geslachtskenmerken, mannelijke kikkers die eierstokken kregen en mannelijke vissen en schildpadden met vrouwelijke geslachtskenmerken (2.3). Alles in de natuur raakt in de war door deze overdosis van vrouwelijke hormonen.

»» MANNEN ONTKOMEN ER OOK NIET AAN

Een op de zeven mannen in onze westerse wereld heeft momenteel problemen met vruchtbaarheid. De daling van de spermakwaliteit en de toename van prostaatkanker worden in verband gebracht met de grote invloed van xeno-oestrogenen. Bij te veel oestrogeen ten opzichte van testosteron krijgen mannen klachten als vetopslag op borsten en heupen en verlies van lichaamshaar. Mannen kunnen echter jarenlang ongemerkt rondlopen met een oestrogeendominantie; ze krijgen hierdoor geen lange reeks van pijnlijke ongemakken en klachten zoals wij vrouwen.

VEERTIG PLUS-VROUWEN EXTRA KWETSBAAR

Vrouwen van veertig plus zijn extra kwetsbaar omdat vanaf deze leeftijd het hormoon dat oestrogeen in balans moet houden, namelijk progesteron, sowieso al gaat dalen. Normaal gesproken daalt het lichaamseigen oestrogeen ook, dus is er niets aan de hand. Het dalen van de hormonen oestrogeen en progesteron na je veertigste is een normaal proces dat geen problemen zou hoeven te geven. Maar extra oestrogenen van buitenaf verstoren deze balans. Daarbij hebben xeno-oestrogenen een krachtigere werking dan je eigen oestrogenen, waardoor ze het evenwicht extra verstoren. Ook zijn ze lichaamsvreemd waardoor het moeilijker is om ze af te breken en af te voeren.

OESTROGENEN ZORGEN VOOR CELDELING

Oestrogenen zorgen voor celdeling. Een deel van de klachten van oestrogeendominantie heeft dan ook te maken met ongewenste celdeling: vleesbomen, cystes, endometriose en tumoren zijn weefsels die niet in een vrouwenlichaam thuishoren.

Er zijn honderden studies gedaan naar de relatie tussen hormoonverstorende stoffen en (borst)kanker. Hormoonverstorende stoffen in onze omgeving worden gezien als een van de twee belangrijkste risicofactoren voor borstkanker (2.4). Voeding en leefstijl is de tweede belangrijke bepalende factor. Dat is ook logisch want met voeding heb je een grote invloed op je oestrogeenniveau. Met voeding kun je ervoor zorgen dat een overschot aan (xeno) oestrogenen wordt afgevoerd.

XENO-OESTROGENEN KUNNEN TIENTALLEN JAREN IN JE VETCELLEN BLIJVEN ZITTEN. XENO-OESTROGENEN ZIJN EEN VAN DE OORZAKEN VAN HARDNEKKIG OVERGEWICHT BIJ VROUWEN.

XENO-OESTROGENEN ZIJN LASTIG AF VOEREN

Je lichaam is doorgaans prima in staat om een overschot aan lichaamseigen oestrogenen en ook nog een portie xeno-oestrogenen af te voeren. Je lichaam is echter niet gebouwd op deze overdosis aan xeno-oestrogenen, want ze zijn lastig uit je lichaam te krijgen. Het afbreken en afvoeren gaat moeizaam en kost veel energie en voedingsstoffen. Als je lichaam ze niet goed af kan voeren, dan worden ze opgeslagen in je vetcellen om je te beschermen.

VERMIJDEN EN AFVOER VERHOGEN ZIJN BEIDE BELANGRIJK

Enerzijds is het dus belangrijk om xeno-oestrogenen zo veel mogelijk te vermijden, anderzijds is een goede afvoer ervan minstens zo belangrijk. Dan zal je lichaam automatisch besluiten om je vetcellen ook op te ruimen, want het heeft ze immers niet meer nodig voor de veilige opslag. Door middel van je voeding kun je je lichaam helpen om een teveel aan oestrogenen af te breken en af te voeren. Lees hiervoor vooral ook de paragraaf over je lever.

AROMATASEREMMERS: VERMINDER DE OMZETTING VAN TESTOSTERON NAAR NOG MEER OESTROGEEN

Het nadeel van te veel oestrogeen in je lichaam betekent dat je niet alleen te veel oestrogeen hebt ten opzichte van progesteron maar ook ten opzichte van testosteron. Vrouwelijke testosteron helpt je bij het opbouwen van spieren en verbranden van vet, het geeft je een gezonde huidskleur en verhoogt je zin in seks. Krachttraining helpt bij het opbouwen van testosteron in je lichaam dus dat is zeker een goed plan. Wat ook kan helpen is voeding die het enzym aromatase afremt. Aromatase bevindt zich in je onderhuids vetweefsel en zorgt voor omzetting van testosteron naar oestrogeen. Dit willen we dus zoveel mogelijk voorkomen. Voeding in het VoedingsKompas bevat volop aromataseremmers.

TIPS BIJ TE VEEL OESTROGENEN

››› EET VOLOP VERSE GROENE GROENTEN EN KIEMEN. Het chlorofyl in groene groenten helpt je lever bij het afvoeren en onschadelijk maken van xeno-oestrogenen. Streef naar vijf ons groenten per dag waarvan de helft groen en de helft rauw. Vooral de kruisbloemigen (alle soorten kool, broccoli, radijs, rucola, tuinkers en spruitjes) bevatten een stofje, DIM (di-endolylmethaan), dat helpt om een overschot af te voeren. Broccolikiemen zijn toppers. DIM is ook als supplement te koop.

››› EET VOLOP VEZELS. Gebruikte oestrogenen moeten in je darmen worden afgevoerd. Vezels in je voeding zorgen voor een goede darmflora die het je darmen mogelijk maken om ze af te voeren. Gezonde vezels zitten onder andere in groenten, fruit, lijnzaad, vlozaad (psyllium), kokos(meel), haverzemelen en peulvruchten. Denk ook aan pruimen.

››› VERMIJD NIET-BIOLOGISCH VLEES, VIS EN ZUIVEL. Alle vlees, vis en zuivel uit de bio-industrie is vervuild met verschillende chemische stoffen. Vermijd ze zo veel mogelijk. Meer hierover in hoofdstuk 8.

››› WEES VOORZICHTIG MET ALCOHOL. Alcohol kan je oestrogeenniveau verhogen. Bovendien betekent alcohol extra werk voor je lever, die je juist hard nodig hebt om gebruikte oestrogenen af te voeren.

››› VERMINDER JE DAGELIJKSE BLOOTSTELLING AAN XENO-OESTROGENEN. Alles wat je inademt en op je huid smeert en sprayt is ook voeding. Kies bij voorkeur verzorgingsproducten, parfum, cosmetica en huishoudelijke producten die honderd procent natuurlijk zijn, of anders zo natuurlijk mogelijk. Vervang de pil door een andere vorm van anticonceptie; de pil bevat een grote dosis synthetische hormonen.

››› DRINK IEDERE OCHTEND EEN UITGEPERSTE CITROEN OF GRAPEFRUIT in twee grote glazen water; citroen en grapefruit zijn krachtige aromataseremmers.

PROGESTERON: MEESTAL TE WEINIG

Progesteron is het tweede, belangrijke vrouwelijke hormoon dat voor het belangrijkste deel wordt aangemaakt in je eierstokken, maar dan in de tweede helft van je cyclus. Ook de productie van dit hormoon neemt na je veertigste af. De aanmaak van progesteron vindt na de overgang echter ook nog voor een deel plaats in je bijnieren en je hersenen. Weinig vrouwen hebben last van te veel progesteron; te weinig progesteron komt veel meer voor.

PROGESTERON ZORGT VOOR RUST EN ONTSPANNING

Progesteron is, behalve dat het betrokken is bij vruchtbaarheid en zwangerschap, ook het hormoon dat rust geeft. Als je lichaam de juiste hoeveelheid progesteron aanmaakt is het makkelijker om je ontspannen en opgewekt te voelen. Het heeft daarom ook een positieve invloed op je slaap. Progesteron bevordert daarnaast de werking van je schildklier, reguleert je vochthuishouding, heeft een bloeddrukverlagende werking, helpt je lichaamstemperatuur op orde te houden en bevordert de verbranding van lichaamsvet. Een hormoon dus om te vriend te houden!

Helaas, het vervelende is dat het heel vaak voorkomt dat je lichaam er te weinig van aanmaakt. Te weinig in ieder geval ten opzichte van oestrogeen, want daarmee moet het in balans zijn, maar het kan ook gebeuren dat er überhaupt te weinig progesteron in je lichaam circuleert.

SYMPTOMEN VAN TE WEINIG PROGESTERON

Symptomen die kunnen wijzen op een tekort aan progesteron zijn:

- **allerlei PMS-klachten**
- **pijnlijke, opgezwollen borsten**
- **onregelmatige cyclus**
- **zware bloedingen**
- **pijnlijke menstruatie**
- **vocht vasthouden voordat je ongesteld wordt**
- **slaapproblemen**
- **angstaanvallen**

Te weinig progesteron betekent bovendien automatisch te veel oestrogeen, dus het rijtje van symptomen bij oestrogeendominantie kunnen ook signalen zijn van een progesterontekort. Het gaat altijd om de relatieve verhouding tussen deze twee hormonen. Hoe komt het dat de kans groot is dat jouw lichaam te weinig progesteron aanmaakt?

OORZAAK ÉÉN VAN TE WEINIG PROGESTERON: GEEN EITJE, GEEN DOP, GEEN PROGESTERON

Als je nog niet in de menopauze zit, zijn je eierstokken de plaats waar de meeste progesteron wordt aangemaakt. Iedere rijpe eicel springt bij de ovulatie (eisprong) uit haar dop en deze dop (het gele lichaam genoemd) is de belangrijkste producent van progesteron. Hiermee wordt de verhouding tussen oestrogeen en progesteron in balans gehouden. Vanaf je dertigste begint de productie van progesteron te dalen en vanaf tien jaar voor de menopauze kunnen eisprongen uitblijven. Als er in een maand geen eitje rijpt wordt er

PROGESTERON IS DE BASISGRONDSTOF VAN HET STRESSHORMOON CORTISOL. BIJ LANGDURIGE STRESS VERBRUIKT CORTISOL JE PROGESTERON WAARDOOR DE BELANGRIJKE BALANS MET OESTROGEEN WORDT VERSTOORD.

ook geen progesteron aangemaakt: geen eitje, geen dop, geen progesteron!
Aangezien je gewoon ongesteld wordt ook al is er geen eitje gerijpt, weet je dit niet. Er kunnen maanden zijn dat er geen eitje rijpt en dat je dus een progesterontekort krijgt. Dit hoeft lang niet altijd een probleem te zijn, behalve natuurlijk als je zwanger wilt worden. Lagere niveaus van progesteron en oestrogeen vanaf je dertigste hoeven geen vervelende symptomen te geven als je lichaam verder hormonaal in balans is: het is namelijk precies zoals de natuur het voor ons heeft bedacht.

OORZAAK TWEE: CORTISOL STEELT JE PROGESTERON

Er is nog een reden waardoor progesteron onnatuurlijk veel kan dalen en er een disbalans kan ontstaan. Progesteron is namelijk de grondstof van het stresshormoon cortisol, dat je lichaam automatisch aanmaakt bij stress.
Je lichaam staat ingesteld op overleven. Zodra het moet kiezen tussen het stresshormoon cortisol of het rustgevende hormoon progesteron zal het altijd kiezen voor cortisol. Dat kan immers je leven redden als het nodig is! Je lichaam weet niet dat jij niet écht in levensgevaar bent wanneer je een spannende thriller aan het bekijken bent, morgen een belangrijk examen hebt, bij de tandarts zit of een goedkope restaurantmaaltijd eet vol met chemische E-nummers. Je lichaam weet alleen dat het stress ervaart en maakt cortisol aan voor het geval het nodig is. Je rustgevende progesteron trekt dan steeds weer aan het kortste eind.

STRESS HEBBEN TIJDENS DE OVERGANG IS VRAGEN OM MOEILIJKHEDEN

Als vrouw van boven de veertig betekent stress een extra aanval op je gezondheid. Je lichaam gaat in deze periode van nature minder progesteron produceren in je eierstokken. Je bijnieren moeten deze taak dan deels overnemen. Bij langdurige stress gebruiken je bijnieren dit progesteron echter om er cortisol van te maken, waardoor progesteron nog verder daalt. Als je daarnaast ook nog een portie xeno-oestrogenen in je lichaam hebt rondzwerven, dan kun je wachten op de lange reeks van gezondheidsproblemen die ik heb genoemd bij oestrogeendominantie en progesterontekort. Het zijn twee kanten van dezelfde medaille. Als je denkt dat te veel stress de oorzaak kan zijn van jouw progesterontekort, lees dan vooral ook de tips bij te veel of te weinig cortisol.

OORZAAK DRIE: EEN CANDIDA-INFECTIE EET JE PROGESTERON OP

Een candida-infectie, een woekering van gist in onder andere je darmen en/of vagina, kan je progesteronniveau flink naar beneden halen. Met de juiste voeding kun je een candida-infectie bestrijden. Zorg goed voor je darmen en je immuunsysteem, dan zal candida weinig kans krijgen bij je. Zie hiervoor de tips voor gezonde darmen.

VOLDOENDE PROGESTERON IS BELANGRIJK VOOR JE SCHILDKLIER

Voldoende progesteron heb je ook nodig om je schildklier goed te laten functioneren. Nu je dit weet vind je het net als ik misschien niet meer zo verwonderlijk dat een kwart van de vrouwen boven de veertig schildklierproblemen krijgt. Vaak is hier een langdurige periode van stress aan voorafgegaan, waardoor progesteron veel te vaak aan het kortste eind heeft getrokken.

TIPS BIJ TE WEINIG PROGESTERON

››› VERHOOG JE VITAMINE C-INNAME. Je bijnieren hebben volop vitamine C nodig om cortisol en progesteron aan te kunnen maken. Eet dus veel groenten en fruit. Je kunt je inname verhogen door vitamine C-rijke superfoods als camu camu en acerola bes. Deze zijn in poedervorm te krijgen en kun je toevoegen aan een smoothie. Je kunt ook een vitamine C-supplement gebruiken.

››› VERMINDER CAFEÏNE EN ALCOHOL. Cafeïne en alcohol zorgen direct voor een portie extra cortisol in je lichaam en dus minder progesteron. Probeer ze zo veel mogelijk te vermijden.

››› PROBEER MONNIKSPEPER (vitex agnus-castus of chasteberry). Dit is een kruid dat als supplement te verkrijgen is. Monnikspeper wordt al duizenden jaren gebruikt bij PMS- en onvruchtbaarheidsklachten. Er is vijftig jaar wetenschappelijk onderzoek dat aantoont dat monnikspeper helpt een te laag progesteron te verhogen (2.5). (Laat je adviseren door een deskundige; er is veel op de markt dat niet of nauwelijks werkt.)

››› ZORG VOOR VOLDOENDE ONTSPANNING EN RUST. Het valt niet mee om stress in je leven te verminderen. Je kunt vaak wel zorgen voor de tegenhanger: meer rust. Voed jezelf daarom met meditatie, mindfulness, yoga, wandelen, rustgevende ademhalingsoefeningen, een bad nemen, bezig zijn met je hobby of wat dan ook. Alles wat jou helpt om je stress te verlagen is meegenomen.

››› HET VOEDINGSKOMPAS WIJST JE VERDER OP VOEDING met zo min mogelijk stoffen waar je lichaam van in de stress schiet.

OM TE ONTHOUDEN

››› Je hormonen hangen allemaal met elkaar samen, als er één uit balans is zijn er vaak meer uit balans. Het is slim om ze zo veel mogelijk tegelijk aan te pakken.

››› Verstoring van de balans tussen oestrogeen en progesteron kan veel lichamelijke en geestelijke klachten geven en komt vaak voor.

››› Chemische stoffen in onze omgeving en stress betekenen een ernstige verstoring van deze balans. Het vermijden hiervan is belangrijk; voorkomen is beter dan genezen.

››› Met voeding heb je veel invloed op je oestrogeenniveau en daarmee op je oestrogeen-progesteronbalans. Belangrijk hierbij is om je bloedglucosespiegel zo veel mogelijk in balans te houden.

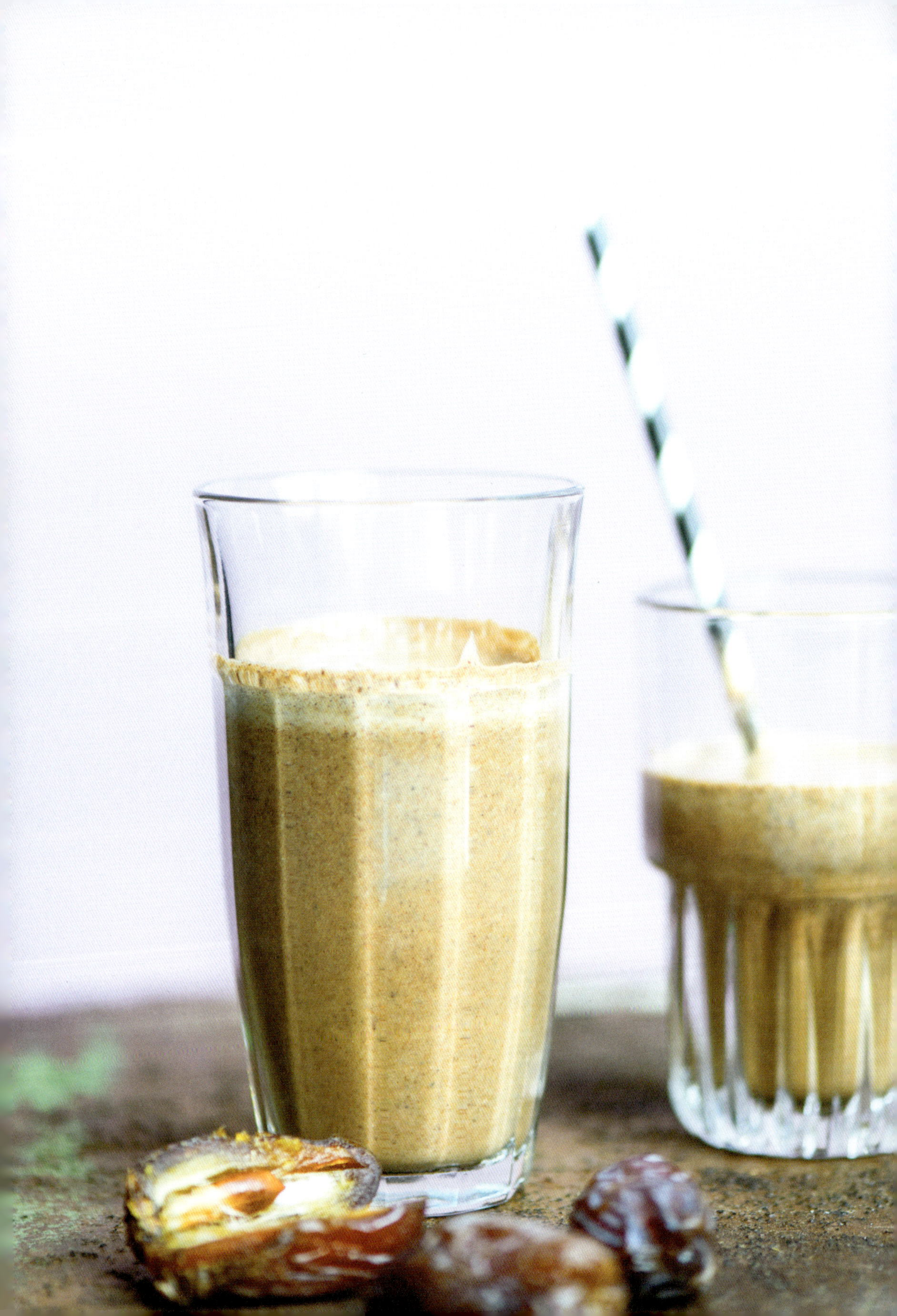

RECEPT

MACA MAGIC

Maca is een superfood voor de vrouwelijke hormoonbalans. Het zet je lichaam aan tot een betere balans door middel van de productie van je eigen hormonen. Nadeel is dat het niet echt lekker is. Daarom verwerk ik het vaak in magisch lekkere smoothies met nog meer goodies erin.

Amandelen zijn een voortreffelijke bron van goed opneembare calcium. Rauwe cacao wordt gezien als een van de meest voedzame voedingsmiddelen ter wereld. Rauwe cacao is de rijkste bron van magnesium en leverancier van krachtige antioxidanten. Hennepzaad is een uitstekende bron van plantaardige eiwitten, goed voor je bloedvaten en geheugen. Voeg hier een dadel aan toe en je hebt ook nog een bron van silicium: belangrijk voor je gewrichten. Maak dit af met Ceylonkaneel en je bloedsuikerspiegel blijft ook nog in balans.

DEZE HEERLIJKE DRANK GEBRUIK IK NOGAL EENS ALS VERVANGING VAN EEN KOP KOFFIE.

DIT HEB JE NODIG

- 1 mok amandelmelk
- 1 theelepel rauwe cacao
- 1 theelepel maca
- 1 theelepel gepeld hennepzaad
- 6 stukjes bevroren, rijpe banaan
- ¼ theelepel Ceylonkaneel
- 1 zachte dadel
- klein beetje Keltisch zeezout

ZO MAAK JE HET

Verwijder de pit en snijd de dadel in kleine stukjes. Gebruik je een harde dadel, week deze dan enkele minuutjes in heet water. Doe alles in je blender en mix goed. Drink met kleine slokjes en geniet. Dit is powerfood!

2. INSULINE: HET HORMOON DAT BIJNA ALTIJD OVERUREN DRAAIT

Insuline is het hormoon waar we in onze samenleving een gigantisch beroep op doen. Het is niet specifiek een vrouwelijk hormoon; iedereen maakt insuline aan. De functie van insuline is om ervoor te zorgen dat er energie naar je hersenen en spieren wordt gebracht, iets wat je lichaam iedere seconde nodig heeft, ook al lig je te slapen.

Je lichaam heeft voortdurend energie nodig. Er zijn veel manieren waarmee je je lichaam een boost energie kan geven. Voeding is een belangrijke manier. Energie uit voeding komt via je darmen in je bloed terecht waardoor het glucoseniveau, ook wel bloedsuikerniveau genoemd, in je bloed snel stijgt. We zeggen dan dat je bloedglucosespiegel, of kort gezegd je bloedglucose, stijgt.

JE BLOEDGLUCOSESPIEGEL STABIEL HOUDEN IS MISSCHIEN WEL DE BELANGRIJKSTE STRATEGIE VOOR EEN GEZONDE HORMOONBALANS.

De termen bloedsuiker en bloedglucose worden door elkaar gebruikt, evenals bloedsuikerspiegel en bloedglucosespiegel. Bij het woord bloedsuiker ben je misschien snel geneigd alleen te denken aan suikers. Ik gebruik daarom liever de term glucose in plaats van suiker om duidelijk aan te geven dat er veel meer dingen behalve suikers zijn die je bloedglucosespiegel kunnen laten stijgen.

INSULINE BRENGT GLUCOSE IN CELLEN

Een hoog niveau van bloedglucose is niet gezond voor je lichaam, want het ontregelt allerlei processen en kan veel ontstekingen geven. Je lichaam wil dit dus zo snel mogelijk weer terug naar een normaal niveau brengen. Bovendien moet die energie naar de cellen van je spieren of hersenen worden gebracht, want dan heb je er pas iets aan. Zodra je bloedglucosespiegel stijgt, krijgt je alvleesklier een seintje om het hormoon insuline aan te maken. Insuline brengt de glucose naar de cellen. Door de insuline openen de cellen zich waardoor de glucose opgenomen kan worden. Insuline kun je zien als de sleutel die nodig is om de deurtjes van je lichaamscellen te openen.

OVERSCHOT GLUCOSE GAAT NAAR JE VETCELLEN

Een overschot aan glucose wordt in eerste instantie opgeslagen in je spier- en levercellen, waar het snel beschikbaar kan worden gemaakt. Heb je dan nog steeds glucose over dan gaat die naar je vetcellen als voorraad voor magere tijden. Magere tijden die in onze samenleving niet veel meer voorkomen.

VELE WEGEN NAAR EEN HOGE BLOEDGLUCOSESPIEGEL

Je glucosespiegel stijgt niet alleen als je zoetigheid hebt gegeten. Het vervelende is dat geraffineerde koolhydraten zoals witte rijst, pasta en brood zich in je lichaam namelijk precies hetzelfde gedragen als suikers. Vandaar dat ze ook wel snelle koolhydraten worden genoemd: ze zijn ontdaan van hun vezels waardoor ze je bloedglucose snel laten stijgen. Hetzelfde doet zetmeel van knollen en aardappels, en ook melk en granen zorgen voor de aanmaak van insuline.
Het is belangrijk om je te realiseren dat er veel manieren zijn waarop je bloedglucosespiegel kan stijgen, maar dat er maar één manier is waarop deze weer op het normale niveau terug komt, namelijk insuline. Insuline is dus een beschermengel waar je behoorlijk zuinig op moet zijn.

TABEL BLOEDGLUCOSESPIEGEL

BLOEDGLUCOSESPIEGEL STIJGT SNEL DOOR	BLOEDGLUCOSESPIEGEL DAALT DOOR
Alle vormen van (verborgen) suikers	Insuline
Een deel van de lightproducten	Insuline
Snelle koolhydraten	Insuline
Melksuikers	Insuline
Zetmeel	Insuline
Koffie	Insuline
Alcohol	Insuline
Granen	Insuline
Chemische stoffen in voeding	Insuline
Stress	Insuline
Te veel eten	Insuline

Zie je hoe vaak insuline in actie moet komen? Wees je hierbij er ook van bewust dat in tachtig procent van alle producten van de supermarkt suiker zit verstopt. Zie je hoe belangrijk het hormoon insuline voor je is?

MET **INSULINE IN JE BLOED** KAN JE LICHAAM **GEEN VET VERBRANDEN**

Ik hoorde ooit in een hotel aan het ontbijt een vrouw tegen haar vriendin zeggen dat ze gestopt was met het eten van suiker. Ondertussen stak ze een croissantje met kaas in haar mond en had ze naast haar bord een glas melk, een glas vruchtensap en een kop zwarte koffie staan. Ik dacht: Oei! Wat goed dat je gestopt bent met suikers maar voor je hormoon insuline maakt het niets uit of je nu dit ontbijt eet of een groot stuk taart. Je insuline draait nu al overuren.
De meeste vrouwen stoppen met het eten van suikers omdat ze willen afvallen. Dat is een goed idee maar niet voldoende helaas. Het vervelende is dat zolang er insuline in je bloed circuleert, je lichaam geen vet kan verbranden. Je lichaam gebruikt dan namelijk de makkelijk beschikbare vorm van glucose die in je bloed circuleert. Je vetcellen zijn dan nog lang niet aan de beurt om te gebruiken als energiebron.

IS HET EEN WONDER DAT HET ZO MOEILIJK IS OM AF TE VALLEN?

Is het je opgevallen hoeveel producten in de linker kolom van de tabel op blz. 71 verslavend zijn? We hebben het onszelf in onze samenleving niet makkelijk gemaakt. We zijn gebouwd op schaarste, maar we leven in luilekkerland met ook nog eens een grote portie stress. Geen wonder dat overgewicht en diabetes een groot probleem geworden zijn. Als jij echter weet hoe het werkt in je lichaam, heb je belangrijke tools in handen om beide te voorkomen en zelfs te genezen.

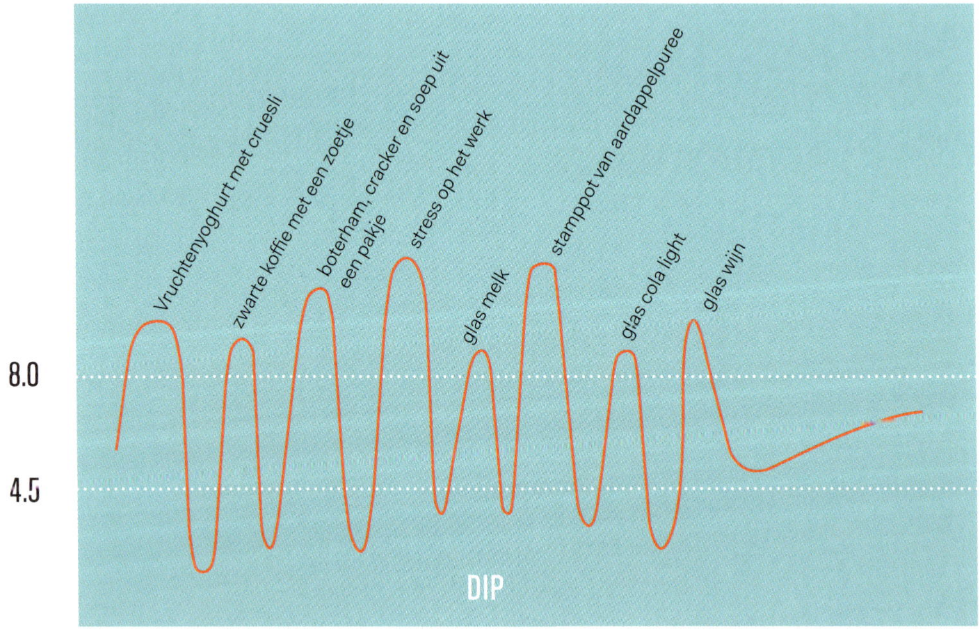

EEN SCHOMMELENDE BLOEDGLUCOSESPIEGEL

VAAK TE HOOG ZORGT UITEINDELIJK VOOR VAAK TE LAAG

Als je lichaam te veel en te vaak insuline moet aanmaken, dan zullen je cellen op een zeker moment 'doof' worden voor de insuline en nemen ze minder glucose op. Ze raken als het ware langzaam versleten door al die keren dat ze zich moeten openen om glucose op te nemen. Doordat je lichaam toch die gevaarlijk hoge bloedglucose naar beneden wil hebben, gaat je alvleesklier extra insuline produceren. Door deze extra dosis insuline kan je bloedglucosespiegel opeens in een dal terechtkomen, omdat je cellen de glucose opeens wel gaan opnemen. Een dip in je bloedglucosespiegel voelt niet fijn: je voelt je slap, misschien bibberig of draaierig, je kunt niet goed meer denken en een stevige hoofdpijn krijgen. Ook kun je opeens een paniekaanval krijgen of je angstig of gestrest voelen.
Heb je vaak een bloedglucosepiek dan is de kans groot dat je regelmatig in een dal terechtkomt. Dit zijn de momenten waarop je lichaam je op pad stuurt om eten te zoeken, want je lichaam wil je beschermen door je energie te geven. Dit ziet er ongeveer zo uit:

»» EEN SCHOMMELENDE BLOEDGLUCOSESPIEGEL IS DOODVERMOEIEND

In Nederland kennen we de lunchdip: na een lunch met enkele boterhammen en een glas melk die je bloedglucosespiegel doen pieken volgt er een dal. Het lijkt na zo'n lunch of alle energie uit je lichaam is verdwenen. Een kop koffie helpt dan tijdelijk, maar vaak komt de dip terug rond vier uur, het tijdstip waarop veel vrouwen het behang van de muur zouden likken als het van suiker zou zijn gemaakt. Kortom: een schommelende bloedglucosespiegel is niet alleen ongezond maar ook doodvermoeiend.

EETBUIEN GAAN NOOIT OVER GEBREK AAN WILSKRACHT

Ken je het fenomeen dat als je de dag begonnen bent met iets zoets, je de hele dag naar eten blijft snakken? Je bent niet de enige. Biologisch gezien bestaat er niet zoiets als wilskracht; eetbuien gaan nooit over gebrek aan wilskracht. Als je bloedglucosespiegel te laag is, stuurt je lichaam je op pad om voedsel te zoeken. Dat is je overlevingsmechanisme dat dan zijn werk doet.

INSULINERESISTENTIE ALS VOORLOPER VAN DIABETES

Als de periode van 'dove cellen' te lang duurt, dan ontstaat het risico dat je op een zeker moment voortdurend te veel insuline in je bloed hebt zitten, zelfs als je bloedglucosespiegel op een normaal niveau zit. Dit noemen we insulineresistentie en het is de voorloper van diabetes als je er niets aan doet. Het is dan vrijwel onmogelijk geworden om af te vallen, wat je ook doet. Dit kan een zeer frustrerende periode zijn, maar gelukkig is het omkeerbaar.

BIJ INSULINERESISTENTIE, WAARDOOR ER CONTINU TE VEEL INSULINE IN JE BLOED CIRCULEERT, IS HET VRIJWEL ONMOGELIJK OM AF TE VALLEN.

››› CHRONISCH BETEKENT 'LANGDURIG', NIET 'VOOR ALTIJD'

Het woord chronisch betekent etymologisch gezien 'langdurig', niet 'voor altijd'. Doordat we bij veel chronische ziektes – waaronder diabetes type 2 – niet de oorzaak aanpakken maar symptomen bestrijden, zijn we langzaam gaan denken dat een chronische ziekte iets is waar je niet meer vanaf kunt komen. Dit is echt niet zo! De meeste chronische ziektes kunnen verdwijnen als je het probleem bij de wortel aanpakt. Als je brandalarm in huis afgaat haal je niet de batterijen uit het apparaat om van de herrie af te zijn: je gaat op zoek naar de brand en gaat blussen.

SYMPTOMEN VAN (AANKOMENDE) INSULINERESISTENTIE

Symptomen van (aankomende) insulineresistentie zijn:

- onbedwingbare behoefte aan zoetigheid of snelle koolhydraten (brood)
- hardnekkig overgewicht zonder dat je te veel eet
- energieschommelingen
- de hele dag door behoefte aan eten
- je niet goed voelen als je een tijdje niet hebt gegeten (hoofdpijn, humeurig)
- je vermoeid voelen na een maaltijd
- een groeiend zwembandje rond je middel dat je niet kwijtraakt door sporten
- onregelmatige menstruatie

DIABETES TYPE 2 KOMT NIET ALLEEN VAN ZOETIGHEID ETEN

Op den duur kan je alvleesklier uitgeput raken van het produceren van al die insuline en het bijltje erbij neergooien. Dit is de diabetes waar vroeger alleen ouderen mee kampten, maar waar tegenwoordig steeds meer jonge mensen, zelfs kinderen, mee te maken krijgen. Te veel en te vaak insuline in actie laten komen is de belangrijkste oorzaak hiervan en je hebt al gezien dat dit niet alleen hoeft te komen van te veel zoetigheid eten.

DIABETES DOOR CHEMISCHE STOFFEN?

Er komt steeds meer wetenschappelijk bewijs dat er een verband is tussen blootgesteld staan aan chemische stoffen en de ontwikkeling van diabetes. Een onderzoek in 2006 bestudeerde de relatie tussen de hoeveelheid POP's in de lichamen van volwassen Amerikanen en diabetes. POP's (persistente organische verontreinigende stoffen) zijn toxische stoffen die niet kunnen worden afgebroken; als het lichaam ze niet goed kan afvoeren worden ze opgeslagen in de vetcellen. De uitkomst was alarmerend: hoe hoger het gehalte aan deze stoffen in het lichaam, hoe groter de kans op diabetes (2.6). Degenen die het meest aan POP's waren blootgesteld hadden bijna veertig keer zo vaak diabetes. Sindsdien zijn er veel vervolgstudies gedaan waarbij het verband tussen bepaalde POP's en diabetes ondubbelzinnig werd vastgesteld (2.7).
Ben je insulineresistent of heb je diabetes en wil je hiervan afkomen, dan is het dus zaak om ook goed te kijken naar chemische stoffen in je omgeving en ze te vervangen door minder schadelijke stoffen.

TE VEEL INSULINE VEROORZAAKT **EEN HORMONALE CHAOS**

Veel insuline in je bloed betekent hormonale chaos, omdat hierdoor veel andere hormonen hun werk niet goed kunnen doen. Alles in je lichaam wordt verstoord door te veel en te lang insuline in je bloed.

Heb je weleens gemerkt dat je slecht slaapt als je 's avonds laat zoetigheid of een restje pasta hebt gegeten? Insuline verstoort de aanmaak van het slaaphormoon melatonine, waardoor je slecht in slaap zult vallen. Ook verstoort het de aanmaak van het hormoon DHEA en het groeihormoon, twee hormonen die je nodig hebt voor vitaliteit op hoge leeftijd. Maar het belangrijkste probleem is dat het zorgt voor chronische ontstekingen in je lichaam die uiteindelijk kunnen leiden tot een heel scala aan chronische ziektes.

CONCLUSIE: HOUD JE BLOEDGLUCOSESPIEGEL ZO STABIEL MOGELIJK

Het stabiel houden van je bloedglucosespiegel is van groot belang voor je vitaliteit en gezondheid. Door op een andere manier te eten én te zorgen voor minder stress en meer beweging kun je ervoor zorgen dat je bloedglucosespiegel stabieler blijft. Dat zou er ongeveer als volgt uit kunnen zien:

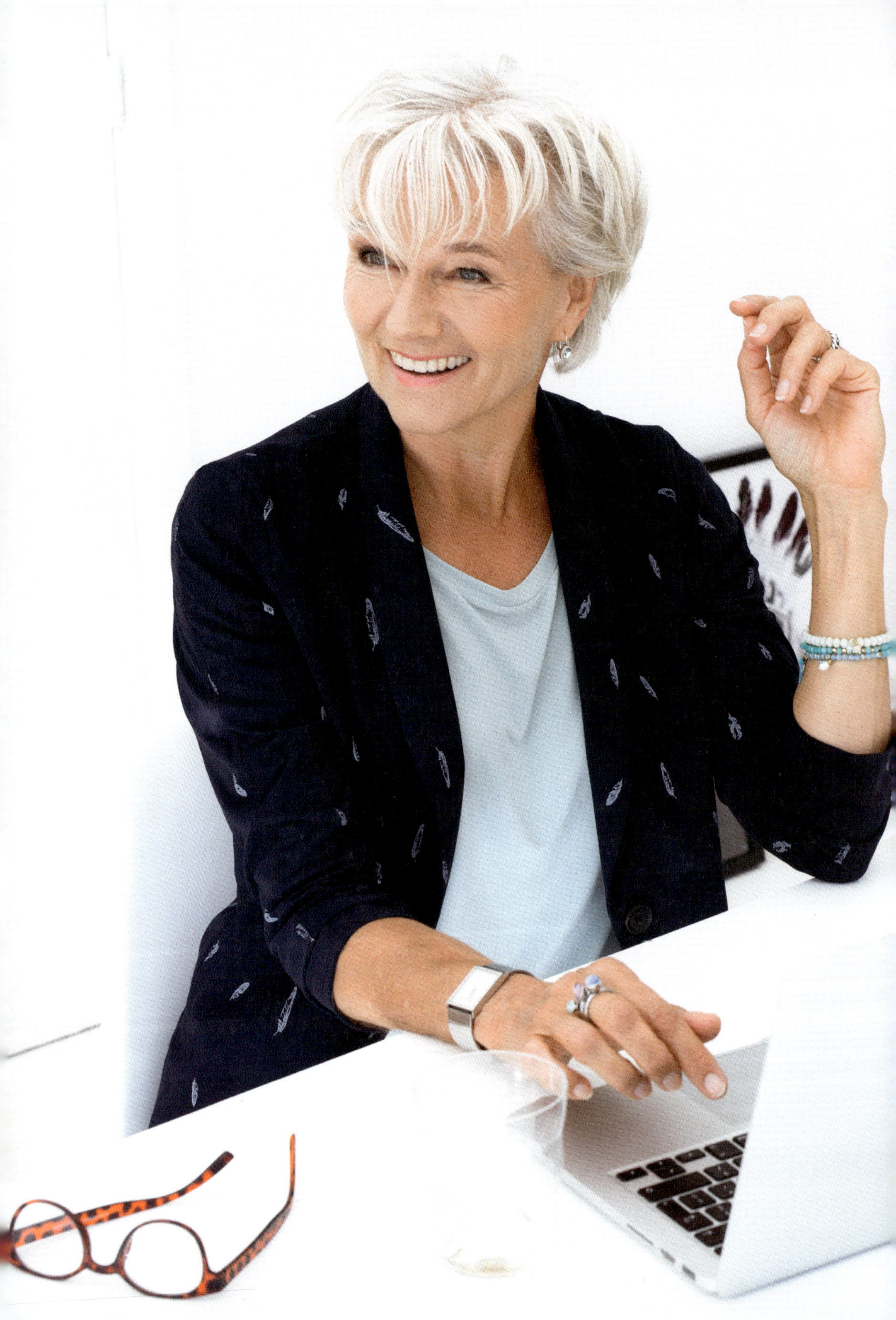

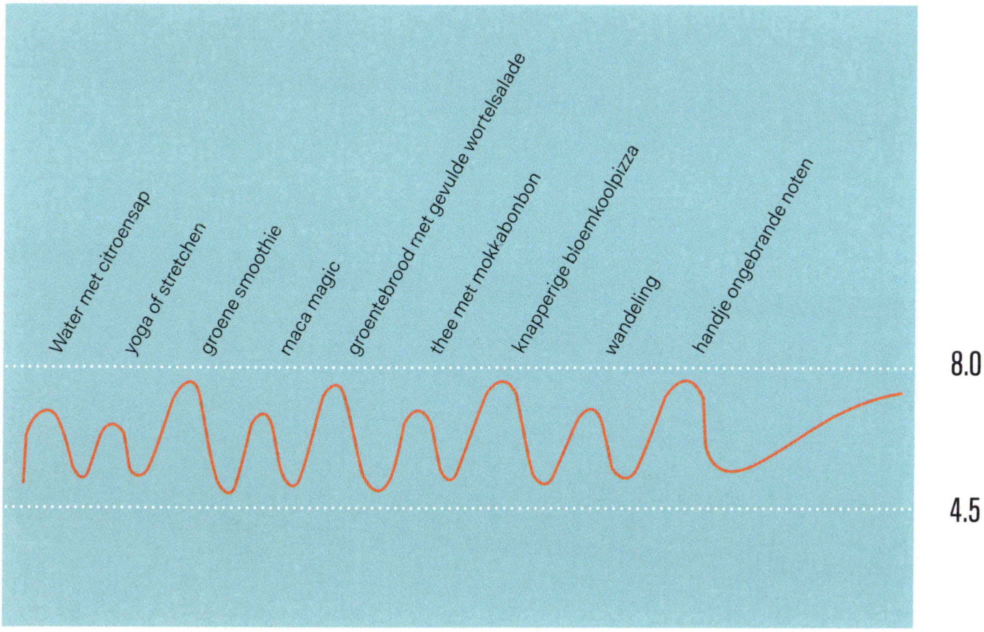

EEN STABIELE BLOEDGLUCOSESPIEGEL

Deze tabel is een voorbeeld van hoe je je bloedglucosespiegel in balans houdt.
Er zijn natuurlijk veel manieren om dit te doen. De richtlijnen van het VoedingsKompas zullen je hierbij verder helpen.

»» MEET JE EIGEN GLUCOSESPIEGEL

Ben je benieuwd hoe jouw glucosespiegel er gedurende de dag uitziet? Je kunt dit zelf eenvoudig meten met behulp van een glucosemeter die je online kunt bestellen. Meet op verschillende tijdstippen gedurende de dag. Begin 's morgens voordat je iets eet en vervolgens voor een maaltijd en 1 tot 2 uur na een maaltijd. Inzicht in je bloedsuikerspiegel geeft je belangrijke informatie over je gezondheid. Zit je steeds tussen de 4.5 en 8: gefeliciteerd! Heb je grotere pieken en dalen kijk dan bij de tips rondom insuline.

HOE EN WAAR IN JE LICHAAM WORDT WERKELIJK **ENERGIE GEMAAKT**?

Ik kan me voorstellen dat er momenten zijn dat je graag snel energie wilt. Bij een belangrijke vergadering of een hele dag je kleinkinderen over de vloer is de verleiding groot om snel te grijpen naar koffie, een energiedrankje of zoetigheid. Toch is het verhogen van je bloedglucose niet de juiste manier om je lichaam van goede energie te voorzien. Want niet alleen jij hebt energie nodig, je lichaam zelf ook voor al het werk dat het voor je doet. Waar in je lichaam wordt eigenlijk energie aangemaakt?

HONDERDEN ENERGIEFABRIEKJES IN JE CELLEN

Energie wordt gemaakt in de energiefabriekjes in al je cellen, mitochondriën genoemd. Iedere cel van de miljarden cellen in je lichaam bevat veel of weinig van deze energiefabriekjes. Spiercellen hebben er veel, hersencellen en oogcellen ook, maar buikvetcellen nauwelijks. In iedere spiercel van topsporters zitten er soms wel duizend! Onthoud dat hoe meer energiefabriekjes je hebt, des te meer energie je ervaart. Geen wonder dus dat topsporters met veel spieren vaak veel energie hebben en mensen met veel overgewicht aanzienlijk minder; zij hebben veel cellen zonder energiefabriekjes.

»» WIL JE MEER ENERGIE? ZORG VOOR MEER SPIEREN!

Trainen en het opbouwen van spiermassa is een heel goede manier om meer energie te krijgen. Ik spreek uit eigen ervaring: drie maanden nadat ik was begonnen met krachttraining kon ik goed voelen dat ik overdag veel meer energie had. Dat stimuleert absoluut om ermee door te gaan kan ik je zeggen.

Wat je mitochondriën nodig hebben om je continu van energie te voorzien zijn de verteerde en bruikbare resten van de voeding die jij eet. Alle voeding die je eet wordt in je darmen afgebroken en gesplitst in bruikbare en onbruikbare deeltjes. De onbruikbare deeltjes voert je lichaam af, de bruikbare deeltjes worden via je bloed naar je lever getransporteerd en van daaruit naar al die triljoenen energiefabriekjes.
De bruikbare delen van je verteerde voeding zijn dus je werkelijke energiegevers. Je lichaam moet hiermee alle functies uitoefenen; oude cellen opruimen, nieuwe gezonde cellen aanmaken, je hartslag, bloedsomloop, ademhaling, spijsvertering, bloeddruk op peil houden, je hormoonbalans regelen en dan ook nog ervoor zorgen dat jij je kunt concentreren tijdens die vergadering en opgewekt kunt blijven al breken je kleinkinderen de huiskamer af.

GEZONDE VOEDING MET AL HAAR VITAMINES, MINERALEN, SPORENELEMENTEN EN AL DIE ANDERE ONZICHTBARE EN NOG ONBEKENDE STOFFEN: DÁT ZIJN JE WERKELIJKE ENERGIEGEVERS!

De boost aan energie die je krijgt van een stuk taart, een punt pizza, een kop sterke koffie of een zak drop is maar kortdurend. Wat je lichaam werkelijk nodig heeft voor een continu hoog energieniveau zijn de voedingsstoffen die je alleen kunt vinden in echte voeding.

»» DE SLIMME OMWEG OM GLUCOSE UIT JE BLOED TE HALEN ZONDER INSULINE

Heb je te veel zoetigheid gegeten of stress gehad? Zet je lichaam dan in beweging! Loop tien trappen op en af, fiets een rondje, zeem een groot raam of spring touwtje. Laat je spieren werken! Door je spieren te gebruiken verbruik je de extra glucose en verminder je de glucosepiek. Bovendien kan tijdens beweging glucose gelijk je spiercellen in zonder tussenkomst van insuline, zelfs tot twee uur na het bewegen. Bewegen is je belangrijkste hulpmiddel tegen insulineresistentie.

De richtlijnen van het VoedingsKompas zullen verder zorgen voor een stabiele bloedsuiker zonder dat je gelijk alle zoetigheid of je dagelijks kopje koffie uit je menu hoeft te schrappen.

TIPS BIJ TE VEEL INSULINE OF INSULINERESISTENTIE

››› EET VIJF ONS GROENTEN PER DAG. Het beste wat je je lichaam kunt geven als tegenhanger van je suikerdips is alles waar het werkelijk energie van kan maken. Begin met het eten van volop groenten in alle kleuren van de regenboog. Gefermenteerde groenten zijn top, want ze helpen tevens je darmflora die te lijden heeft gehad onder veel zoetigheid, weer opbouwen. Door groenten te mengen met zout en te bewaren in een afgesloten pot ontstaat er een gistingsproces met bacteriën die heel gezond zijn voor je darmen; denk aan zuurkool.

››› EET HENNEPZAAD, QUINOA EN BIOLOGISCHE EIEREN. Een suikerverslaving ga je het beste te lijf met goede, plantaardig eiwitten, die de bouwstenen vormen voor dopamine en serotonine. Je lichaam gaat dan deze neurotransmitters die je een goed gevoel geven weer zelf aanmaken, ook zonder suikers.

››› GEBRUIK VISOLIE, KRILLOLIE OF ALGENOLIE. Deze omega 3-vetzuren maken je cellen gevoeliger voor insuline.

››› BOUW ZOETIGHEID EN SNELLE KOOLHYDRATEN AF EN VOEG KANEEL TOE. Hoe moeilijk dit ook is, probeer uit de ban van zoetigheid te komen. Bouw het stapje voor stapje af. Voeg kaneel toe waar het kan, want kaneel helpt om je bloedsuikerspiegel stabieler te houden. Vervang suikers niet door lightproducten, daarmee kom je van de regen in de drup. Lees hierover ook hoofdstuk 9.

››› DRINK EN EET ZO MIN MOGELIJK UIT BLIK OF KARTONNEN VERPAKKING. Er kunnen veel vervuilende stoffen in je voeding zitten. Begin met het schrappen van zo veel mogelijk voeding uit blik of karton met een plastic binnenkant om de hormoonverstoorder BPA (Bisphenol A) te vermijden. Glas is een prima verpakkingsmateriaal.

››› GA BEWEGEN, BIJ VOORKEUR 'S MORGENS VOOR HET ONTBIJT. Als er iets is dat je stofwisseling verhoogt en helpt om je bloedglucosespiegel in balans te brengen dan is het dit: 's morgens nuchter bewegen. Voor je ontbijt dus. Je stofwisseling zal hierdoor enkele uren hoog blijven. Heel goed dus ook om af te vallen. Twee minuutjes stevig doorlopen waardoor je gaat zweten afwisselen met drie minuten rustiger lopen is een prima begin!

OM TE ONTHOUDEN

>>> Er zijn veel oorzaken waardoor je bloedglucosespiegel kan stijgen. Insuline is het enige hormoon dat dit naar beneden kan halen en moet dus vaak worden ingezet.

>>> Het te vaak moeten inzetten van insuline kan leiden tot insulineresistentie en op den duur tot diabetes type 2.

>>> Met insuline in je bloed kan je lichaam geen vet verbranden; daarom wordt insuline ook wel het vetopslaghormoon genoemd.

>>> Je bloedglucosespiegel stabiel houden is een zeer belangrijke strategie voor een gezonde hormoonbalans. Met je voeding heb je hier een grote invloed op.

>>> Bewegen is je belangrijkste hulpmiddel bij het in balans houden van je bloedsuikerspiegel en het voorkomen van insulineresistentie.

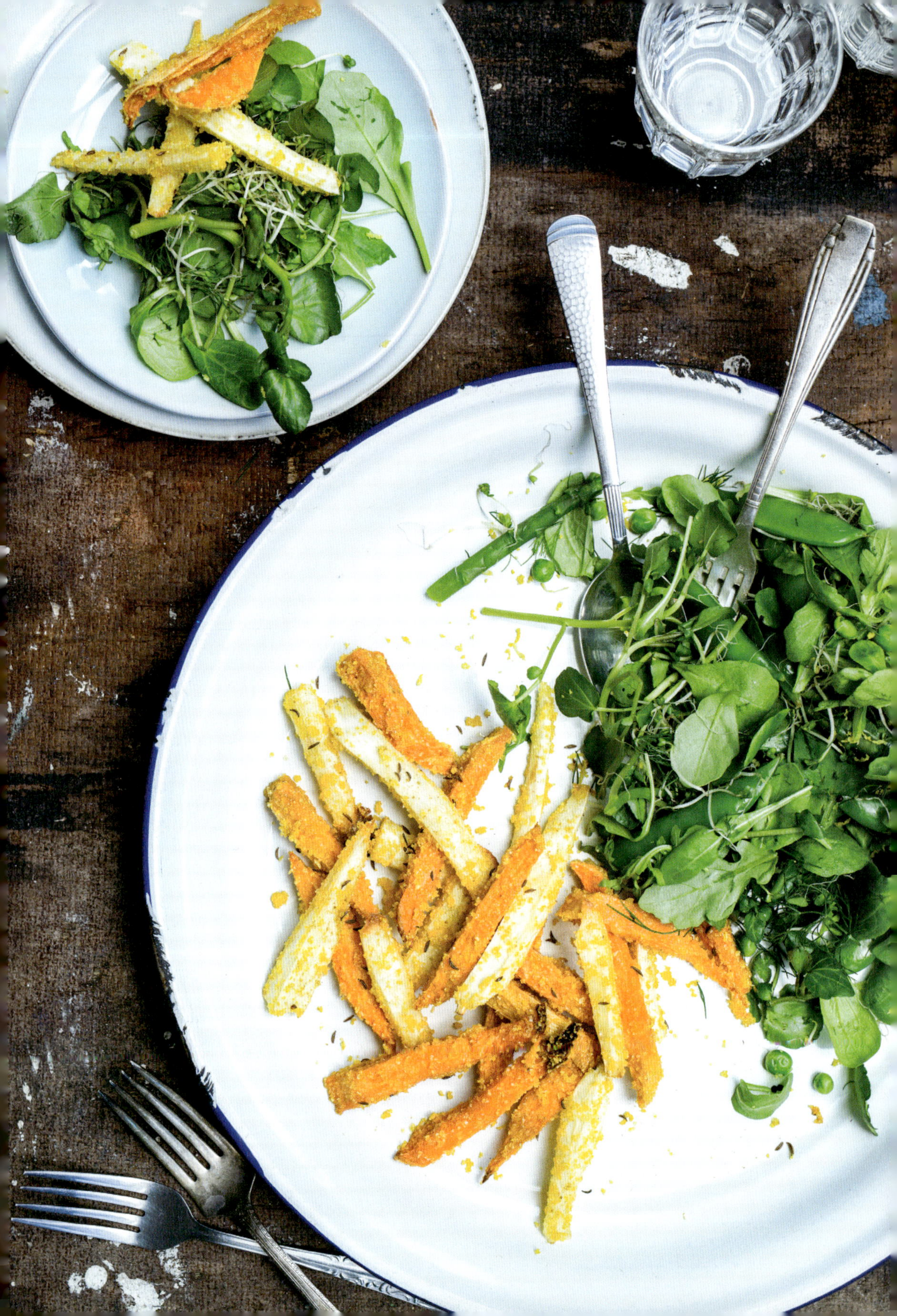

KNAPPERIGE ZOETEAARDAPPEL- EN PASTINAAKFRIETJES

RECEPT

Je hoeft niet alle zoetigheid te schrappen als je gaat letten op je bloedsuikerspiegel. Zoete aardappel is absoluut zoet, maar geeft je bloedsuikerspiegel geen overdreven piek en je voedt er ook nog eens je gezonde darmflora mee. Eet hem samen met een variatie aan groenten.

Op deze eenvoudige manier kun je veel groenten roosteren. Denk aan pompoen, knolselderij, bietjes, bloemkool, uien, radijsjes, aardpeer en wortels. Het is echt zó simpel. Ontdek het gemak van het roosteren van groenten in je oven en je leven zal nooit meer hetzelfde zijn! Rooster verschillende groenten in je oven, serveer hierbij een rijke, groene salade inclusief wat peulvruchten en een lekkere dressing en je hebt een complete maaltijd.

VARIEER VOORAL OOK MET KRUIDEN. VOOR EEN KNAPPERIG EFFECT BESTROOI IK DE GROENTEN SOMS MET MAISMEEL (POLENTA).

DIT HEB JE NODIG

- 1 grote zoete aardappel
- 1 grote pastinaak
- 1 eetlepel kokosolie
- 1 theelepel kaneel
- 2 theelepels komijnzaad
- 1 theelepel komijnzaadpoeder
- 1 eetlepel maismeel (optioneel)
- een draai Keltisch zeezout

ZO MAAK JE HET

Verwarm de oven voor op 180 graden. Bekleed een bakplaat met bakpapier; laat deze buiten de oven staan. Schil de zoete aardappel en pastinaak en snijd ze in frieten. Doe ze in een ruime kom en voeg de overige ingrediënten toe. Hussel alles goed door elkaar. Spreid ze uit over de bakplaat, schuif die in de oven en bak de groenten in ongeveer twintig minuten gaar.

3. CORTISOL: EEN TREIN DIE OP HOL KAN SLAAN

Nu komen we bij het woeste alfamannetje als het gaat om je hormonen: het stresshormoon cortisol. Cortisol is het hormoon dat voornamelijk wordt aangemaakt door je bijnieren als je lichaam in actie moet komen. Ook je darmen en hersenen kunnen kleine hoeveelheden cortisol aanmaken. Cortisol is het hormoon dat je 's morgens wakker maakt en je dag- en nachtritme bepaalt; je hebt dus iedere dag cortisol nodig om goed te functioneren. Ben je in gevaar dan maakt je lichaam extra adrenaline en cortisol aan. Dit zijn geweldige partners als je werkelijk in nood zit. Cortisol helpt je ook als je een examen moet doen of een lezing moet geven voor een groot publiek. Dagelijks een normale portie cortisol is prima, lange tijd een overdosis hiervan sloopt je lichaam.

GEZONDHEID EN STRESS GAAN NOOIT SAMEN

Stress is waarschijnlijk de grootste verstoorder van je vrouwelijke hormoonbalans en daarmee van je gezondheid. Gezond en langdurig gestrest zijn als vrouw gaan nooit samen. Cortisol kan een op hol geslagen trein worden. Te veel cortisol is de start van een hele waterval aan andere problemen. Er wordt wel gezegd dat 95 procent van alle klachten en ziektes beginnen met of worden verergerd door een teveel aan stress. De lijst symptomen die horen bij een te hoog cortisolniveau is eindeloos. Zoals je hebt gezien is stress ook een belangrijke verstoorder van je bloedglucosespiegel.

GEEN ENKEL GEZOND VOEDINGSPATROON KAN HET WINNEN VAN LANGDURIGE STRESS.

Er zijn verhalen van moeders die in een stresssituatie een auto bleken te kunnen optillen omdat hun kind eronder lag. Zo krachtig zijn die stresshormonen! Maar je betaalt er een prijs voor, want als je lichaam het gedurende een te lange periode overmatig moet aanmaken, wordt je hormoonbalans er enorm door verstoord.

DE RELATIE TUSSEN LANGDURIGE STRESS EN JE SCHILDKLIER

Cortisol wordt aangemaakt in je bijnieren. Als je bijnieren gedurende een lange periode voortdurend heel veel cortisol moeten aanmaken, dan kunnen ze op een gegeven moment uitgeput raken. Om je bijnieren te beschermen kan je schildklier besluiten om je stofwisseling te vertragen zodat je het wat rustiger aan gaat doen. Als je de symptomen van een traag werkende schildklier bestrijdt met medicijnen, wordt de oorzaak niet aangepakt. Veel vrouwen hebben dan ook geen baat bij deze medicijnen. Je bijnieren rust geven is een beter advies.

CORTISOL BEROOFT JE VAN JE DOPAMINE EN SEROTONINE

Na een lange periode van stress kan er een situatie ontstaan waarin je op één dag zowel te veel als te weinig cortisol kunt hebben. Je voelt je misschien 's morgens opgejaagd (te veel cortisol) en 's middags uitgeput (te weinig cortisol) of net andersom. Een beetje stress is prima maar als je je stress niet onder de duim houdt, gaat hij er met je vandoor. Stress berooft je namelijk ook van je serotonine en dopamine, twee neurotransmitters die je een goed gevoel geven.

ALS JE GEEN ECHTE VREUGDE OF BLIJHEID MEER VOELT EN HET LEVEN ALLEMAAL EEN BEETJE 'MWAH' WORDT, PAS DAN OP: DAN HEB JE EEN TE LANGE PERIODE VAN STRESS ACHTER DE RUG.

STRESS HEEFT VEEL VERBORGEN GEZICHTEN

Waarschijnlijk weet je wel of je te veel stress hebt, hoewel veel vrouwen dit makkelijk wegwuiven. Ik heb een klant gehad die me vertelde dat ze niet echt stress had. Bij doorvragen bleek ze een halfjaar daarvoor van een paard gevallen te zijn en twee weken in het ziekenhuis te hebben gelegen. Ze had nog steeds dagelijks pijn. Haar dochter had anorexia en haar man dreigde zijn baan te verliezen. Zelf werkte ze meer dan veertig uur per week. Maar stress? Nee, dat had ze niet... Vaak zijn vrouwen zo gewend aan jarenlang hoge niveaus van stress dat ze oprecht niet meer weten hoe het voelt om werkelijk ontspannen te zijn.

Ben jij ergens tussen de veertig en zestig? Dan behoor je tot de eerste generatie vrouwen die zowel volop werken als volop een huishouden runnen in een wereld die steeds stressvoller wordt. De veranderingen om ons heen gaan razendsnel. Niets lijkt meer zeker en veel mensen ervaren deze wereld als onveilig. Een onveilig gevoel geeft stress.

STRESS KAN OVERAL VERSTOPT ZITTEN

We zijn vaak zo gewend geraakt aan hoge niveaus van stress dat we niet eens meer voelen dat we gestrest zijn. Stress is niet alleen een te hoge werkdruk of financiële zorgen. Voor je lichaam kan stress zich overal in verstoppen: slechte voeding, een verstoord dag-en-nachtritme door nachtdiensten, tandartsbezoek, chemische stoffen, dagelijkse files, medicijngebruik, te veel sporten, te weinig sporten, angsten, verdriet, je machteloos voelen in een relatie, ja, zelfs verliefd zijn kan je een flink portie stress geven. Bij langdurige stress wordt op den duur alles stressvol, ook kleine dingen.

Ieder lichaam reageert zo op zijn eigen manier op stress. Veel voorkomende symptomen bij te veel stress zijn:

- **slaapproblemen**
- **je opgejaagd voelen**
- **snel geïrriteerd zijn**
- **moeite met focussen**
- **moeite met afvallen**
- **overeten**
- **maaltijden overslaan**
- **vaak behoefte aan zoetigheid, koffie, alcohol of energiedrankjes**

»» VROUWEN ETEN VAAK TE VEEL ALS REACTIE OP STRESS

Uit onderzoek blijkt dat vrouwen vaker dan mannen te veel gaan eten als reactie op stress en daarbij minder gezonde keuzes maken (2.8). Dat is logisch, je snakt naar iets dat je tijdelijk even wat energie plus een goed gevoel geeft. Verslavende voedingsmiddelen zoals zoetigheid, junkfood en koffie doen dit. Helaas zijn dit nou net de voedingsmiddelen waar je lichaam niet echt blij van wordt.

DIK WORDEN VAN STRESS: ZO WERKT HET

Cortisol zorgt net als suiker voor snelle energie. Net als bij suiker wordt er glucose beschikbaar gemaakt, alleen nu door je bijnieren. In het geval van acute stress worden ook de reservedepots glucose in je spieren en lever aangesproken. Hierdoor stijgt je bloedglucosespiegel. Deze glucose wordt door insuline naar je cellen gebracht. Cortisol zorgt ervoor dat je energie hebt om snel in actie te komen. Als je fysiek niet in actie komt door heel hard te gaan rennen of voor je leven te vechten, dan wordt deze boost van glucose niet gebruikt en dus opgeslagen in je vetcellen. Daarom kun je dik worden van veel stress.

Net als je bloedsuikerspiegel zou ook je cortisolspiegel vrij stabiel moeten blijven en niet te veel schommelen. Cortisol laat niet alleen je bloedglucosespiegel stijgen, maar ook je bloeddruk. Net als suiker ligt dit ten grondslag aan chronische ontstekingen in je lichaam.

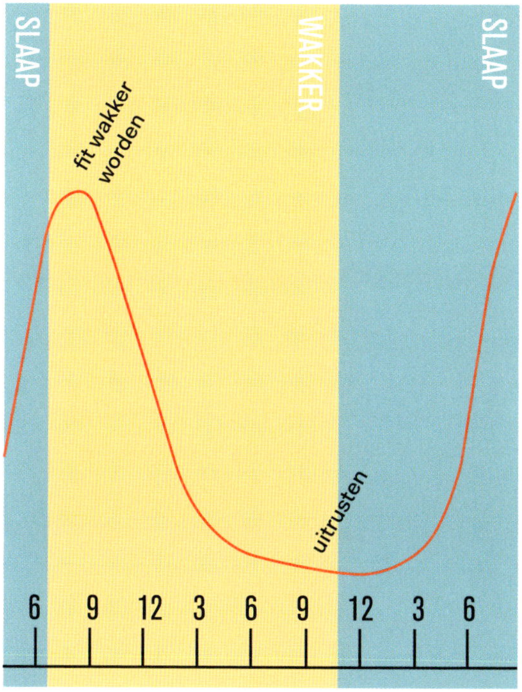

EEN GEZONDE CORTISOLSPIEGEL

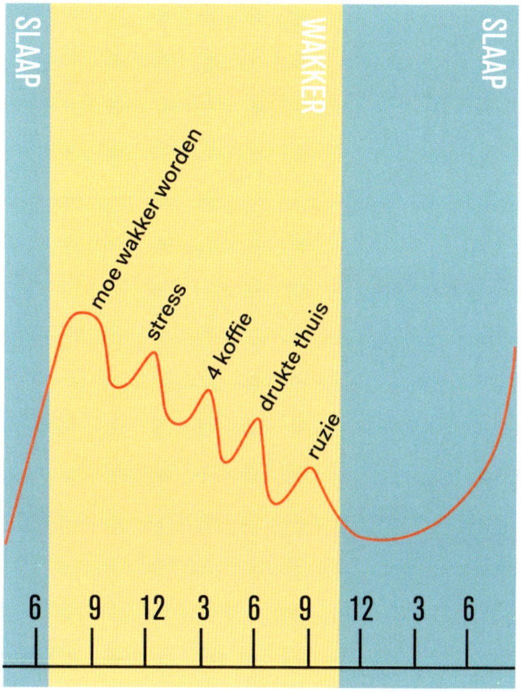

EEN ONGEZONDE CORTISOLSPIEGEL

Normaal gesproken piekt cortisol een uur na het wakker worden en neemt in de loop van de dag af. Uit onderzoek blijkt dat veel vrouwen rond vijf uur een piek aan cortisol laten zien. Dat is het moment dat ze vermoeid van hun werk thuiskomen, hun kinderen en/of partner om aandacht vragen en ze aan de slag moeten in de keuken om eten te maken. Het zou goed zijn om dan een halfuurtje ontspanning in te bouwen.

»» HOE MAAK JE VAN JE MIDDEL EEN MAGNEET VOOR VET?

Bij vrouwen van veertig plus is dit het ultieme recept om je zwembandje te laten groeien: eet en drink veel zoetigheid, bewerkte voeding, koffie en/of alcohol én heb veel stress. Je middel wordt dan een magneet voor vet! Zorg dus dat insuline en cortisol geen overuren hoeven te draaien. Overigens gaat ook dit weer niet voor iedereen op: er zijn ook vrouwen die juist afvallen bij te veel stress. Ieder lichaam heeft zo zijn eigen overlevingsstrategie.

HET HORMOON DAT HELPT OM STRESS TE VERLAGEN: **OXYTOCINE**

Stress verminderen is dus belangrijk voor je gezondheid en vitaliteit op de langere termijn. Dit is makkelijker gezegd dan gedaan. Het lastige is dat je niet met je gezonde verstand tegen jezelf kunt zeggen dat je je niet zo druk moet maken over dat komende examen of je kind dat in de problemen zit. Zo simpel werkt het niet. Cortisol wordt bestuurd door je zogenaamde reptielenbrein, waar je zelf niet zoveel over te zeggen hebt. Het is je overlevingsmechanisme; je brein dat in actie komt bij gevaar. In geval van acute nood werken je hersenen, je mensenbrein, namelijk veel te traag.

Gelukkig is er een hormoon dat je stress kan verlagen en dat je zelf kunt stimuleren: oxytocine. Oxytocine is het hormoon dat je lichaam maakt als je borstvoeding geeft, maar ook als je vrijt en knuffelt. Heb je veel stress, zorg dan dat je iets of iemand hebt om mee te knuffelen of om voor te zorgen.

VERLAAG JE STRESSNIVEAU DOOR TE KLETSEN

Er is nog een manier en dat is praten. Je kunt als vrouw je stressniveau aanzienlijk laten dalen door stress van je af te kletsen. Uit onderzoek blijkt dat vrouwen hierdoor aanzienlijk hogere niveaus van oxytocine aanmaken dan mannen (2.9). Geen wonder dus dat vrouwen meer behoefte hebben aan kletsen dan mannen! Werk dus samen met je hormonen en zorg voor een groepje vriendinnen om je heen die je helpen om je stress te verminderen alleen al door naar je te luisteren.

Ik wist dit niet maar het is al tientallen jaren mijn strategie om stress van me af te praten door een vriendin te bellen en even lekker te klagen en te mopperen. Ik voel me daarna altijd rustiger en opgelucht. Nu snap ik waarom. Oxytocine!

WAT HELPT JOU OM TE ONTSPANNEN?

Alles wat je plezier en ontspanning geeft kan helpen je stressniveau te verlagen: mediteren, wandelen in de natuur, yoga, zwemmen, tuinieren, beeldhouwen, gemasseerd worden, kleuren voor volwassenen... het maakt niet uit. Zorg dat je iets hebt in je leven wat

(Lees verder op pagina 91)

»» PLAN EEN KWARTIER PER WEEK OM JE ZORGEN TE MAKEN

Zelf kreeg ik van een stresscoach een gouden tip die ik nog regelmatig gebruik. Ik maakte me toentertijd zorgen over mijn financiële situatie, omdat ik overwoog mijn baan op te zeggen en een eigen bedrijf te beginnen. Continu hoorde ik dat stemmetje 'Ja, maar...' zeggen in mijn hoofd. Mijn coach adviseerde me om een kwartier per week te reserveren voor dit stemmetje en het de rest van de week te negeren. Op vrijdag tussen kwart voor vijf en vijf ging ik er echt voor zitten om dit stemmetje alle ruimte te geven en luisterde ik braaf naar alle bezwaren die er waren tegen het opgeven van mijn baan. Als dit stemmetje zich in de rest van de week liet horen, zei ik: 'Nee, vrijdag om kwart voor vijf mag jij pas weer' en negeerde ik het verder. Het was een kwestie van trainen maar hierdoor heb ik geleerd me niet meer te laten meeslepen door angstige gedachten die me klein houden.

STRESS EN SUIKER LIJKEN IN JE LICHAAM VEEL OP ELKAAR.

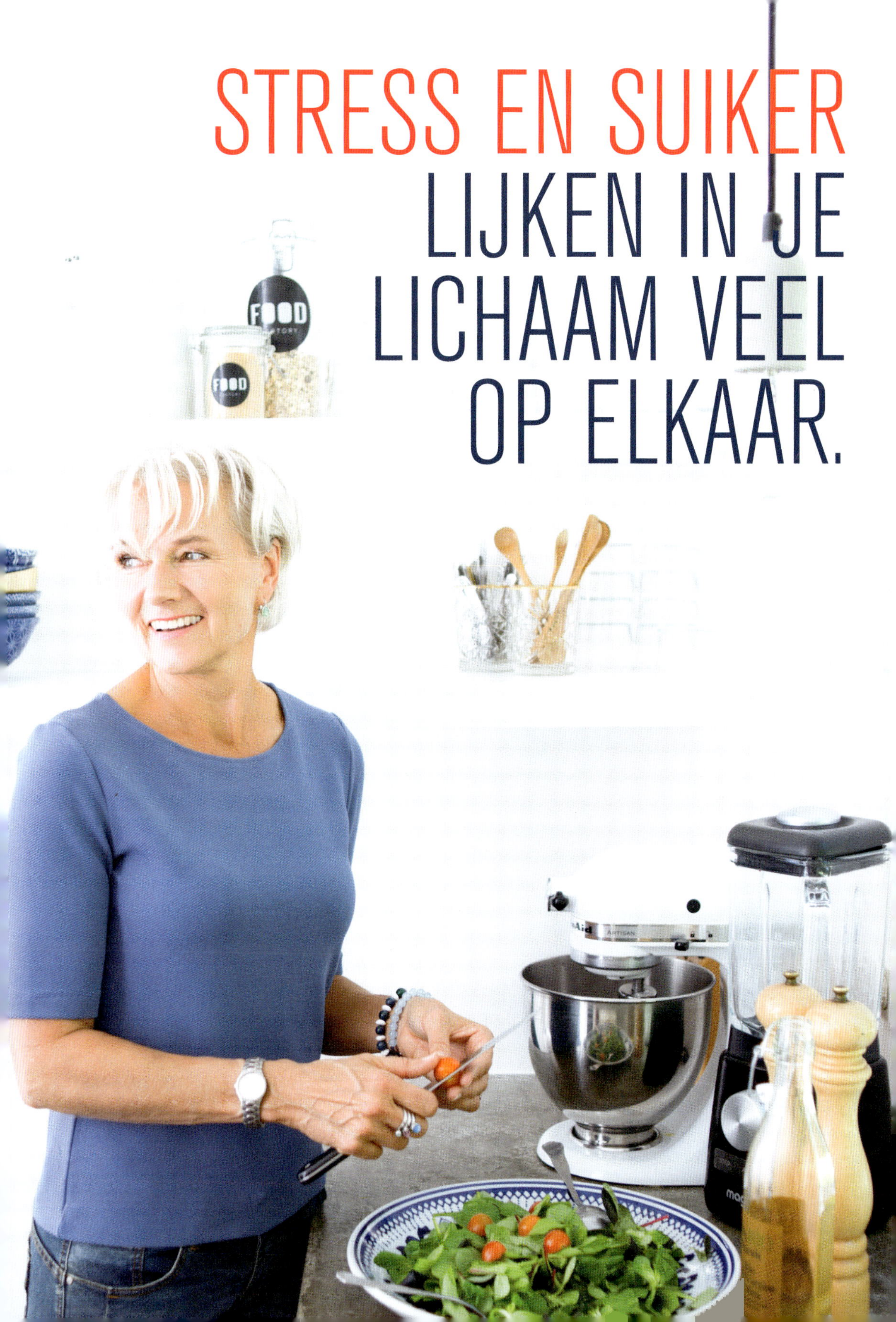

TIPS BIJ EEN SCHOMMELEND CORTISOLNIVEAU

››› ZORG ZO VEEL MOGELIJK VOOR EEN STABIELE BLOEDGLUCOSESPIEGEL. Cortisol laat je bloedglucosespiegel stijgen. Soms kun je hier (tijdelijk) even niets aan doen. Zorg er met je voeding dan in ieder geval voor dat deze zo stabiel mogelijk blijft.

››› VERHOOG JE VITAMINE C-INNAME. Ondersteun je bijnieren met vitamine C. Eet dus veel verse groenten en fruit. Je kunt je inname verhogen met superfoods als camu camu en acerola bes. Deze zijn in poedervorm te krijgen en kun je toevoegen aan een smoothie.

››› VERHOOG JE INNAME VAN OMEGA 3-VETZUREN. Uit onderzoek blijkt dat omega 3-vetzuren helpen om een te hoog cortisolniveau te verlagen. Denk hierbij aan lijnzaad en walnoten. Een flinke boost krijg je ook door visolie, krillolie of algenolie. Lees ook hoofdstuk 7.

››› DOE HEEL RUSTIG AAN MET KOFFIE, CHOCOLA, ENERGIEDRANKJES EN ALCOHOL. Deze verhogen je cortisolniveau nog eens extra. Vervang ze zo veel mogelijk door groene thee, witte thee of kruidenthee, plantaardige melk of heet water met gember.

››› RHODIOLA IS EEN KRUID DAT JE KAN HELPEN JE CORTISOL TE VERLAGEN. Ook valeriaan of salie (Salvia Officinalis) helpen je te ontspannen.

››› ZORG VOOR VOLDOENDE OXYTOCINE. Geef jezelf een overdosis knuffelen, vrijen en kletsen.

››› GEBRUIK JE ADEMHALING. Je ademhaling is een prachtige manier om invloed uit te oefenen op je gestreste zenuwstelsel. Als je korter inademt dan dat je uitademt breng je je zenuwstelsel tot rust. Adem rustig naar je buik toe twee tellen in, twee tellen uit en twee tellen rust. Doe dit een paar minuten. Leg je handen op je buik zodat je die voelt rijzen en dalen. Dit kun je zelfs op je werk op de wc doen!

››› NEEM 'S AVONDS EEN BAD MET MAGNESIUMVLOKKEN. Stress verbruikt veel magnesium. Gebruik een supplement of neem regelmatig een warm bad met magnesiumvlokken (Epsomzout). Voeg er een rustgevend luchtje zoals lavendel aan toe. Magnesium helpt je tevens om te ontspannen. Duik hierna gelijk je bed in en je slaapt als een roos.

jou ontspanning en plezier geeft en schep het royaal op je bord!
Je rijdt de tank van je auto ook niet tot de laatste druppel leeg; je tankt bij terwijl je er nog best een eind mee kunt rijden. Zorg dat je zelf ook bijtijds bijtankt.
Zoek hulp in de vorm van een stresscoach als je er niet in slaagt om in je eentje de nodige stappen te zetten. Veel stress ontstaat vaak alleen maar door allerlei gedachten in je hoofd. Als je leert om ze te zien als enkel gedachten en je hier minder druk over te maken, heb je al veel gewonnen.

UITGEPUTTE BIJNIEREN: ALS DE TREIN UITEINDELIJK TOT STILSTAND KOMT

Als je langdurig veel stress hebt, kan het gebeuren dat je uiteindelijk uitgeput raakt. Door jarenlange overbelasting kunnen je bijnieren er vroeg of laat mee stoppen. Als je bijnieren uitgeput raken, maken ze nog maar heel weinig cortisol aan. Dit noemen we een burn-out en je kunt je dan letterlijk fysiek, mentaal en emotioneel opgebrand voelen. Ik spreek uit ervaring. Het lijkt alsof je uitgeputte lichaam het stuur van je leven heeft overgenomen en alleen nog maar in de parkeerstand wil blijven staan. Met wilskracht bereik je niets en ook je hersenen kunnen compleet de weg kwijt zijn.

OVERGANGSKLACHTEN DOOR UITGEPUTTE BIJNIEREN?

Veel vrouwen komen in de overgang met in zekere mate uitgeputte bijnieren. Dit zou kunnen verklaren dat veel vrouwen tegenwoordig heftige overgangsklachten ervaren. Helaas worden uitgeputte bijnieren door het merendeel van de artsen niet erkend. Let dus zelf goed op de hoeveelheid stress in je leven. Je bijnieren zijn niet alleen een belangrijke sleutel voor je hormoonbalans, maar ook voor de hoeveelheid vreugde en plezier in je leven. Wil je inzicht in jouw cortisolniveau? Er zijn vele complementair werkende therapeuten en artsen bij wie je een cortisolspeekseltest kunt laten doen. Voor een overzicht van goede beroepsverenigingen via welke je deze kunt vinden, zie bijlage 2.
Een bijnieruitputting is meestal het gevolg van jarenlang wel voor anderen zorgen, maar niet of te weinig voor jezelf. Herstel vraagt om een veelzijdige benadering, zowel fysiek als mentaal en emotioneel.

Als het gaat om voeding is het VoedingsKompas naar mijn eigen ervaring de snelste weg naar herstel. Met het VoedingsKompas geef je enerzijds je lichaam de voedingsstoffen die het zo hard nodig heeft en haal je anderzijds zo veel mogelijk stress en hormoonverstoorders uit je voeding. Dit is een uitstekend begin. Zoek daarbij vooral ook professionele hulp in de vorm van een coach, stresscounselor of orthomoleculair therapeut als je denkt dat zij je verder kunnen helpen. Je hoeft het niet allemaal alleen te doen.
Echt niet!

TIPS BIJ TE LAAG CORTISOL

››› VERHOOG JE VITAMINE C-INNAME. Ondersteun je bijnieren met vitamine C. Eet dus veel verse groenten en fruit. Je kunt je inname verhogen door superfoods als camu camu en acerola bes. Deze zijn in poedervorm te krijgen en kun je toevoegen aan een smoothie. Leg de nadruk op rood en paars fruit.

››› DRINK ZOETHOUTTHEE EN EET GRAPEFRUIT. Uit onderzoek blijkt dat beide kunnen helpen om je cortisol te verhogen (2.11). Houd wel je bloeddruk in de gaten; zoethout kan je bloeddruk verhogen.

››› ASHWAGANDA EN MACA. Ashwaganda is het meest gebruikte kruid in de ayurvedische geneeskunde. Het kan je bijnieren ondersteunen. Maca kan helpen je hormonen weer in balans te krijgen.

››› EET ZES KEER PER DAG. Te weinig cortisol kan leiden tot eetbuien. Eet liever zes keer per dag op vaste tijden een beetje dan drie keer per dag veel. Focus vooral op gezonde vetten, kiemen, plantaardige eiwitten en vezels; eet hier meer van dan je gewend bent. Pas op met zoetigheid en snelle koolhydraten; zij verergeren bijnierproblemen.

››› GEBRUIK EEN GOED MULTIVITAMINE- EN MINERALENSUPPLEMENT. Stress heeft je lichaam uitgeput waardoor het allerlei vitamines en mineralen tekort is gekomen. Vul deze aan met een goede orthomoleculaire multi inclusief de belangrijke vitamines B.

››› WIL EEN TIJDLANG NIET TE VEEL. Geef toe aan je behoefte aan rust en ontspanning en zorg goed voor jezelf. Je lichaam vraagt erom.

OM TE ONTHOUDEN

››› Naast een schommelende bloedglucosespiegel is stress de grootste verstoorder van je vrouwelijke hormoonbalans en daarmee van je gezondheid.

››› Stress heeft veel gezichten; je lichaam kan zelfs stress hebben zonder dat het jou opvalt of je jezelf gestrest voelt.

››› Oxytocine kan je helpen je stress te verlagen; vrijen, knuffelen en kletsen helpt om cortisol te verlagen.

››› Zorg voor voldoende rust en ontspanning in je leven als tegenhanger van stress. Zoek hierbij professionele hulp als je dit zelf moeilijk vindt. Hoe gezond je ook eet, tegen veel stress valt niet op te eten.

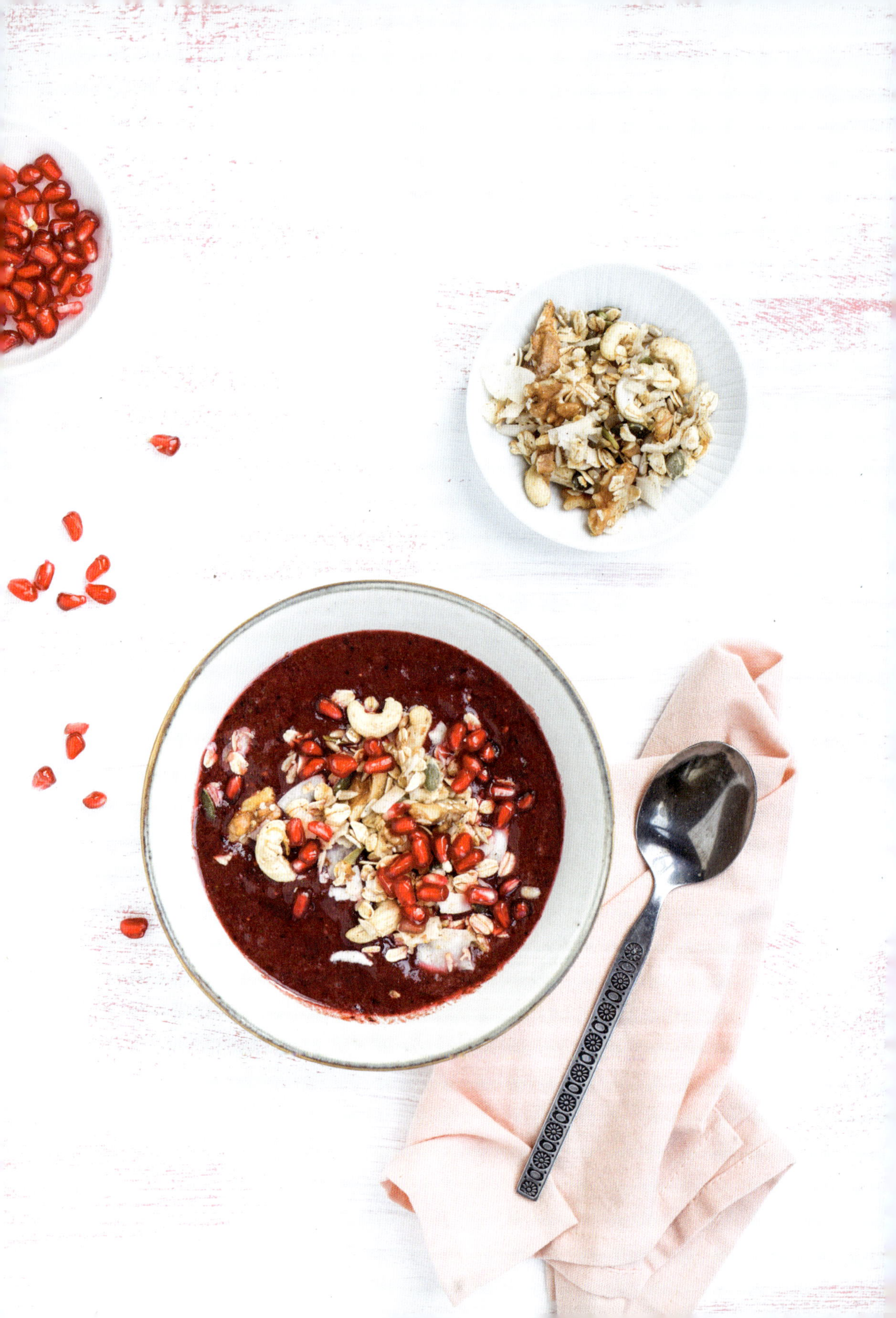

RECEPT

KOUDE FRUITSOEP MET EXTRA VITAMINE C

Rood en paars fruit zoals blauwe bessen, frambozen, aardbeien, bramen en granaatappelpitten zitten vol met antioxidanten en andere kankerwerende stoffen. Ook zijn het krachtige aromataseremmers die je helpen je testosteron-oestrogeenbalans in evenwicht te houden. Om je bijnieren extra te ondersteunen kun je deze soep een vitamine C-boost geven met acaipoeder, acerolapoeder of camu camu, superfoods met een hoge dosis vitamine C. Tijdens mijn burn-out heb ik deze 'soep' veel gegeten.

Een makkelijke manier om een smoothie te voorzien van plantaardige eiwitten is een lepel noten- of zadenboter toe te voegen. Mijn favorieten zijn amandelpasta, cashewnotenpasta en tahin. Ze geven je smoothie een volle, romige smaak. Laat ze niet weg, je hebt de vetten nodig om je spijsvertering te vertragen, vitamines en mineralen beter op te kunnen nemen en je langer een gevoel van verzadiging te geven.

DIT HEB JE NODIG

- 1 kop gemengd rood/paars zomerfruit uit de diepvries
- ½ kopje kokoswater
- 1 kop spinazie of andere groene bladgroenten
- 1 flinke theelepel amandelpasta
- ¼ theelepel Ceylonkaneel
- 1 flinke theelepel acaipoeder, acerolapoeder of camu camu (optioneel)

ZO MAAK JE HET

Laat het fruit een minuut of tien wat ontdooien.
Doe alles in je blender en blend tot een wat dikke, romige pasta. Doe die over in een wijde mok. Bestrooi met Energieke Vrouwen Granola. Eet de soep langzaam met een lepel.

4. SCHILDKLIER-HORMONEN: METEN IS NIET ALTIJD WETEN

Je hormonen passen zich iedere seconde aan je omgeving aan om je in leven te houden. Vooral je schildklier is heel gevoelig voor wat er in en buiten je lichaam gebeurt. Vrouwen hebben relatief gezien een wat grotere schildklier dan mannen met als gevolg dat we gevoeliger zijn voor onze omgeving. Dit lijkt in onze samenleving niet in ons voordeel uit te pakken. Sommige vrouwen hebben last van een te snel werkende schildklier, maar meestal is er sprake van een trage schildklierwerking.
Het schildklierhormoon stimuleert de stofwisseling door de mitochondriën, de triljoenen energiefabriekjes in al je cellen, aan het werk te zetten.
Het is dus van groot belang voor je energieniveau en gezondheid om goed voor je schildklier te zorgen.

SYMPTOMEN VAN EEN TRAGE SCHILDKLIER

De klachten die je kunt krijgen als er iets mis is met je schildklierhormonen zijn heel divers, omdat ze zo'n grote impact hebben op je lichaam. Ze variëren van extreme vermoeidheid, een droge huid, haaruitval (ook je wenkbrauwen), zwakke nagels, obstipatie, vocht vasthouden, hardnekkige ontstekingen, spierkrampen, gewrichtsklachten, koude handen en voeten, hartritmestoornissen, aankomen in gewicht zonder duidelijke oorzaak, hardnekkig overgewicht, slechte concentratie, slechter geheugen, fibromyalgie, depressieve klachten en slaapproblemen. En dat zijn ze nog niet eens allemaal.
Het zijn klachten die ook kunnen voorkomen terwijl er niets aan de hand is met je schildklier, maar omdat er ergens anders iets uit balans is.

ALS JE SCHILDKLIERHORMONEN GOED WERKEN HEB JE ENERGIE, KUN JE HELDER NADENKEN EN VOEL JE JE OPGEWEKT. JE SCHILDKLIERHORMONEN ZIJN JE FYSIEKE, MENTALE EN EMOTIONELE BATTERIJOPLADER.

»» MENOPAUZE OF SCHILDKLIERPAUZE?

In Amerika gebruikt 24 procent van de vrouwen boven de 42 jaar schildkliermedicatie en 11 procent gebruikt antidepressiva. De Amerikaanse schrijfster Mary Shomon, die zich als geen ander heeft verdiept in schildklierproblemen, heeft het daarom wel over de 'thyropause' (schildklierpauze) in plaats van de 'menopause'. Het is de periode waarin je energieniveau, je stemmingen en je gewicht drastisch kunnen veranderen als gevolg van minder lichaamseigen oestrogeen en progesteron in combinatie met te veel cortisol, die allemaal hun effect hebben op de werking van de schildklierhormonen.

BIJ JE SCHILDKLIER IS METEN NIET ALTIJD WETEN

De werking van je schildklierhormoon is behoorlijk complex en wordt vaak niet goed begrepen. Er kan namelijk op verschillende plekken wat fout gaan.
Je schildklier krijgt van een orgaantje in je hersenen, je hypofyse, de opdracht om schildklierhormonen aan te maken. Dit signaal is het stofje TSH. Je schildklier maakt vervolgens het schildklierhormoon thyroxine aan (ook wel thyronine of T4 genoemd). Het is echter niet dit T4 dat actief in je lichaam werkt, maar een ander hormoon, T3. T3 ontstaat als T4 wordt omgezet met behulp van onder andere progesteron in je lever, maar ook in andere lichaamscellen. Voor een goede schildklierwerking heb je dus onder andere voldoende progesteron nodig: T3 is pas het actieve schildklierhormoon. T3 zorgt voor je algehele stofwisseling, ofwel de verbranding van je voedingsstoffen, vernieuwing van al je cellen en de afvoer van afvalstoffen. Dat zijn dus aardig wat stappen en onderweg kan veel misgaan.

GROTE VERWARRING RONDOM DE VROUWELIJKE SCHILDKLIER

Een kwart van de vrouwen van veertig plus krijgt te maken met de symptomen van een trage schildklier. Dit is twintig keer meer dan bij mannen. Veel vrouwen lopen rond met schildklierproblemen zonder dat ze dit weten of krijgen te horen dat er niets aan de hand is, terwijl dat wel het geval is. In de praktijk wordt namelijk niet altijd de juiste diagnose gesteld, omdat er niet altijd wordt gekeken of het werkelijk een schildklierprobleem is of een probleem met de omzetting naar het actieve, vrije T3. Vaak kijkt een arts alleen of de schildklier zelf goed werkt en wordt een omzettingsprobleem over het hoofd gezien. Het is daarom belangrijk om niet alleen te kijken naar de hoeveelheid TSH en T4, maar ook naar de hoeveelheid vrije T3 die je lichaam aanmaakt.
Een schildklier kan ook vertragen als gevolg van een auto-immuunziekte, zoals de ziekte van Hashimoto. Het is daarom noodzakelijk om ook te laten checken of je lichaam anticellen aanmaakt (anti-TPO), en er dus mogelijk sprake is van een auto-immuunziekte. Vraag hier nadrukkelijk om bij je arts als je je schildklier laat onderzoeken; veel artsen zijn slecht op de hoogte van de nieuwste bevindingen rondom schildklierproblemen. Zonder het meten van TSH, T4, vrije T3 en de aanmaak van antistoffen kunnen jij en je arts niet weten

wat er precies aan de hand is. Ga altijd op zoek naar de oorzaak, bestrijd niet alleen de symptomen. Wees je er ook van bewust dat een vertraagde schildklierfunctie lang niet altijd (al) in het bloed zichtbaar is.

DE LINK TUSSEN **STRESS** EN SYMPTOMEN VAN EEN **TRAGE SCHILDKLIER**

Heb je veel stress dan verbruikt het stresshormoon cortisol veel van je progesteron. Hierdoor is er minder progesteron over om te zorgen voor de omzetting van T4 naar T3. Stress heeft hier dus een grote invloed op. Je schildklier werkt dan prima maar je hebt toch de klachten van een trage schildklierwerking, omdat de omzetting van T4 naar T3 niet goed verloopt. Het is dan ook eigenlijk niet correct om te spreken over een trage schildklier, maar beter over symptomen van een trage schildklier.

JE SCHILDKLIER KAN VERTRAGEN OM JE TE BESCHERMEN

Je schildklier kan gaan vertragen als gevolg van het feit dat je bijnieren uitgeput raken. Door je schildklier trager te laten werken, en dus je stofwisseling trager te laten werken, beschermt je lichaam zichzelf tegen verdere overbelasting. In feite gooit je schildklier de rem op je overbelaste lichaam. Een trage schildklier kan dus een beschermingsmechanisme zijn van je wijze lichaam!

In vijftig procent van de gevallen van schildklierproblemen is er ook sprake van overbelaste bijnieren. In plaats van dat we daarnaar luisteren en het eens een tijdje rustiger aan gaan doen, slikken we medicijnen om onze schildklier aan de gang te houden (waar vaak het probleem niet eens zit!) en draven we door. De kans is groot dat je daar vroeg of laat de rekening van krijgt gepresenteerd in de vorm van andere, serieuze gezondheidsproblemen.

Ook bij chronische ontstekingen zie je vaak dat de schildklier trager gaat werken en er is een link met insulineresistentie en oestrogeendominantie. De vraag is dan vaak wat gevolg en wat oorzaak is.

JE KUNT SYMPTOMEN HEBBEN VAN EEN TRAGE SCHILDKLIER, TERWIJL ER MET JE SCHILDKLIER ZELF NIKS AAN DE HAND IS.

»» DE PIL EN JE SCHILDKLIER

Helaas kan ook de anticonceptiepil een negatieve invloed hebben op het functioneren van je schildklier. Door pilgebruik kunnen tekorten ontstaan van belangrijke voedingsstoffen die je schildklier nodig heeft, zoals magnesium, selenium, zink en de belangrijke vitamines B. Bovendien belast de pil je lever, omdat deze boost aan niet-lichaamseigen hormonen in je lever moet worden afgebroken. Heb je schildklierproblemen zoek dan bij voorkeur een andere vorm van anticonceptie dan de pil.

HORMOONVERSTOORDERS KUNNEN JE SCHILDKLIERHORMONEN ONTREGELEN

Hormoonverstoorders belemmeren niet alleen de werking van je oestrogenen, maar kunnen ook de werking van je schildklierhormonen ontregelen. Van 150 chemische stoffen is bekend dat ze je schildklier kunnen verstoren waaronder PCB's, dioxine en Bisphenol A (BPA) (2.12). Ze kunnen een effect hebben op zowel de schildklier zelf als de vrije T3-niveaus. Vooral BPA is een stof die we met onze voeding veel binnen kunnen krijgen, met name door voeding verpakt in zacht plastic, blik en karton met een plastic laagje aan de binnenkant. Gezien de stijging van het aantal schildklierproblemen bij vrouwen lijkt het raadzaam om deze stoffen zo veel mogelijk te vermijden. Ook zware metalen zoals kwik (vette vis kan daarmee vervuild zijn), fluor in tandpasta, chloor en broom kunnen schildklierklachten veroorzaken.

»» BROOD ETEN VANWEGE JODIUM?

Regelmatig wordt gezegd dat je brood moet eten vanwege het jodium dat erin zit. Ik denk daar anders over. In 1942 werden bakkers verplicht om bakkerszout te gebruiken waar kunstmatig jodium aan was toegevoegd. In 2009 werd dit afgeschaft en gebruiken bakkers vaak gewoon keukenzout, dat slechts circa 50 mg jodium per kilo bevat. Dit zout is geraffineerd zout waar alle natuurlijke mineralen, waaronder jodium, uit zijn verwijderd en waar synthetische jodium aan toe is gevoegd. Aangezien supermarktbrood weinig waardevolle voedingsstoffen bevat, maar wel gluten en vaak toegevoegde suikers, smaakverbeteraars en bewaarmiddelen, is het geen goede 'verpakking' voor jodium. Jodium toevoegen aan gevulde koeken maakt gevulde koeken nog niet gezond. Lees vooral hoofdstuk 11 als je dol bent op brood.

TIPS BIJ SYMPTOMEN VAN EEN TRAGE SCHILDKLIER

››› VOEG VOLDOENDE JODIUM TOE. Een gezonde schildklier heeft onder andere jodium nodig. Jodium zit vooral in biologische eieren, witvis, zeewier, zeekraal en algen en het wordt toegevoegd aan brood. (Let op, dit advies geldt niet bij alle auto-immuunziektes van de schildklier; soms kan te veel jodium juist tegen je werken.)

››› EET ELKE DAG EEN PAAR ONGEBRANDE PARANOTEN. Deze bevatten selenium en voor de omzetting van T4 naar T3 heeft je lichaam selenium nodig. Koop ze zo vers mogelijk en bewaar ze in de koelkast.

››› VERMIJD ZO VEEL MOGELIJK GLUTEN. Coeliakie, een intolerantie voor gluten, verdrievoudigt de kans op de symptomen van een trage schildklier. Gluten kan je darmwand beschadigen waardoor je lichaam niet alle voedingsstoffen kan opnemen die het nodig heeft voor een gezonde schildklierwerking. Er is een Italiaans onderzoek dat laat zien dat glutenvrij eten de symptomen van een trage schildklier kan tegengaan (2.13). (Zelfs in Italië kun je tegenwoordig glutenvrije pasta krijgen!)

››› EET NIET KOOLHYDRAATVRIJ. Om af te vallen schrappen veel vrouwen een groot deel van de koolhydraten. Om de omzetting van T4 naar T3 goed te laten verlopen heeft je lichaam echter koolhydraten nodig. Schrap ze dus niet allemaal.

››› KIES EEN TANDPASTA ZONDER FLUORIDE. Er zijn honderden studies die een relatie laten zien tussen het gebruik van fluoride en schildklierproblemen (2.14).

››› PAS OP MET NIET-GEFERMENTEERDE SOJAPRODUCTEN. Soja bevat goitrogenen, stoffen die de schildklierwerking kunnen belemmeren door de opname van jodium door de cellen te verstoren.

››› VERMINDER STRESS. Zorg dat cortisol je progesteron niet te veel kan stelen en zorg voor voldoende ontspanning.

OM TE ONTHOUDEN

››› Een kwart van de vrouwen boven de veertig krijgt te maken met symptomenvan een trage schildklier.

››› We spreken doorgaans van een trage schildklier, maar meestal is er iets aan de hand met de werking van de diverse schildklierhormonen.

››› Het goed laten meten van de niveaus van deze schildklierhormonen is noodzakelijk om te weten wat er precies aan de hand is.

››› Hormoonverstoorders kunnen je schildklier en je schildklierhormonen ontregelen. Vermijd daarom zo veel mogelijk voeding uit plastic, blik en karton met een laagje plastic aan de binnenkant.

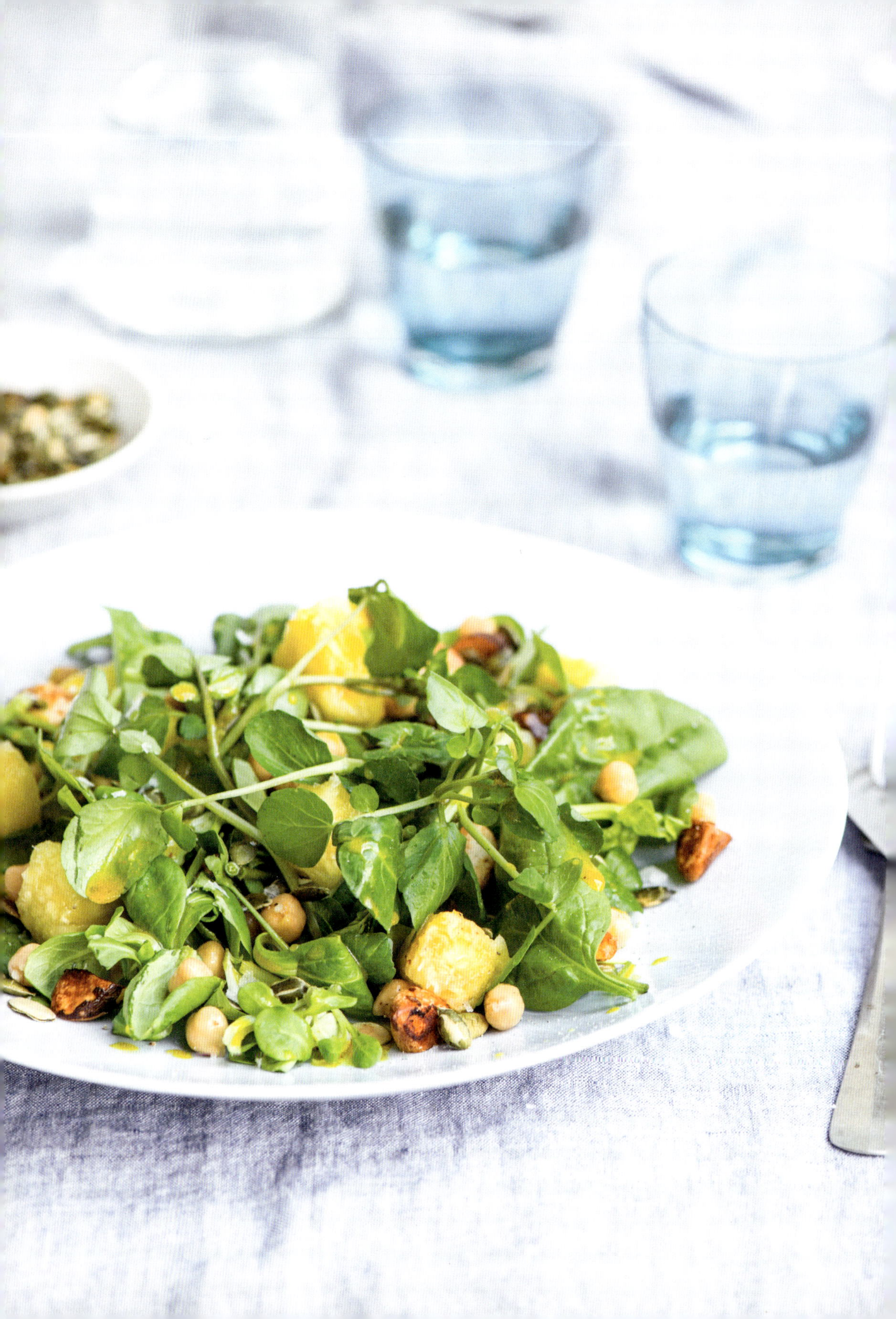

RECEPT

NO RABBIT SALAD MET TAMARI-PARANOTEN

Deze salade neem ik graag mee naar een barbecue. Wacht zelf niet te lang met opscheppen want de schaal is vaak snel leeg!

Speciaal voor je schildklier heb ik hier paranoten aan toegevoegd. Hennepzaad bevat complete eiwitten. Dat is goed voor iedereen die bij een barbecue liever groenten en fruit eet dan veel vlees of vis (zoals ik). Tamari is zoute sojasaus zonder tarwe.

DIT HEB JE NODIG

- een mix van zachte groene bladgroenten naar keuze, ongeveer 400 gram (bv. veldsla, waterkers, spinazie)
- 1 kopje gare kikkererwten (mag voor het gemak kant-en-klaar uit glas)
- ½ kopje gepofte pompoenpitten
- ½ kopje paranoten
- 200 gram ananas in stukjes
- ½ kopje gepeld hennepzaad
- een scheut tamari
- een draai Keltisch zeezout
- verse peper

DRESSING

- 50 ml olijfolie
- 1 theelepel kerriepoeder
- 1 theelepel kurkumapoeder
- sap van halve citroen
- 1 theelepel verse gember, geraspt
- 1 theelepel rauwe honing

ZO MAAK JE HET

Hak de paranoten in drie of vier stukjes. Rooster ze kort in een koekenpan totdat ze lichtbruin kleuren. Haal de pan van het vuur en giet er de tamari overheen. Roer totdat ze allemaal een laagje tamari hebben. Doe ze over in een grote kom en laat afkoelen.

Rooster de pompoenpitten in een koekenpan totdat ze poffen en lichtbruin kleuren. Voeg ze toe aan de paranoten. Laat ook even afkoelen. Voeg dan de overige ingrediënten toe en meng alles door elkaar.

Maak de dressing door alle ingrediënten in een jampotje te doen, deksel erop en goed te schudden. Proef even of het de juiste zuur-zoetbalans heeft. Maak de salade tot slot af met de dressing.

5. LEPTINE EN GHRELINE: WERKT JE VERZADIGINGSGEVOEL NOG NAAR WENS?

Leptine en ghreline zijn net als oestrogeen en progesteron twee hormonen die bij elkaar horen: ook zij moeten met elkaar in balans zijn. In een gezond vrouwenlichaam werken ze allebei op het moment dat ze nodig zijn. Ghreline is het hormoon dat je een gevoel van honger geeft; het wekt je eetlust op. Dit hormoon wordt voornamelijk aangemaakt in je maag. Tegenhanger leptine wordt ook wel het verzadigingshormoon genoemd; het geeft je op tijd het gevoel dat je genoeg hebt gegeten.

HEB JIJ WEL **GENOEG LEPTINE**?

Leptine is het hormoon dat je bij het eten op tijd een signaal geeft en doet zeggen: 'Dank je wel, ik heb genoeg.' Dit hormoon wordt voornamelijk in je vetcellen aangemaakt. Als je dit signaal nog maar zelden krijgt (behalve als je echt tot verzadiging toe hebt gegeten), dan is de kans groot dat je een tekort hebt aan leptine.

Er is een link tussen de verstoring van deze twee hormonen en een traag werkende schildklier, vandaar dat het voor iedere vrouw van belang is om deze twee hormonen bij je totale hormoonbalans te betrekken.

Je zou uit het bovenstaande de conclusie kunnen trekken dat mensen met overgewicht zich automatisch sneller verzadigd zouden moeten voelen, aangezien ze meer vetcellen hebben. Meer vetcellen, dus meer aanmaak van leptine. Dit lijkt ook logisch, want waarom zou je veel eten als je lichaam beschikt over voldoende vetopslag? Dit is ook precies zoals de natuur het voor ons heeft bedoeld, maar ook deze normale, gezonde werking van leptine en ghreline is in onze samenleving verstoord.

LEPTINERESISTENTIE: ALS JE CELLEN DOOF ZIJN VOOR 'IK HEB GENOEG'

Het zal je duidelijk zijn dat de meeste vrouwen vooral met een tekort aan leptine worstelen, of beter gezegd: een leptineresistentie. Als je lichaam gedurende lange tijd veel leptine heeft aangemaakt, bijvoorbeeld doordat je om wat voor reden dan ook overgewicht hebt, dan worden je cellen uiteindelijk doof hiervoor. Dit werkt hetzelfde als insulineresistentie. Als je overgewicht hebt, een BMI van 25 of meer, dan krijg je niet meer het signaal door dat je voldoende hebt gegeten. Hierdoor zit je in een ongezonde vicieuze cirkel: je krijgt geen signaal dat je te veel hebt gegeten, waardoor de kans groot is dat je meer eet dan je nodig hebt, met als gevolg meer overgewicht, met als gevolg nog minder signalen dat je genoeg hebt gegeten.
Bijna alle vrouwen met overgewicht zijn leptineresistent en kwellen zichzelf met het idee dat ze geen wilskracht hebben om op tijd te stoppen met eten. Maar het is nooit een kwestie van wilskracht. Ik zeg het nog maar een keer: het zijn je hormonen! Leptineresistentie kan juist de oorzaak zijn van hardnekkig overgewicht.

VROUWEN EERDER LEPTINERESISTENT DAN MANNEN

Wij vrouwen zijn helaas eerder leptineresistent dan mannen, omdat wij nou eenmaal meer vetcellen hebben dan mannen.
Overigens kun je ook als slanke vrouw leptineresistent zijn. Jouw vetcellen zitten dan niet zozeer aan de buitenkant maar aan de binnenkant: met name tussen de organen in je buik. Er is dan sprake van te veel vetcellen ten opzichte van je spiermassa. Inderdaad, trainen om meer spiermassa te krijgen is dan een uitstekend idee.
Te weinig leptine is niet alleen een belangrijke veroorzaker van overeten, maar speelt ook een grote rol bij (auto-)immuunziektes en allerlei verborgen ontstekingen die ten grondslag liggen aan een breed scala van chronische ziektes.
Waar zit nou toch de belangrijkste veroorzaker van al deze leptine-ellende?

FRUCTOSE OF VRUCHTENSUIKER: KLINKT ONSCHULDIG MAAR IS DAT NIET

Om leptine goed te kunnen laten functioneren in je lichaam is het nodig dat er niet te veel triglyceriden in je lichaam circuleren. Triglyceriden zijn kleine deeltjes vet in je bloedbaan. Je hebt ze nodig maar niet te veel. Junkfood, bewerkte voeding, snelle koolhydraten, alle suikers maar vooral fructose laten het niveau van triglyceriden in je bloedbaan stijgen. Wordt de hoeveelheid triglyceriden in je bloed te hoog, dan blokkeren ze het signaal in je hersenen van leptine dat je genoeg hebt gegeten. De enige manier om je verzadigingsgevoel weer op gang te krijgen is om de hoeveelheid triglyceriden in je bloed te verlagen. Dit kun je doen door alle zoetigheid, snelle koolhydraten, alle bewerkte voeding, maar vooral ook fructose zo veel mogelijk te laten staan.

FRUIT WORDT STEEDS ZOETER GEMAAKT

Fructose is een zoetstof die van nature zit in zoet en gedroogd fruit en zoete natuurproducten zoals honing en agave. Deze vorm van fructose is meestal niet het grootste probleem maar toch is het oppassen geblazen.
Veel vrouwen die gezonder willen gaan eten vervangen ongezonde zoetigheid uit de fabriek door veel zoet fruit of gedroogd fruit. Dit is een stap in de goede richting, maar wees je ervan bewust dat ons fruit de laatste jaren steeds zoeter wordt gemaakt. Wist je dat kiwi's van oorsprong zure vruchten zijn? Ook appels en sinaasappels waren van oorsprong lang niet zo zoet als dat ze nu in de winkel liggen. Door het kruisen en veredelen van fruit wordt het steeds zoeter gemaakt. Vergeleken met vijftig jaar geleden zijn we hierdoor meer fructose gaan eten en drinken. Het eten van twee stuks fruit per dag met alle vezels is gezond maar vijf sinaasappels uitpersen en opdrinken is vragen om een fructose-/glucoseboost.

ROND 1900 ATEN WE 15 GRAM FRUCTOSE PER DAG. NU LIGT DIT ROND DE 65 GRAM.

Heb je overgewicht, problemen met je bloedglucosespiegel of diabetes, wees dan voorzichtig met zoet fruit totdat je lichaam weer in balans is. Gebruik het liefst wat zuurder fruit zoals bessen, zure appels, granaatappel, grapefruits en citroenen.

VOLOP FRUCTOSE IN HET SUIKERVRIJE VAK?

Ironisch genoeg worden voedingsmiddelen voor diabetici gezoet met fructose, omdat het de bloedsuikerspiegel langzamer doet stijgen dan glucose. Maar dat maakt ze nog niet gezond. Vermijd daarom het suikervrije vak in de supermarkt, of je nu diabeet bent of niet.

FRUCTOSE BETEKENT EEN AANSLAG OP JE GEZONDE LEVEN

Het grootste probleem is echter niet het fruit in je fruitschaal. Het grootste probleem met fructose is dat het, in combinatie met glucose, wordt verwerkt in vrijwel alle (circa tachtig procent) producten van de voedingsmiddelenindustrie. Ook in hartige producten zoals tomatenketchup en pindakaas. Er is geen fruit aan te pas gekomen want deze fructose wordt gemaakt van mais. Hij is hierdoor goedkoop, heel erg zoet en makkelijk te verwerken in allerlei producten.
Fructose kan echter niet, in tegenstelling tot glucose, door je insuline worden gereguleerd en als reservevoorraad in je spier- en vetcellen worden opgeslagen. Fructose gaat direct naar je lever waar het wordt omgezet in

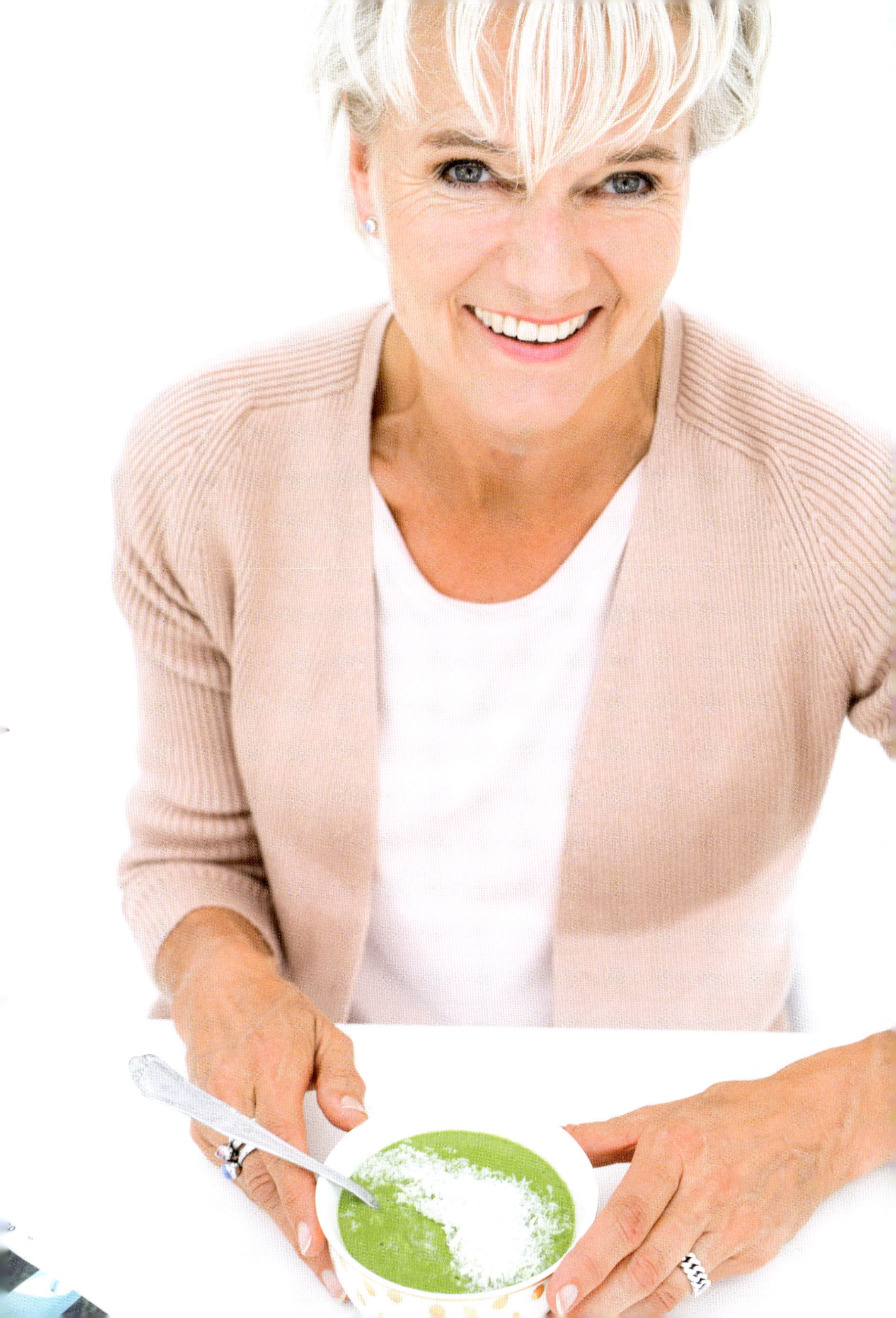

vetzuren, waaronder het triglyceride dat deels in je bloed terechtkomt. Bij een te groot aanbod van fructose wordt het omgezet in vet in je lever. Hierdoor kan er, zelfs al op jonge leeftijd, leververvetting plaatsvinden. Je hoeft hier niet gelijk klachten van te hebben, maar een vervette lever heeft moeite met het uitvoeren van al zijn functies. Op termijn kan dit leiden tot leverontstekingen en andere leverziektes.

FRUCTOSE: DE SNELSTE ROUTE NAAR VEROUDERING

Fructose wordt ook wel de snelste route naar veroudering genoemd; leververvetting is maar een van de gevolgen ervan.

- **Door fructose wordt je verzadigingsgevoel verstoord en is de kans op overeten heel groot met alle frustraties en extra kilo's van dien.**
- **Ben je verslaafd aan zoetigheid? De kans is groot dat het een fructoseverslaving is.**
- **Als je problemen hebt met je bloedglucosespiegel is dit waarschijnlijk een fructoseprobleem.**
- **Als je problemen hebt met je cholesterol is dit waarschijnlijk ook een fructoseprobleem.**
- **Fructose is voor een groot deel de achterliggende oorzaak van te veel buikvet, obesitas en diabetes.**
- **Fructose verhoogt het urinezuur waardoor problemen als jicht, nierstenen en artritis kunnen ontstaan.**
- **Door de overdosis aan fructose krijgen steeds meer mensen onverklaarbare buikpijnen. Onverklaarbare buikpijn kan het gevolg zijn van een fructose-intolerantie. Dit is vergelijkbaar met een lactose-intolerantie: het enzym om fructose in de dunne darm te kunnen opnemen functioneert dan niet goed (meer). Hierdoor komt een (groot) deel van de fructose in de dikke darm terecht, waar de darmbacteriën het snel fermenteren waardoor buikpijn, een opgeblazen gevoel en winderigheid kunnen ontstaan.**

»» HFCS, EEN WOLF IN SCHAAPSKLEREN

HFCS ofwel High Fructose Corn Syrup is een krachtige, synthetische zoetstof die voor het grootste deel uit fructose bestaat. Hij wordt gemaakt uit mais en is daardoor heel goedkoop. HFCS wordt in een groot deel van de producten in de voedingsmiddelenindustrie verwerkt in plaats van normale suikers.
HFCS staat in Nederland bekend als maisstroop, fructosesiroop, glucose-fructose (siroop), vruchtensuiker of natuurlijke suikers.

FRUCTOSE-INTOLERANTIE KAN DEPRESSIE VEROORZAKEN

In haar boek *De mooie voedselmachine* schrijft Gulia Enders dat sinds korte tijd in de medische wereld bekend is dat een niet opgemerkte fructose-intolerantie depressies kan veroorzaken. Het aminozuur tryptofaan hecht zich in onze spijsvertering graag aan fructose. Als we een groot deel van deze fructose niet kunnen opnemen, dan poepen we ze allebei ongebruikt uit. Tryptofaan is de grondstof van serotonine, het hormoon dat je een goed gevoel geeft.

LEPTINERESISTENTIE EN JE SCHILDKLIER

Als je te veel bewerkte voeding uit de fabriek (suikers, snelle koolhydraten en fructose) binnenkrijgt, stijgt het hormoon leptine in je lichaam. Dit hoge leptineniveau stuurt een signaal naar je hersenen om je stofwisseling te verlagen door je schildklierwerking te vertragen. Bij leptineresistentie gebeurt dit voortdurend, want er is voortdurend te veel leptine in je lichaam. Leptineresistentie kan dus invloed hebben op de gezonde werking van je schildklier.
Heb je nog meer redenen nodig om er alert op te zijn dat je lichaam niet te veel fructose binnenkrijgt?

»» SLAAP KAN HELPEN BIJ JE LEPTINEBALANS

Ieder uur dat je minder slaapt produceer je vijf procent meer ghreline en vijf procent minder leptine. Onvoldoende slapen maakt dus hongerig. Een belangrijk hulpmiddel om je leptine weer in balans te krijgen is zorgen voor een stabiel dag-en-nachtritme en voldoende slaap. Daarmee bedoel ik zeven tot negen (!) uur gezonde, voldoende diepe slaap. Vrouwen hebben meer slaap nodig dan mannen. Ga op vaste tijden naar bed en sta ook op vaste tijden op; verander dit patroon niet te veel in het weekend. Vermijd het laatste uur van de dag het kunstlicht van je computer, televisie, ledlampen en smartphone. Zorg voor een donkere, koele slaapkamer.
Eet geen zoetigheid, koolhydraten of junkfood enkele uren voor je gaat slapen. Dit verstoort de aanmaak van het slaaphormoon melatonine.

TIPS BIJ LEPTINETEKORT OF LEPTINERESISTENTIE

››› Niets is zo lekker als een voldaan gevoel na een gezonde maaltijd waarbij je weet dat je NIET TE VEEL HEBT GEGETEN. Er is een relatie tussen leptineresistentie en insulineresistentie. Kijk dus vooral ook naar de tips bij te veel insuline.

››› ONTBIJT MET EIWITTEN EN GEZONDE VETTEN. Vermijd zo veel mogelijk vormen van zoetigheid (ook fruit) in de ochtend en ontbijt vooral met eiwitten in de vorm van eieren, hartige pannenkoekjes of groene smoothies. Avocado's zijn top!

››› VOEG VOLDOENDE OMEGA 3-VETTEN TOE. Omega 3 is je beste vriend om leptineresistentie tegen te gaan. Eet vette vis, walnoten en lijnzaad. Gebruik supplementen als krillolie of algenolie.

››› EET VOLDOENDE BIJ EEN MAALTIJD EN SCHRAP TUSSENDOORTJES. Leptineresistentie betekent vaak trek hebben tussen de maaltijden door. Probeer deze gewoonte af te bouwen. Eet wat meer bij een maaltijd (vooral gezonde vetten en eiwitten) en vermijd tussendoortjes. Als je leptine is hersteld zul je tussendoor geen trek meer hebben.

››› SCHRAP ZO VEEL MOGELIJK ZOETE DRANKEN, vooral frisdranken, vruchtensappen, energiedranken en alcohol. Veel dranken worden (bij)gezoet met HFCS. Vermijd ze. Alcohol bevat suiker en betekent een extra belasting voor je lever.

››› SPORTEN HOEFT NIET GELIJK, BEWEGEN WEL. Uit onderzoek blijkt dat vrouwen met overgewicht meer trek krijgen van sporten dan mannen. Heb je overgewicht, zorg dan in eerste instantie voor minder zitten en kom in beweging door bijvoorbeeld buiten wandelen of fietsen. Zorg dat je niet langer zit dan zestig minuten, ga daarna staan en beweeg enkele minuten.

››› ZORG VOOR VOLDOENDE EN GOEDE SLAAP. Zet je televisie of computer bijtijds uit. Neem een lang, warm bad met een hand magnesiumvlokken (Epsomzout) en rustgevende olie (lavendel). Lees een lekker boek en stap op tijd je bed in.

OM TE ONTHOUDEN

››› Leptine is het hormoon dat je op tijd een gevoel van verzadiging geeft.

››› Leptine werkt goed als er weinig triglyceriden in je lichaam zitten. Bewerkte voeding, snelle koolhydraten, alle suikers maar vooral fructose laten het niveau van triglyceriden stijgen.

››› Fructose wordt verwerkt in tachtig procent van alle producten uit de voedingsindustrie. Het zit verschuild achter onschuldig klinkende namen als vruchtensuikers en natuurlijke suikers.

››› Te veel fructose leidt tot leververvetting en tal van andere gezondheidsproblemen, waaronder overgewicht en obesitas.

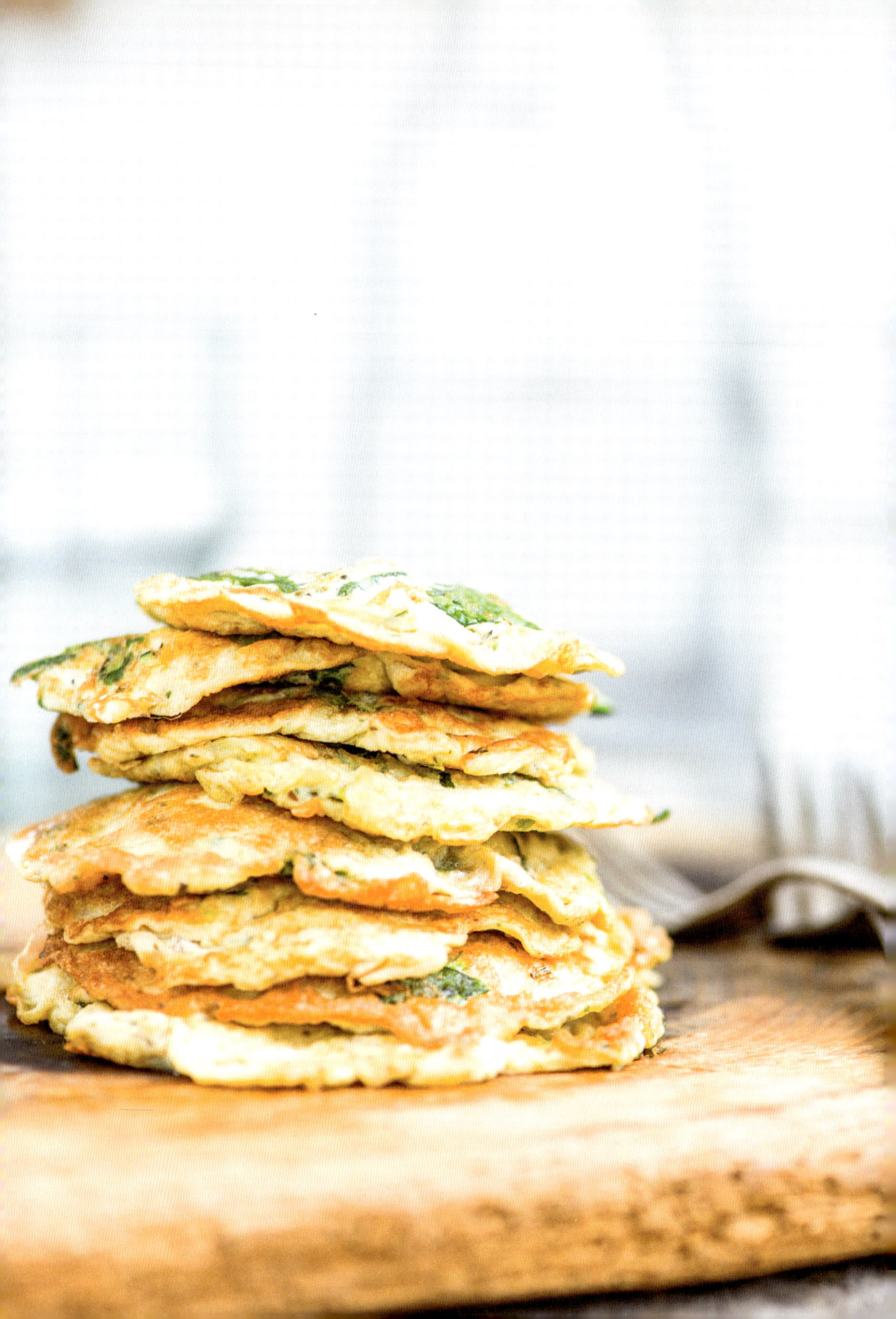

RECEPT

GROENE-GROENTEOMELETJES

Deze groenteomeletjes zijn heel geschikt als ontbijt als je je bloedsuikerspiegel in de gaten wilt houden en je niet zoetig wilt ontbijten. Ze zijn ook heerlijk als lunch.

Een ei bevat vitamine A, E, D, K en B12. Als je weinig vlees, vis en zuivel eet zijn eieren een belangrijke bron van B12, dat alleen in dierlijke producten voorkomt. Verder bevat een ei ijzer, zink, selenium en foliumzuur, vier belangrijke mineralen voor je vrouwelijke gezondheid. Koop wel altijd biologische eieren anders is de voedingswaarde een stuk minder.
Je kunt deze omeletjes met verschillende groentes maken; ga er vooral zelf creatief mee aan de slag. Zorg wel voor groenten die snel gaar zijn zoals fijngesneden prei, erwtjes en kleine tomaatjes. Dit is mijn favoriete versie. Je kunt de feta weglaten maar die maakt ze wel extra lekker!

DIT HEB JE NODIG (VOOR CA. 6 STUKS)

- 1 kopje geraspte courgette
- 1 kopje spinazie, wat kleiner gesneden
- 15 blaadjes verse basilicum, in reepjes gesneden
- 75 gram feta, in kleine stukjes
- 3 eieren
- 1 eetlepel Provençaalse kruiden
- versgemalen peper en Keltisch zeezout

ZO MAAK JE HET

Doe alle groenten, feta plus kruiden in een grote kom. Klop in een andere kom de eieren goed los. Meng alles door elkaar. Verwarm een grote koekenpan en giet hier een royale scheut olijfolie in. Schep drie bergjes groentemengsel in de pan en druk ze aan met een spatel. Laat enkele minuten garen en draai ze om. Zorg dat al het ei gestold is. Houd ze warm in de oven als je ze niet gelijk serveert.

6. JE DARMEN: HET HART VAN JE GEZONDHEID

Een gezonde hormoonbalans voor jou als vrouw is niet mogelijk zonder twee belangrijke organen: je darmen en je lever.

Gezondheid begint in je darmen, want als die niet goed functioneren raakt je hele lichaam inclusief je hormoonhuishouding verstoord. Je darmflora bestaat uit biljoenen goede en slechte bacteriën, die samen wel twee kilo kunnen wegen. Je hebt ze allebei nodig maar het is zaak om de goede bacteriën steeds in de meerderheid te laten zijn. Dit verkleint je kans op overgewicht en allerlei vervelende ziektes. Dit doe je door je gezonde darmbacteriën te voeden. Letterlijk. Met je voeding dus.

In gezonde darmen worden wel twintig verschillende hormonen aangemaakt, die niet alleen invloed hebben op je fysieke maar ook op je mentale en emotionele gezondheid. Hoe je je voelt en gedraagt wordt voor een groot deel bepaald door de bacteriën in je darmen.

DURE POEP: GEZOND ETEN EN TOCH ONDERVOED RAKEN

Je darmen zijn het orgaan waar de voedingsstoffen uit je voeding worden opgenomen in je lichaam. In je darmen wordt al het voedsel dat je hebt gegeten afgebroken in kleine pakketjes van bruikbare vitamines, mineralen en duizenden andere stoffen. Via je bloed gaan ze langs je lever om te checken of er geen giftige stoffen tussen zitten, om vervolgens terecht te komen bij al je lichaamscellen die deze duizenden voedingsstoffen nodig hebben.

Als je darmen niet goed functioneren, dan kan het gebeuren dat deze pakketjes voedingsstoffen niet goed worden opgenomen. Hoe gezond je ook eet, een groot deel van de waardevolle voedingstoffen wordt dan ongebruikt afgevoerd. Dure poep noem ik dat. Ondertussen krijgen je cellen niet de voeding die ze zo hard nodig hebben en raakt je lichaam langzaam ondervoed.

Dit heeft invloed op al je hormonen en je hele gezondheid en kan leiden tot allerlei, vaak onbegrepen, klachten.

LEKKENDE DARM: KLEINE GAATJES TUSSEN JE BUITEN- EN BINNENWERELD

Je darmwand maakt het belangrijke onderscheid tussen wat mag worden opgenomen door je lichaam en wat ongebruikt, zonder pardon op weg naar de uitgang wordt gestuurd. Je dunne darm is namelijk doorlaatbaar, maar alleen voor heel kleine pakketjes voedingsstoffen. De wand van je dunne darm is bekleed met het darmslijmvlies: de portier naar je bloed. Het bevat allerlei enzymen die ervoor zorgen dat de voedingsdeeltjes zo klein worden dat ze kunnen worden doorgelaten. Bedenk dat voeding altijd lichaamsvreemd is voor je lichaam, of je nu per ongeluk een rubber dopje inslikt of bewust een aardbei eet. In je darmen wordt bepaald wat je lichaam opneemt en wat niet.

LEKKENDE DARM

Serieuze problemen ontstaan als je darmslijmvlies ontstoken of beschadigd raakt. Net als bij een fietsband ontstaan er dan gaatjes in je darmwand; het lekt vanuit je darm naar je bloed. Door deze gaatjes kunnen er allerlei bacteriën, gifstoffen, parasieten en voedselmoleculen in je bloed terechtkomen die daar niet horen. Je immuunsysteem draait dan overuren, want dat wil al deze indringers eruit hebben, en raakt overbelast. Daarnaast kan het ook je hormonen uit balans gooien.
We noemen dit fenomeen een doorlaatbare of lekkende darm en dit is meestal het begin van veel ellende. Het vervelende is dat je niet kunt voelen dat je een lekkende darm hebt, het doet geen pijn. Het wordt dus vaak over het hoofd gezien en veel reguliere artsen kennen dit fenomeen helemaal niet.

LICHAAMSVREEMDE STOFFEN IN JE BLOED ZORGEN VOOR PROBLEMEN

Doordat deze lichaamsvreemde stoffen via je bloed overal in je lichaam terecht kunnen komen, zijn de symptomen die kunnen ontstaan als gevolg van een lekkende darm heel divers. Denk onder andere aan:

- **allerlei huidproblemen: eczeem, netelroos, psoriasis**
- **brandend maagzuur**
- **prikkelbaredarmsyndroom**
- **langdurige vermoeidheid**
- **allergische reacties**
- **gewrichtsproblemen**
- **fibromyalgie**
- **concentratiestoornissen en slecht geheugen**
- **depressie en stemmingswisselingen**
- **allerlei auto-immuunziektes, waaronder schildklierproblemen**

RUIM EEN DERDE VAN ALLE DEPRESSIEVE MENSEN BLIJKT EEN LEKKENDE DARM TE HEBBEN.

Huidproblemen zoals eczeem en psoriasis zijn vaak een gevolg van een lekkende darm, want via je huid probeert je lichaam alsnog van die vuile stoffen af te komen: je huid is een ontgiftingsorgaan. Er iets op smeren om je beschadigde huid te helen heeft dan weinig zin, want daarmee haal je de oorzaak niet weg.

JE IMMUUNSYSTEEM ZIT GROTENDEELS IN JE DARMEN

Tachtig procent van je immuunsysteem bevindt zich in je dikke darm. Een lekkende darm kan je immuunsysteem aantasten waardoor er auto-immuunziektes ontstaan. Auto-immuunziektes komen bij vrouwen veel vaker voor dan bij mannen, dus goed zorgen voor je darmen is zeker voor vrouwen essentieel.

»» VOORAL VROUWEN WORDEN GETROFFEN DOOR AUTO-IMMUUNZIEKTES

Auto-immuunziektes staan in de top tien van doodsoorzaken van vrouwen tot 65 jaar en zijn in Amerika de op één na belangrijkste oorzaak voor chronische ziektes zoals MS, diabetes type 1, reumatische artritis, ziekte van Crohn, ziekte van Graves, ziekte van Addison, systemische lupus en nog veel meer. De epidemie van auto-immuunziektes is groeiende maar men weet niet waarom. Een link met de gezondheid van de darmen wordt blijkbaar nog niet gelegd.

BELANGRIJKSTE OORZAKEN VAN EEN LEKKENDE DARM

Deze beschadiging of ontsteking van je darmslijmvlies komt ergens vandaan, zoiets ontstaat niet zomaar. Veel voorkomende oorzaken – dit noemen we de allergenen – zijn:

- gluten
- suikers
- zuivel van de koe
- toegevoegde fructose aan voeding
- chemische E-nummers in voeding waaronder smaakversterkers en geur-, kleur- en smaakstoffen
- chemische stoffen in voeding die lekken uit verpakkingsmateriaal zoals blik en plastic
- antibiotica in je voeding (kunnen zitten in niet-biologisch vlees, vis of zuivel)
- bestrijdingsmiddelen (kunnen zitten in niet-biologische groenten en fruit)
- alcohol
- stress
- medicijnen als antibiotica en ontstekingsremmers

Verder kan een schimmelinfectie of parasiet in je darm ook de oorzaak zijn van een lekkende darm. Ook het gist Candida Albicans kan gaan woekeren en een lekkende darm veroorzaken.

Als je dit rijtje leest, zul je je realiseren dat er veel irriterende stoffen zitten in je normale dagelijkse voeding. Een beetje van alles kan je darm prima verwerken, maar iedere dag een agressieve aanval is zelfs de sterkste darm te veel.
Realiseer je hierbij dat bij het ouder worden je weerstand tegen deze allergenen minder wordt. Het kan zijn dat je jarenlang geen problemen hebt gehad met het gebruik van zuivel, fructose of gluten. Daarom ben je nu waarschijnlijk niet geneigd je huidproblemen, trage schildklier, artritis, ziekte van Crohn of chronische vermoeidheid te koppelen aan een darm die het steeds moeilijker heeft gekregen hiermee.

HOE 'PLAK' JE JE LEKKENDE DARM?

Je kunt gelukkig veel zelf doen om een lekkende darm de kans te geven te herstellen. Om te beginnen dien je alle bovengenoemde irriterende stoffen voor je darm zo veel mogelijk te vermijden. Heb je een sterk vermoeden dat je een lekkende darm hebt, vermijd ze dan gedurende twee weken zo veel mogelijk en kijk wat het met je doet. Darmwandcellen kunnen zich in zeven dagen herstellen, maar als je jarenlang een lekkende darm hebt gehad, duurt dit proces langer.
Er zijn veel gradaties van een lekkende darm, afhankelijk van de mate en periode waarin je darmslijmvlies geïrriteerd is geraakt.
Het gebruik van een goed probioticum in de vorm van een supplement kan hierbij behulpzaam zijn: dat voedt je darmen met gezonde darmbacteriën. Een grote variatie van bacteriën uit natuurlijke, deels gefermenteerde voeding is echter beter én goedkoper.

»» VROUWEN DIE ZICHZELF GENEZEN VAN EEN AUTO-IMMUUNZIEKTE

Omdat we allemaal verschillende darmbacteriën hebben kan de een bepaald voedsel wel verdragen en de ander niet. Jij kunt misschien zonder problemen aardbeien eten, maar je vriendin kan er pukkeltjes en jeuk van krijgen. Als je je darmflora verandert door middel van je voeding, kan het gebeuren dat je van je jarenlange voedselallergieën en zelfs van een auto-immuunziekte af komt.
Er zijn steeds meer vrouwen die zich niet neerleggen bij de diagnose dat ze nooit van hun auto-immuunziekte af komen. Ze helen zichzelf grotendeels met hun voeding of krijgen op zijn minst de symptomen onder controle. Enkele vrouwen hebben hier een boek over geschreven. Google maar eens op dr. Terry Wahls (MS), Meghan Telpner (ziekte van Crohn), Molly Vazquez (Alopecia Totalis) en onze Nederlandse Amber Albarda (ziekte van Hashimoto).

JE DARMEN ZIJN **JE TWEEDE HERSENEN**

Wist je dat 95 procent van de signaalstof die jou een goed gevoel geeft, serotonine, in je darmen wordt aangemaakt? Ook de neurotransmitter dopamine en het belangrijke slaaphormoon melatonine worden grotendeels in je darmen geproduceerd. Het zenuwstelsel van je darm is net zo uitgebreid en complex als dat van je hersenen en je darmen zijn door middel van je belangrijkste zenuw, de nervus vagus, verbonden met je hersenen. Je hersenen en je darmflora communiceren voortdurend met elkaar.

»» DEPRESSIEVE HERSENEN OF DEPRESSIEVE DARMEN?

Antidepressiva worden wel getest op muizen door ze rondjes te laten zwemmen in een bak water waar ze nergens aan 'land' kunnen. Een uitzichtloze situatie dus. Op een gegeven moment geven ze het op en laten zich drijven. Zijn ze na toediening van antidepressiva bereid om langer te zwemmen, dan zien wetenschappers dat als een positief signaal dat de muizen langer 'hoop' hebben dat het nog goed gaat komen. Depressieve muizen geven het snel op.
In 2011 onderzocht hersenwetenschapper John F. Cryan of hij het gedrag van muizen kon beïnvloeden met een portie gunstige darmbacteriën. De muizen met de gepimpte darm bleken langer te zwemmen en hadden minder stresshormoon in hun bloed dan de controlegroep. De darmbacteriën werkten dus vergelijkbaar met een antidepressiva. Volgens Cryan gedroegen de muizen zich alsof ze angstremmers hadden gekregen (2.15).

JE DARMEN BEPALEN VOOR EEN GROOT DEEL HOE JE JE VOELT

Het is dan ook niet voor niets dat je darmen ook wel je tweede hersenen worden genoemd: ze hebben grote invloed op je stemming en emoties. Ken je dat opgewekte gevoel als je je darmen helemaal hebt kunnen leegmaken op het toilet? Een opgeruimd hoofd heeft zeker een relatie met opgeruimde darmen!
We zijn er altijd van uitgegaan dat onze emoties en onze stemmingen in ons hoofd zitten en dat dit losstaat van de rest van je lichaam. Er komt steeds meer onderzoek dat aangeeft dat het juist wel eens méér in onze darmen zou kunnen zitten dan in ons hoofd! Uit onderzoek blijkt dat mensen met darmproblemen zoals het prikkelbaredarmsyndroom of colitis ulcerosa vaker dan gemiddeld last hebben van depressies en angstaanvallen, ook als er geen enkele aanleiding toe is. Andersom gaat het ook op: mensen met de ziekte van Parkinson blijken een sterk afwijkende samenstelling van de darmflora te hebben vergeleken met gezonde mensen.

DE GEZONDHEID VAN JE DARMEN HEEFT GROTE INVLOED OP NIET ALLEEN JE FYSIEKE, MAAR OOK JE MENTALE GEZONDHEID.

Je darmen spelen tevens een belangrijke rol bij het afvoeren van toxische stoffen in je lichaam, wat in onze samenleving steeds belangrijker wordt. Toxische stoffen vermijden is niet altijd mogelijk, maar je weerstand hiertegen verhogen wel!

Kortom: goed zorgen voor je darmflora betekent zorgen voor je gezondheid en vitaliteit. Met je voeding heb je grote invloed op je darmflora. Bedenk dat je darmflora zich vrijwel uitsluitend in je dikke darm bevindt; het gaat erom voeding te eten die vanuit je dunne darm onverteerd in je dikke darm aankomt, anders hebben de bacteriën er niets aan.
Eten volgens het VoedingsKompas zorgt voor goede voeding voor jou en al je darmflora-vrienden.

ANTIBIOTICA LATEN JE DARMEN IN CHAOS ACHTER

Antibiotica zijn stoffen tegen infecties in je lichaam die ontstaan doordat bacteriën je lichaam zijn binnengedrongen en daar schade aanrichten. We noemen dit een ontsteking. Als je weinig weerstand hebt is het moeilijk voor je lichaam om deze infectie zelf te bestrijden. Antibiotica komen voor in de natuur, denk aan gember, kaneel, knoflook, kurkuma en kokosolie, maar soms is dit onvoldoende. In sommige gevallen zijn er krachtige medicijnen nodig zoals bij een ernstige longontsteking.
Het vervelende van antibiotica is dat ze geen onderscheid maken tussen goede en slechte bacteriën. In je darmflora betekent dit dat zowel de slechte als de goede bacteriën worden gedood. Dit heeft tot gevolg dat de slechte bacteriën makkelijk de overhand kunnen krijgen. Dit verzwakt je immuunsysteem, wat weer kan leiden tot allerlei vervelende nieuwe problemen, waaronder een candida-infectie, die veel voorkomt bij vrouwen.
Is het werkelijk nodig om een antibioticakuur te volgen, zorg dan als tegenhanger voor een goede probioticakuur.

TIPS VOOR GEZONDE DARMEN

››› EET VOLOP GROENTEN, KIEMEN, KRUIDEN EN PEULVRUCHTEN. Ze bevatten oplosbare vezels die je goede darmbacteriën nodig hebben. Granen kunnen zorgen voor een portie niet-oplosbare vezels.

››› EET GEZONDE VETTEN. Je darmbacteriën hebben naast volop vezels ook gezonde vetten nodig. Meer over gezonde vetten lees je in hoofdstuk 7.

››› DRINK VOLDOENDE WATER, LIEFST GEFILTERD. Als je meer vezels gaat eten, is het belangrijk om ook meer water te drinken, anders kun je er juist darmproblemen van krijgen. Drink bij voorkeur gefilterd water.

››› GEBRUIK KEFIR OF ANDERE GEFERMENTEERDE VOEDING. Hiermee voed je je darmen met een extra portie gezonde bacteriën. Maak deze bij voorkeur zelf; alles wat in een fabriek is gemaakt bevat nauwelijks probiotische bacteriën meer.

››› VERMIJD SUIKERS EN STRESS. Slechte darmbacteriën voeden zich met suikers. Hoe meer suikers je eet, hoe liever ze het hebben en hoe meer ze erom blijven zeuren. Schrap daarom zo veel mogelijk zoetigheid. Door een acute stresssituatie kunnen je darmbacteriën binnen 24 uur helemaal ontregeld zijn. Wees je bewust van de relatie tussen stress en je darmen.

››› VERMIJD TE VEEL DIERLIJKE EIWITTEN EN VETTEN, zeker de producten van niet-biologische dieren. Via die laatste krijg je op een indirecte manier antibiotica binnen.

››› KOM IN BEWEGING. Gezonde darmen houden van beweging. Een grotendeels zittend bestaan heeft een negatieve invloed op je darmflora. Iedere dag tienduizend stappen is veel beter dan alleen in het weekend twee uur hardlopen.

OM TE ONTHOUDEN

»» Je gezondheid begint in je darmen; als je darmflora niet gezond is kunnen er allerlei gezondheidsproblemen ontstaan, zowel fysiek als mentaal.

»» Bepaalde stoffen die je darmslijmvlies irriteren kunnen zorgen voor een lekkende darm; dit voel je niet maar het geeft wel problemen. Probeer deze stoffen zo veel mogelijk te vermijden.

»» Het gelukshormoon serotonine wordt voor 95 procent in je darmen aangemaakt. Vandaar dat er een relatie is tussen de gezondheid van je darmen en je stemming.

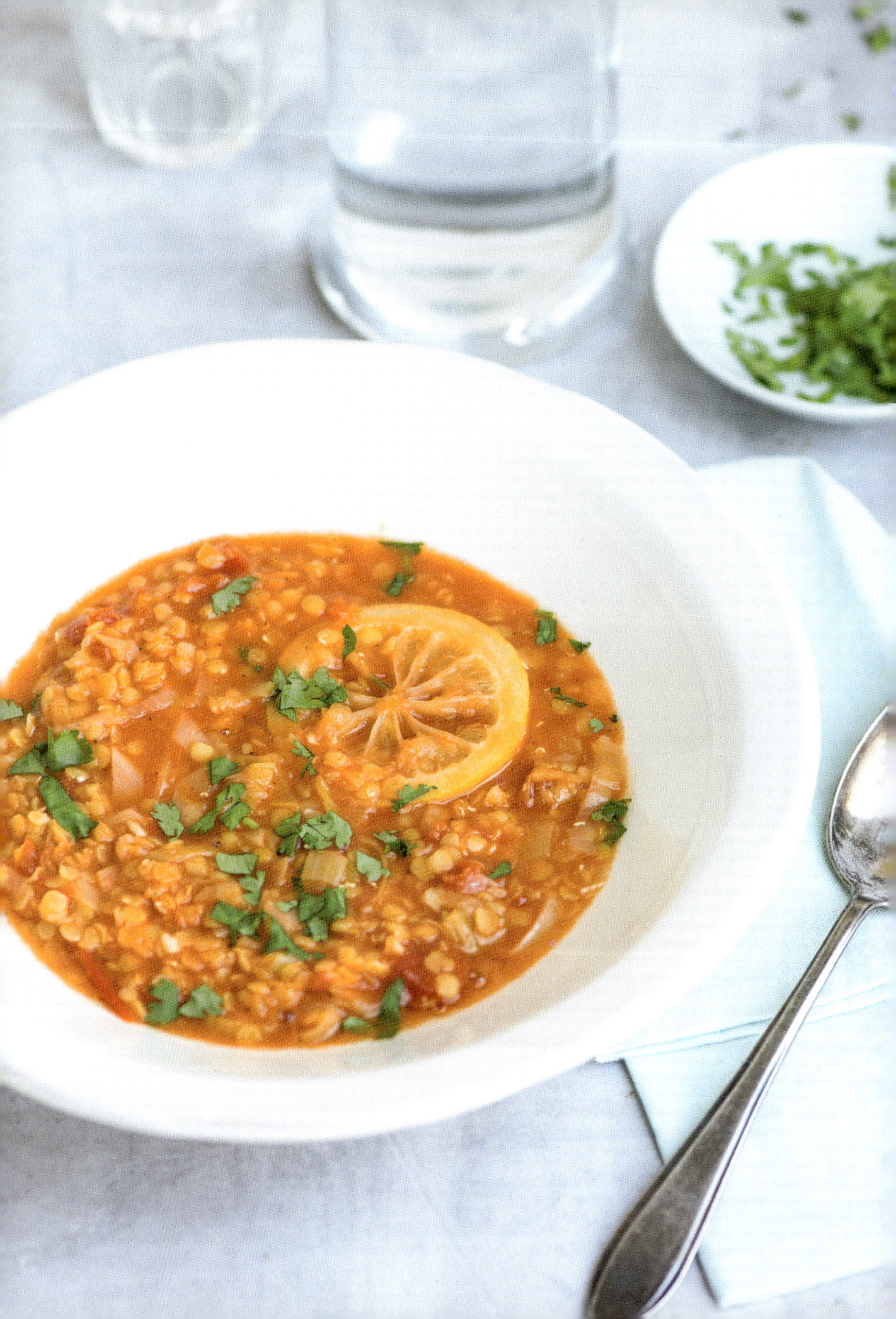

RECEPT

KRUIDIGE MAALTIJDSOEP VOOR ONVERWACHTE GASTEN

Linzen bevatten net als alle andere peulvruchten volop vezels en zijn daarom heel goed voor je darmen. Het voordeel van deze rode linzen is dat je ze niet van tevoren hoeft te weken. Bovendien bevatten ze veel ijzer, wat voor vrouwen altijd mooi meegenomen is.

Deze kruidige soep die je echt in een halfuur op tafel hebt staan is een van mijn favorieten. De ingrediënten heb ik vrijwel altijd in huis, dus het is een ideale soep voor onverwachte gasten. Voeding uit een pakje heeft niet mijn voorkeur. Verse tomaten zijn natuurlijk beter maar soms kies ik voor gemak en snelheid. Maak het jezelf vooral niet te moeilijk in de keuken.

DIT HEB JE NODIG (VOOR 4 PERSONEN)

- 200 gram rode linzen
- 2 preien (in geval van nood te vervangen door uien)
- 4 teentjes knoflook, fijngehakt
- 1 pakje tomatenblokjes (380 gram)
- ca. 100 gram passata uit glas (gezeefde tomaten)
- een liter bouillon
- 1 eetlepel verse gember, fijngehakt
- 1 eetlepel komijnpoeder
- 1 mespuntje cayennepeper
- 1 eetlepel kokosolie
- 3 schijfjes citroen
- verse koriander

ZO MAAK JE HET

Verwarm de kokosolie in een soeppan en voeg de fijngesneden prei toe. Laat dit rustig fruiten. Snijd ondertussen de knoflook en gember fijn en voeg die toe samen met de komijnpoeder en cayennepeper. Was de rode linzen goed en voeg deze toe.

Doe nu de passata, het pakje tomatenblokjes, de schijfjes citroen en de bouillon erbij. Breng zachtjes aan de kook en laat 20 minuutjes sudderen. Zodra de linzen gaar zijn kun je de soep serveren.

Snijd een ruime hoeveelheid korianderblaadjes fijn en serveer die apart als garnering.

ZO WERKT HET
AFVOEREN VAN XENO-OESTROGENEN

Ik wil hier wat dieper ingaan op het afvoeren van xeno-oestrogenen, omdat die ons vrouwenlichaam zo ernstig kunnen ontregelen. Zij zorgen voor hardnekkig overgewicht, chronische ziektes en kunnen uiteindelijk zelfs tot verschillende vormen van kanker leiden. Aan dit voorbeeld kun je goed zien hoe belangrijk een grote variatie aan onbewerkte, met name plantaardige voeding is.

> **ONTGIFTEN IS EEN PROCES WAAR JE LICHAAM IEDERE SECONDE VAN DE DAG EN NACHT MEE BEZIG IS. HET IS DAAROM GOED OM DETOXEN TE ZIEN ALS EEN DAGELIJKSE BEZIGHEID.**

CHLOROFYL

Voor het onschadelijk maken en afvoeren van xeno-oestrogenen zijn in eerste instantie groene groentes nodig. Het chlorofyl uit deze groene groentes helpt om de xeno-oestrogenen in water oplosbaar te maken, de eerste fase van ontgifting. Algen zoals chlorella, spirulina en marine fytoplankton zijn ook goede bronnen van chlorofyl. Chlorella helpt tevens om zware metalen uit je lichaam te verwijderen.
Nadat ze in water oplosbaar zijn gemaakt, ontstaan er drie vormen van oestrogenen. Twee hiervan kunnen nog steeds schade aanrichten, daarom is het zaak om deze onschadelijk te maken en af te voeren. Hier heeft je lever verschillende andere stoffen bij nodig.

DIM

Het stofje DIM (di-endolylmethaan) helpt mee om de schadelijke stoffen om te zetten in een onschadelijke vorm. DIM vind je in de familie van kruisbloemigen: broccoli, spruitjes, bloemkool, boerenkool, witte kool, Chinese kool, rucola, radijs, koolrabi en tuinkers. Verwarm ze even kort anders komt DIM niet vrij. Wokken en stomen is beter dan koken anders gooi je DIM met het kookwater weg. Broccolikiemen zijn topleveranciers van DIM.

CALCIUM D-GLUCARAAT

Ook dit is een stof die je lever nodig heeft om xeno-oestrogenen onschadelijk te maken en ze te kunnen uitscheiden. Je vindt hem naast in de kruisbloemigen ook in peulvruchten, pompoen, meloen, asperges, avocado, havervlokken, appels en abrikozen. Alfalfakiemen zijn hier de toppers.

GLUTATHION

Glutathion is het allerbelangrijkste antioxidant in je lichaam, omdat het betrokken is bij heel veel processen. Gebrek aan voldoende glutathion zou weleens de basis kunnen zijn van allerlei hormonale klachten. Het is ook het belangrijkste stofje voor de ontgifting en afvoer van xeno-oestrogenen en zware metalen. De voorloper van deze stof is het aminozuur cysteïne. Beide stoffen vind je in zwavelrijke voeding zoals zachtgekookte eieren, avocado, gekookte spinazie, gekookte spruitjes, walnoten, hazelnoten, amandelen, vijgen, gekookte kip en zonnebloempitten. Linzenkiemen zijn hier de toppers.

Voor voldoende aanmaak van glutathion heeft je lichaam ook volop vitamines B3, B6, B9 en B12 nodig, plus wat selenium en magnesium.

B3 vind je onder andere in edelgistvlokken, koriander, macapoeder en onbewerkte rijstzemelen.
B6 vind je onder andere in zachte eidooiers, onbewerkte rijstzemelen, en allerlei gedroogde groene kruiden zoals bieslook, kervel, koriander, oregano, tijm, rozemarijn en peterselie. Het zit ook in specerijen zoals cayennepeper, kurkuma, kerrie en paprikapoeder.
B11 wordt ook wel foliumzuur of folaat genoemd. Je vindt het volop in een grote variatie van rauwe, groene bladgroenten en kruiden, daarnaast ook in agar-agar, edelgistvlokken, rode bietjes, sesamzaad en zongedroogde tomaatjes.
B12 vind je volop in (orgaan)vlees, vis en zuivel, maar het is niet aan te raden om dit veel te eten als je hormoonbalans je lief is. Meer hierover in hoofdstuk 8 en 10. Mijn favoriete bron van B12 is dan ook biologische eieren en daarnaast gebruik ik dagelijks een zuigtabletje als supplement.
Selenium helpt vooral mee om glutathion te hergebruiken, zodat je lever dit niet steeds opnieuw hoeft aan te maken. Ongebrande paranoten zijn een goede bron van selenium. Eet ze zo vers mogelijk.
Magnesium is ook nodig maar veel vrouwen hebben hier gebrek aan omdat stress veel magnesium verbruikt. Een uitstekende bron van magnesium is zeewier. Het zit ook in rauwe cacao, boekweit, korianderblad, maanzaad, gedroogde pompoenpitten en onbewerkte rijstzemelen.

JE LICHAAM VRAAGT **EEN ENORME VARIATIE** AAN VOEDINGSSTOFFEN

Krijg je een beeld van hoe belangrijk al deze, voornamelijk plantaardige, voedingsmiddelen voor je gezondheid zijn, maar ook hoeveel variatie er nodig is? Iedere dag hetzelfde ontbijt zoals een bakje yoghurt met muesli of dezelfde lunch met vier boterhammen met kaas is dan ook een gemiste kans! Er zijn zovéél verschillende voedingsstoffen die je lichaam nodig heeft en we kunnen niet eindeloos blijven eten. Varieer daarom zo veel mogelijk met alles wat je eet en probeer regelmatig nieuwe recepten met nieuwe ingrediënten uit.

MET EEN GROTE VARIATIE AAN GROENTEN, KRUIDEN, FRUIT, ZADEN EN NOTEN KRIJG JE ONGEMERKT MEER DAN TIENDUIZEND VERSCHILLENDE VOEDINGSSTOFFEN BINNEN, WAARVAN DE WETENSCHAPPERS HET GROOTSTE DEEL NOG NIET KENNEN. MAAR JOUW LICHAAM WEL!

Wees je daarbij ervan bewust dat stress veel aanspraak maakt op al deze voedingsstoffen en dat je lever ze dan al snel tekort kan komen. Heb je veel stress dan maak je het je lever erg moeilijk om te ontgiften. Als je lever er niet in slaagt om toxische stoffen goed afgevoerd te krijgen, besluit je lichaam om ze op te slaan in je vetcellen. Zeker als je last hebt van hardnekkig overgewicht is het zaak om zo veel mogelijk toxische stoffen in je omgeving te vermijden.
Het goede nieuws is dat je lever een groot zelfhelend vermogen heeft. Zo belangrijk is dit orgaan! Als je goed zorgt voor je lever zal hij zich herstellen en al zijn functies weer goed kunnen uitvoeren.

TIPS VOOR EEN GEZONDE LEVER

››› Kies zo veel mogelijk ONBEWERKTE VOEDING ZONDER CHEMISCHE E-NUMMERS, bij voorkeur biologisch. Alle chemische stoffen die je lichaam binnenkomen moeten door je lever worden verwijderd.

››› Eet vooral een GROTE VARIATIE AAN GROENE GROENTEN, de ene helft rauw en de andere helft kort gekookt of gestoomd. Hiermee help je je lever met de eerste stap van het ontgiftingsproces. Leer groene smoothies maken.

››› Gebruik groene supplementen zoals chlorella, spirulina, fyto plankton en tarwegras. Het zijn goede bronnen van chlorofyl.

››› EET EEN GROTE VARIATIE AAN PLANTAARDIGE PRODUCTEN. De nadruk ligt hierbij op variatie; je lever heeft veel verschillende stoffen nodig. Grapefruit heeft een krachtig effect op het ontgiftende werk van je lever. (Gebruik je medicijnen, lees dan in de bijsluiter of je grapefruit mag hebben; zo krachtig ontgift het je lichaam van alles wat er niet in thuis hoort.)

››› BEPERK KOFFIE EN ALCOHOL. Zij betekenen een extra belasting voor je lever.

››› Zoek een ander, NIET-HORMONAAL VOORBEHOEDSMIDDEL in plaats van de pil. De pil bevat een grote dosis synthetische hormonen, die je lever onschadelijk moet maken en afvoeren.

OM TE ONTHOUDEN

››› Je lever speelt een essentiële rol in het afvoeren van allerlei gebruikte en toxische stoffen uit je lichaam.

››› Het eerste wat je kunt doen om je lever hierbij te helpen is ervoor zorgen dat je zo min mogelijk toxische stoffen binnenkrijgt of ermee in aanraking komt.

››› Het tweede is een grote variatie aan voornamelijk plantaardige producten eten, zodat je lichaam zo veel mogelijk verschillende stoffen binnenkrijgt om toxische stoffen veilig af te voeren.

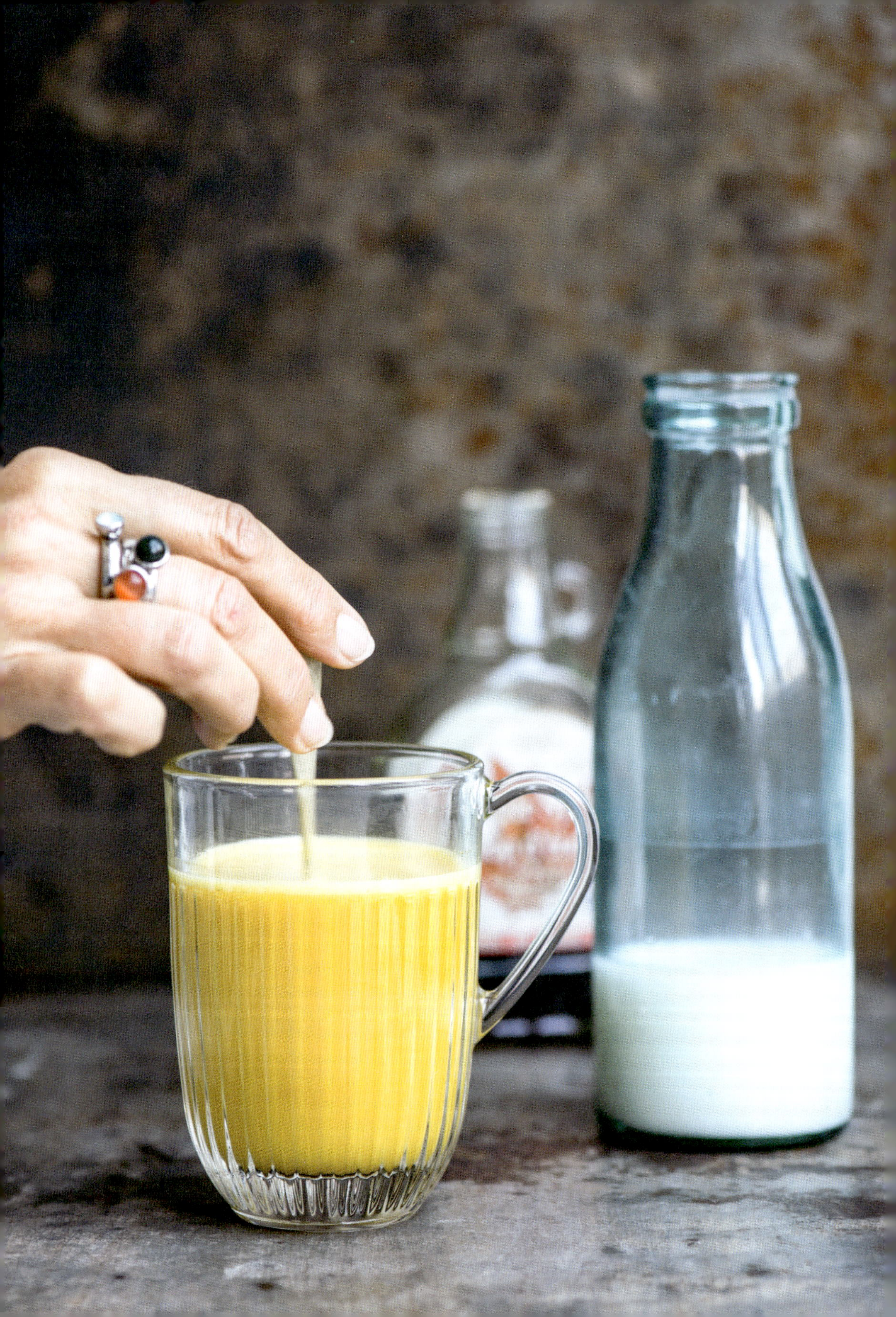

RECEPT

KURKUMAMELK

Kurkuma, ook geelwortel genoemd, is een bijzondere specerij die in de Chinese geneeskunde al eeuwenlang als medicijn wordt gebruikt. Kurkuma bevat curcumine, een stofje dat ontstekingsremmend werkt, een sterke antioxidant is, antibacterieel en bovendien giftig lijkt te zijn voor tumorcellen. Met kurkuma ondersteun je niet alleen je darmen maar ook je lever. 'Laat voeding je medicijn zijn' geldt dan ook zeker voor kurkuma. Door het toevoegen van peper wordt de werkzaamheid vergroot en stimuleer je bovendien je vetverbranding.

»» KURKUMA ZIT ALTIJD IN KERRIE. BIJ EEN GERECHT MET KERRIE VOEG IK VAAK EXTRA KURKUMA TOE. MAAR ALS IK ME NIET LEKKER VOEL OF ER EEN ONTSTEKING OPSPEELT, DAN MAAK IK EEN MOK KURKUMAMELK.

DIT HEB JE NODIG

- 1 mok plantaardige melk (melk van cashewnoten is hier erg lekker)
- 1 theelepel kurkuma (kies biologisch, te koop in zakken van 200 gram)
- 1 theelepel ahornsiroop
- een draai verse peper

ZO MAAK JE HET

Doe de kurkuma, ahornsiroop en peper in een mok. Verwarm de plantaardige melk zachtjes in een pannetje, maar laat niet koken. Doe een klein scheutje van de melk in je mok en roer de klontjes eruit. Voeg dan de rest van de melk toe en roer nog een keer. Drink met kleine slokjes. Het voelt heel voedend, probeer het maar eens.

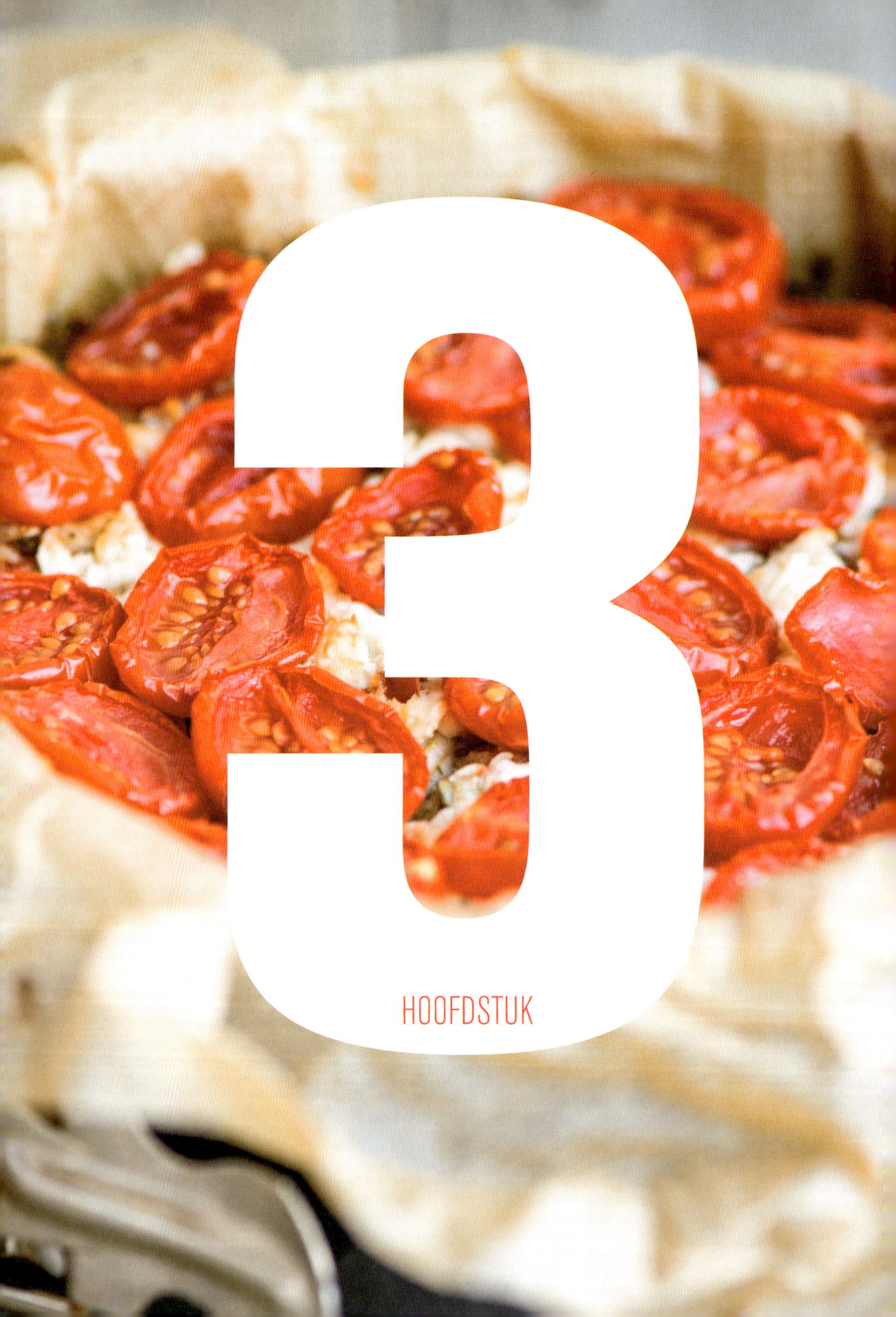

3

HOOFDSTUK

BEN JIJ ONDERVOED?

Alles in je lichaam hangt met elkaar samen. Je kunt een orgaan niet los zien van de rest van je lichaam. Als je darmen niet goed werken, ga je dit uiteindelijk zien aan je huid en als je immuunsysteem niet goed werkt, kunnen je hersenen gaan haperen. Vandaar dat het belangrijk is om je héle lichaam met al zijn organen goed te voeden, zodat die ervoor kunnen zorgen dat je hormonen zo optimaal mogelijk in balans blijven.

EIGENLIJK KUN JE ZELF GEEN HORMONAAL PROBLEEM OPLOSSEN. JE KUNT ALLEEN JE LICHAAM ZO GOED VOEDEN DAT HET DIT ZELF GAAT DOEN.

ONDERVOED QUA VOEDINGSSTOFFEN

Naar mijn mening zijn veel vrouwen in Nederland ondervoed. Mannen en kinderen trouwens ook. Niet in calorieën maar in voedingsstoffen. Ik ben niet de enige die dit vindt, het Nederlands Voedingscentrum is het met me eens. Als je als vrouw zou eten volgens hun richtlijnen, de Schijf van Vijf, dan kom je volgens hun rapport uit 2011 nog steeds zes belangrijke voedingsstoffen tekort, te weten: vitamine A, vitamine D, ijzer, selenium, foliumzuur en zink. Zonder deze essentiële voedingsstoffen is het onmogelijk om je hormonen in balans te krijgen en op langere termijn gezond en vitaal te blijven. Vitamine A, vitamine D, selenium en zink zijn essentiële voedingsstoffen om je schildklier gezond te houden.

Interessant is dat het Nederlands Voedingscentrum ook aangeeft dat 95 procent van de Nederlanders zijn richtlijnen niet volgt en dus waarschijnlijk nog méér tekorten heeft naast het rijtje van zes dat het zelf al aangeeft. Het blijkt dat van de volwassen vrouwen tot 69 jaar slechts 10 procent 2 stuks fruit per dag eet en slechts 5 procent de aanbevolen 250 gram groenten. De kans is dus groot dat jouw lichaam in de afgelopen jaren, net als dat van mij een aantal jaar geleden, een tekort heeft opgebouwd aan voedingsstoffen.

ONZE HECTISCHE WERELD VRAAGT OM KRACHTIGE VOEDING

De visie van het Nederlands Voedingscentrum is daarbij naar mijn mening ingehaald door de tijd. Ik ben ervan overtuigd dat een vrouw van veertig plus nog steeds voedingsstoffen tekortkomt, ook als ze helemaal volgens deze richtlijnen zou eten. Het advies aan vrouwen van 40 om onder andere dagelijks 4 tot 5 boterhammen, 4 tot 5 opscheplepels graanproducten of aardappelen en 2 tot 3 porties zuivel te eten is naar mijn mening vragen om gezondheidsproblemen. Ons lichaam vraagt in onze hectische samenleving met al haar stress om betere en meer gevarieerde voeding!

ONDERVOED IN EEN VAN DE RIJKSTE LANDEN TER WERELD

Nederland is een van de rijkste landen ter wereld, waar allerlei soorten voedsel volop beschikbaar zijn. Toch stevenen we in Nederland af op zes miljoen chronisch zieke mensen, en in andere westerse landen is het niet beter. Een groot deel van de mensen in onze westerse wereld is te zwaar en tegelijkertijd ondervoed, want dit gaat vaak samen.

ONDERVOEDING LEIDT AL EEUWENLANG TOT **ZIEKTES**

Dat ondervoeding leidt tot ziektes weten we, daarvoor hoeven we alleen maar naar onze geschiedenis te kijken. Van verhalen uit het verleden kunnen we belangrijke lessen leren.

SCHEURBUIK OP ZEE DOOR GEBREK AAN BEWEGING?

Scheurbuik was vroeger de belangrijkste doodsoorzaak van de bemanning op zeilschepen. In 1747 ontdekte de Britse marinearts James Lind dat zieke mannen binnen zes dagen genazen als ze twee sinaasappels en een citroen te eten kregen. Men had echter geen idee waarom. In de geneeskundige wereld bleef men lang geloven dat scheurbuik een probleem was van de bloedcirculatie, veroorzaakt door onder andere een tekort aan beweging.

Pas in 1865, na honderden doden, kwam er een voorschrift van de Britse Board of Trade dat citroensap een dagelijks onderdeel moest zijn van het menu op koopvaardijschepen. Dat het ging om de voedingsstof die wij nu vitamine C noemen, werd pas ontdekt in 1933.

MAAGVULLING IS NOG GEEN VOEDING.

BERIBERI TUSSEN DE RIJSTVELDEN: EEN INFECTIE?

In Nederlands-Indië stierven eind negentiende eeuw opeens duizenden mensen als gevolg van een onbekende ziekte die men 'beriberi' noemde. Medici dachten aan een infectieziekte. De Nederlandse arts Christiaan Eijkman ontdekte dat kippen die machinaal gepelde witte rijst kregen ziek werden, maar kippen die ongepelde rijst kregen niet. Hij trok de conclusie dat witte rijst een giftige stof bevatte en dat het vliesje het tegengif in zich had. Hij kwam niet op het idee dat mensen ziek werden als gevolg van een tekort aan een voedingsstof. Zijn assistent Gerrit Grijns kwam later wel tot deze conclusie, hoewel hij geen idee had om welke stof het ging. Pas in 1926 werd deze stof geïsoleerd en noemden ze die vitamine B1 of ook thiamine. Doordat men eind negentiende eeuw rijst machinaal was gaan bewerken en pellen en daarmee ontdeed van deze essentiële voedingsstof, zijn er veel arme mensen overal in Azië langdurig ziek geworden en uiteindelijk gestorven, aangezien dit hun hoofdvoedsel was.

HOEZO KAN VOEDING NIET GENEZEN?

Artsen en onderzoekers hebben steeds over het hoofd gezien dat grote groepen mensen ziek werden door een gebrek aan bepaalde voedingsstoffen. Tot op de dag van vandaag zijn er nog steeds artsen en wetenschappers die zeggen dat voeding niet kan genezen omdat dat nog niet wetenschappelijk bewezen is.

WAS DE AARDE ALTIJD AL ROND OF WERD HIJ PAS ROND NADAT WETENSCHAPPERS DIT HADDEN BEWEZEN?

Als je ziek kunt worden door gebrek aan voedingsstoffen, kun je dan beter worden door deze weer toe te voegen aan je menu? Wat denk je? Voeding is belangrijk voor al onze cellen en kan ons ziek of beter maken.

VOEDING IS **INFORMATIE VOOR JE CELLEN**

Een dierenarts kan aan de vacht de gezondheid van een dier aflezen. De vacht weerspiegelt of het dier gezond is of niet. Hetzelfde geldt voor ons. Als het een tijdlang niet goed met je gaat, zul je dat zien aan je huid, haren en nagels. Als je lichaam bepaalde voedingsstoffen tekortkomt, dan brengt het deze als eerste naar je vitale organen zoals je hart, longen en lever. Als er dan nog voedingsstoffen óver zijn, komen je huid, haren en nagels pas aan bod. Zonder mooie huid en haren overleef ik het wel, denkt je overlevingsmechanisme. Zonder goed werkend hart en lever niet. Helaas kunnen we aan de buitenkant niet bijtijds en goed zien of je hart, lever en longen wel de juiste voeding krijgen.

Ik zeg graag: voeding is informatie voor al de cellen in je lichaam. Met alles wat je eet geef je ze continu allerlei boodschappen: maak dit hormoon aan, voer deze oude cellen af, zet dit eiwit om, trigger deze immuuncellen, breng dit gen tot expressie, enzovoort. Voeding is zoveel meer dan alleen brandstof!

WELKE INFORMATIE HEEFT JE LICHAAM NODIG?

Mensen zijn zoogdieren. Dit neemt voor mijn gevoel de arrogantie die we onszelf aanmeten ten opzichte van de natuur weg en plaatst ons er weer midden in. Het genetische verschil tussen mensen en chimpansees is kleiner dan tussen chimpansees en gorilla's en een simpele bladluis schijnt evenveel genen te hebben als de mens. Met andere woorden: zo heel afwijkend zijn we nou ook weer niet.

WE ATEN WAT DE NATUUR ONS GAF

Onze voorouders hebben zich eeuwenlang kunnen voortplanten door te eten wat de natuur hun gaf. Over de hele wereld bepaalde de natuur wat er te eten viel. Meestal was dit een combinatie van planten, knollen, zaden, pitten, vruchten, insecten, eieren, vis en schaaldieren, zeewier en vlees. Mensen zijn omnivoren, wat betekent dat we zo'n beetje alles kunnen eten wat de natuur ons geeft.

Gelukkig maar. Eskimo's eten voor tachtig procent vis en vlees bij gebrek aan beplanting. De Masai, een nomadenvolk uit Afrika, laten daarentegen hun koeien leven. Zelf leven de Masai (behalve van planten, vruchten, knollen, insecten en honing) grotendeels van koemelk en het afgetapte bloed van koeien.

VROUWEN WISTEN HET VAN NATURE

Vrouwen bepaalden wereldwijd wat er 'op tafel kwam' en als gevolg daarvan lopen we nu met ruim zeven miljard mensen rond op onze aarde. Vrouwen hebben altijd geweten hoe ze hun families moesten voeden. Ze hebben daar nooit een wetenschapper, voedingsdeskundige, diëtist of voedselpiramide bij nodig gehad.
Wij mensen zijn zoogdieren uit de natuur. Alles wat de natuur ons geeft wordt herkend door de cellen in ons lichaam. De cellen van deze voeding en onze eigen cellen spreken als het ware dezelfde taal: ons lichaam kan hiermee werken.

EEN WARME ONTVANGST

Stel je een aankomsthal voor op een groot vliegveld. Zodra mensen na een lange scheiding hun geliefden herkennen, gaat er gejuich op of ontstaat er op zijn minst een dikke glimlach waarna er een omhelzing volgt. Zoiets gebeurt in je lichaam ook als natuurlijke voedingsstoffen in contact komen met jouw cellen: er volgt een warme ontvangst. Het is pas fout gegaan toen we ons gingen bemoeien met de producten zoals de natuur ze voor ons maakt. Toen een appel een appeltaart werd die drie weken houdbaar moest blijven.

EEN ONDERVOED LICHAAM BLIJFT **ZEUREN OM VOEDING**

Een lichaam dat ondervoed is zal blijven zeuren om voeding. Dit is mede de oorzaak van de vele 'onverklaarbare' eetbuien van vrouwen, die zeggen dat ze geen enkele emotionele reden hebben om te vervallen in eetbuien, maar toch met grote dwang door hun lichaam naar de koelkast worden gestuurd. Het is jouw lichaam in de overlevingsstand dat je op pad stuurt; het heeft volop voedingsstoffen nodig!

EEN LICHAAM DAT TE ZWAAR IS, IS MEESTAL ONDERVOED.

Je lichaam hoopt dat je een gemengde salade gaat eten of gestoomde broccoli, maar zolang je de taal van je lichaam niet goed verstaat, is de kans groot dat je uit gewoonte twee boterhammen smeert met dik pindakaas erop. Na het eten daarvan voel je je nog steeds onverzadigd. Herkenbaar?
Als ik zo'n onrustige zin-om-te-eten-bui heb stel ik me voor dat de cellen in mijn lichaam zich vervelen en balen omdat ze geen materiaal hebben om mee te werken om mij gezond te houden. Dat beeld helpt me om eerst iets gezonds te gaan eten, voordat ik zwicht voor iets minder gezonds zoals zoetigheid. Meestal heb ik daarna echter geen behoefte meer aan die zoetigheid. Of hooguit een klein beetje.

»» HEB JIJ ZIN IN CHOCOLA OF HEEFT JE LICHAAM BEHOEFTE AAN MAGNESIUM?

Uit allerlei onderzoeken blijkt dat veel vrouwen diverse voedingsstoffen tekortkomen, zeker als ze veel stress hebben (gehad). Stress eet een groot deel van je voedingsstoffen op. Magnesium is zo'n mineraal dat veel vrouwen te weinig hebben. Het zit in chocola. Dit zou de reden kunnen zijn waarom zoveel vrouwen van chocola houden: hun lichaam snakt naar magnesium.

EEN ONDERVOED LICHAAM HEEFT GEEN ZIN OM TE BEWEGEN

Het laatste wat een ondervoed lichaam wil is energie verspillen aan onnodige beweging. Een ondervoed lichaam is moe en moet alle zeilen bijzetten om allerlei processen in het lichaam zo goed mogelijk te laten verlopen met de beperkte middelen die het tot zijn beschikking heeft. Zo'n lichaam gaat echt niet met plezier sporten.

Het is geen wonder dus dat het je niet lukt om blijvend te bewegen of sporten als je ondervoed bent. Je probeert hiermee tegen de natuur van je lichaam in te gaan. De enige manier is je lichaam zo goed te voeden dat het graag in beweging wil komen. Pas dan gaat het als vanzelf, want een gezond lichaam wil wel bewegen, heel graag zelfs!

Zou jij je na acht uur slapen het liefst nog een keer om willen draaien? Verlang jij om vier uur 's middags naar een winterslaap van een halfjaar? Ben jij regelmatig te moe om de dingen te realiseren die je graag zou willen realiseren? Gebrek aan energie is de grootste klacht die ik hoor van vrouwen. Het zijn allemaal signalen dat je lichaam op de een of andere manier ondervoed is.

De makkelijkste manier om energie te krijgen is om die uit je voeding te halen. Laat je voeding het werk voor je doen! Voor hormoonbalans in jouw lichaam, en dus volop energie, heb je grote doses vitamines, mineralen, enzymen en sporenelementen nodig. Deze voedingsstoffen vinden we alleen in natuurlijke voeding. Stap over op voeding die rijk is aan voedingsstoffen en levenskracht en ervaar de impact hiervan.

NATUURLIJKE VOEDING BEVAT **LEVENSKRACHT**

Onbewerkte, pure voeding met al haar vitamines, mineralen, sporenelementen en al die andere onzichtbare en deels nog onbekende stoffen: dát zijn je energieleveranciers! Deze voeding bevat ook nog iets anders. Ik noem dit levenslicht, levenskracht of simpelweg energie. Voeding bevat letterlijk energie en jij kunt deze overnemen door haar te eten.

Daglicht geeft levensenergie. Daarom voel je je in het voorjaar en de zomer vaak opgewekter en beter dan in de herfst en winter. In het voorjaar en de zomer ben je vaak meer buiten en beweeg je meer. Het is niet voor niets dat depressieve klachten bestreden worden met lichttherapie. Hoe zorg je het hele jaar door voor een grote dosis van deze levenskracht,

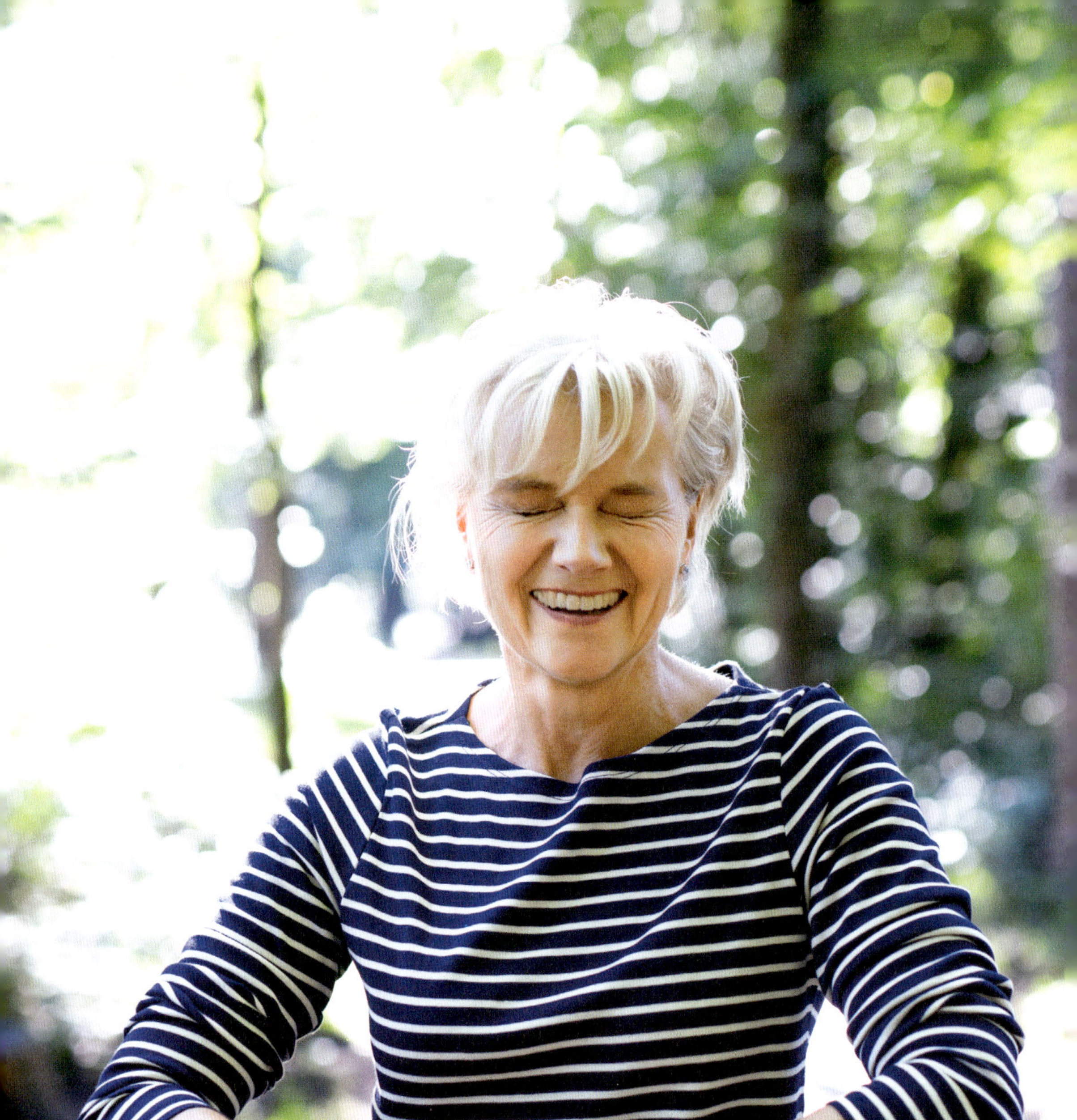

››› HOE VOED JE JE CELLEN?

Het meest voedende dat je jezelf kunt geven is een groot glas versgeperst, biologisch groenten-fruitsap uit een slowjuicer. Met vers bedoel ik opdrinken binnen een kwartier nadat het geperst is. Dit sap bevat volop levenskracht. Je zult merken dat je er niet veel meer van kunt drinken dan dat ene grote glas. Je lichaam geeft het signaal dat het vol zit, omdat al je cellen vol zitten met levenslicht. Er kan echt niets meer bij. Je maag zal snel leeg zijn, maar alle cellen in je lichaam zijn gevuld. Als je dit gevoel ooit ervaren hebt, zul je nooit meer op dezelfde manier naar voeding kijken. Je hebt hiervoor wel echt een slowjuicer nodig; een normale juicer vernietigt de levenskracht van de voeding.

zodat je iedere dag met veel plezier je bed uit springt om aan de slag te gaan en niet zes keer op de snoozeknop van je wekker drukt? Planten zetten zonlicht om in eetbaar licht via een proces dat bekendstaat als fotosynthese.

Het chlorofyl in groene bladeren kun je zien als eetbaar zonlicht. Wil je meer energie en levenskracht, verhoog dan om te beginnen de hoeveelheid groen op je bord.

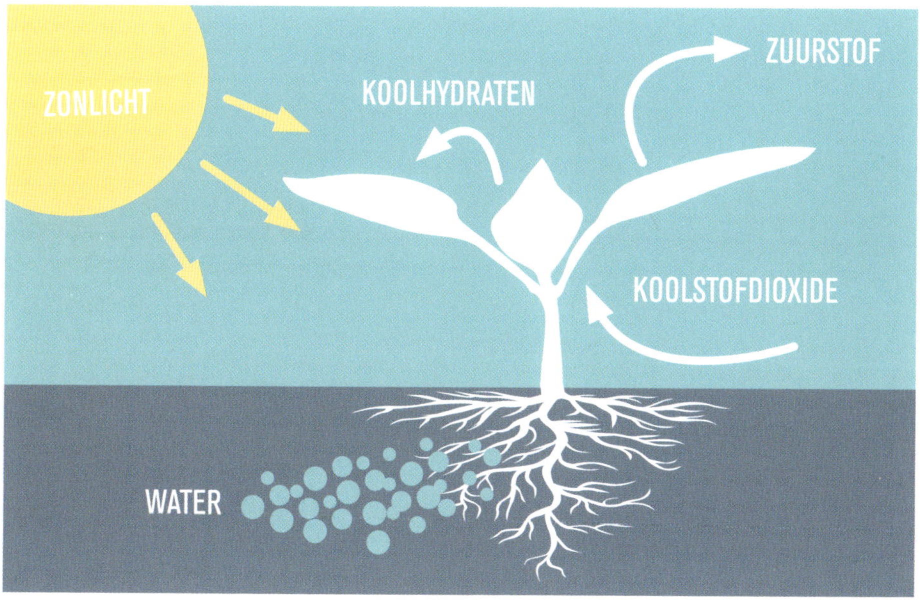

FOTOSYNTHESE

Zaden, pitten en kiemen zijn eveneens bommetjes vol levenskracht. Als je een ongebrande amandel of zonnebloempit in de grond stopt komt er een plantje uit. Als je een geroosterde amandel (hoe lekker ook) in de grond stopt gebeurt er niets. Dat is wat ik bedoel met levenskracht.

Alle plantaardige voeding, vooral groenten, fruit, kiemen, kruiden, zaden, pitten en noten, bevat volop levenskracht. Hoe verser hoe beter. Eet iedere dag een deel hiervan rauw, dus niet verhit; op die manier blijft de levenskracht bewaard. Laat ongebrande noten, zaden en pitten een nachtje weken in water voordat je ze gebruikt. Door het vocht wordt de levenskracht die erin zit wakker geschud. Als je ze enkele dagen vochtig houdt zal het begin van het nieuwe plantje verschijnen. Verhitten boven de 40 graden vernietigt een deel van de levenskracht. Voeding die veel energie bevat, vult niet alleen je maag maar ook je cellen. Je gaat het verschil voelen op het moment dat je wekker afloopt...

ALS JE MEER GEZONDHEID EN ENERGIE WILT, IS HET ETEN VAN VOEDING DIE ZELF VEEL ENERGIE BEVAT ONVERMIJDELIJK.

FABRIEKSVOEDSEL BEVAT GEEN LEVENSKRACHT

Fabrieksvoedsel bevat geen enkele levenskracht meer. Het kan je maag vullen maar voedt niet je cellen. Los van alle chemische toevoegingen is het waarschijnlijk ingevroren geweest, ontdooid, verhit, gepasteuriseerd, gehomogeniseerd, verwerkt, verpakt, getransporteerd, opgeslagen, weer getransporteerd en misschien wel opnieuw verhit voordat het op jouw bord terechtkwam.

JE KUNT NIET WETEN WAT GEZONDE VOEDING VOOR JE KAN BETEKENEN ZOLANG JE DIT NIET ZELF HEBT ERVAREN.

BIOLOGISCHE PRODUCTEN BEVATTEN MEER LEVENSENERGIE

Niet-veredelde, wilde planten uit de natuur en voeding die zich zo natuurlijk mogelijk heeft mogen ontwikkelen bevatten de hoogste hoeveelheid biofotonen. Vandaar dat de biologisch-dynamische landbouw hierop het hoogste scoort. In Nederland krijgen producten hiervan het Demeter-keurmerk. Je vindt ze in de natuurvoedingswinkel. Biologische producten uit je eigen omgeving en eten met de seizoenen zodat de producten zo vers mogelijk zijn, is eveneens een uitstekende keuze. Dieren die buiten hebben mogen leven en natuurlijke voeding hebben gekregen, zijn mede vanwege de levenskracht die ze hebben opgedaan veel gezonder voor je dan dierlijke producten uit de bio-industrie. Hetzelfde geldt voor de eieren van kippen.

»» GEBRUIK JE MAGNETRON ALLÉÉN ALS KEUKENKASTJE

De magnetron is al jaren onderwerp van discussie. Door middel van microgolven schudt een magnetron de moleculen in het voedsel door elkaar, zodat er hitte ontstaat in de celkern. Er zijn veel onderzoeken die aantonen dat een magnetron het DNA in ons voedsel aantast, waardoor ons lichaam het niet meer herkent als voedsel maar ziet als een vijand waar het snel vanaf moet, ofwel door uitscheiding ofwel door opslag in ons vetweefsel. De oorspronkelijke levenskracht van het voedsel wordt er in ieder geval door vernietigd en er zouden zelfs kankerverwekkende vrije radicalen ontstaan. Neem het zekere voor het onzekere: doe je magnetron weg of trek de stekker eruit en gebruik hem als keukenkastje.

EET ZOALS DE NATUUR HET ONS GEEFT

Als je een grote variatie zou eten van voeding zoals de natuur die ons geeft, dan ben je al een heel eind op de goede en gezonde weg. Ik kan me voorstellen dat je hier nog vragen over hebt en als voormalig suikerjunkie realiseer ik me goed dat dit allemaal makkelijker is gezegd dan gedaan. In deel 2 van dit boek zal ik een groot deel van je vragen beantwoorden.

OM TE ONTHOUDEN

››› Eeuwenlang zijn mensen ziek geworden en overleden door gebrek aan bepaalde voedingsstoffen; op dit moment is dat niet anders.

››› Voeding is informatie voor al je cellen. Geef je lichaam de informatie waarmee het jou gezond kan houden.

››› Je cellen hebben onbewerkte, pure voeding nodig zoals de natuur het ons geeft.

››› Een lichaam dat voedingsstoffen tekortkomt, zal blijven zeuren om voeding.

››› Je kunt letterlijk meer energie eten door voeding te gebruiken die levenskracht bevat.

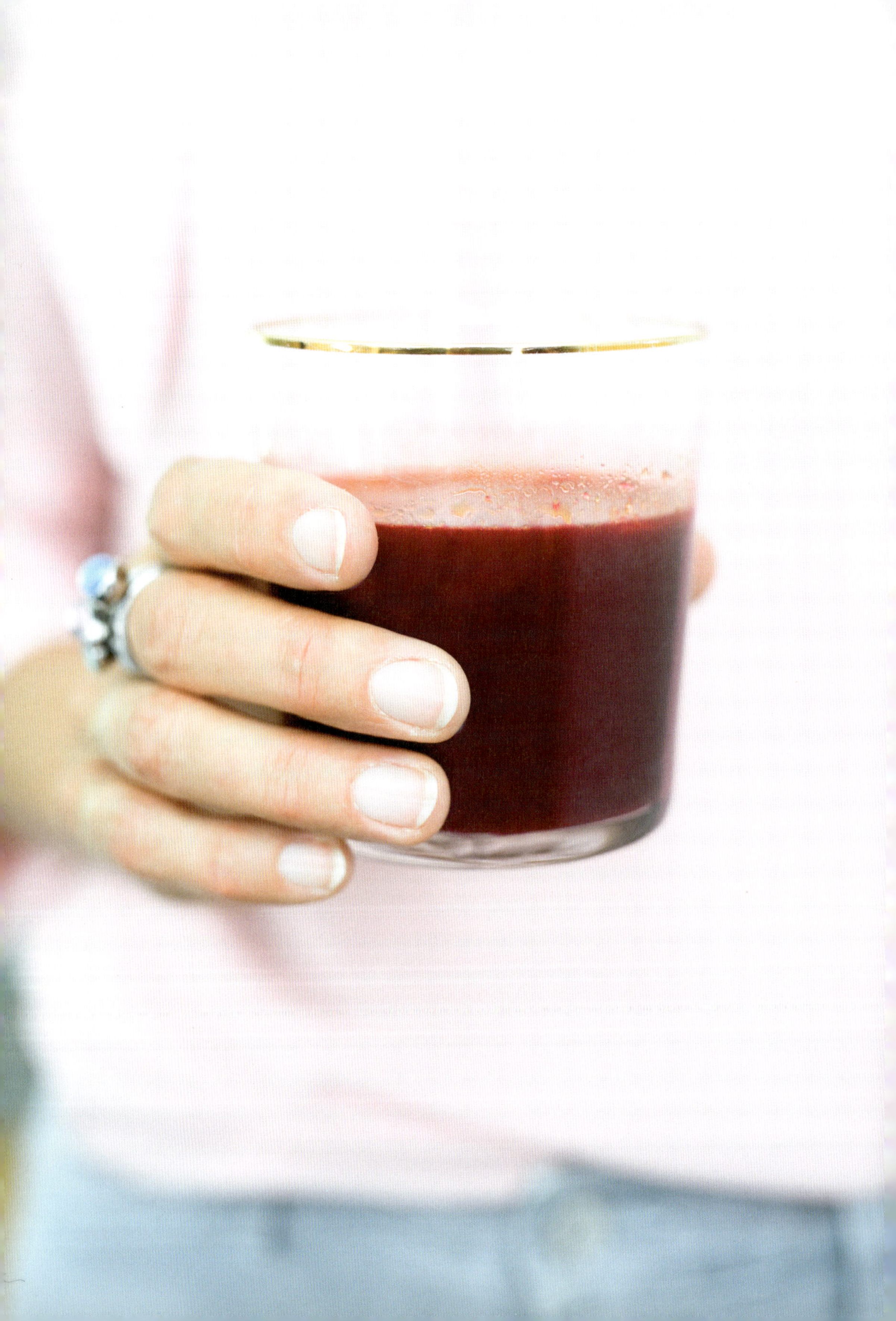

RECEPT

ANTIBURN-OUT SUPERSAP

Ik geloof dat de aanschaf van een slowjuicer, waarmee ik zelf verse sappen kon maken, het keerpunt was in mijn burn-out. Er is geen enkele andere manier waarop je in een paar slokken zoveel gezonde voedingsstoffen binnen kunt krijgen! Heb je nog geen sapcentrifuge spaar dan door voor een slowjuicer, want hierbij blijven de voedingswaarde en levenskracht veel beter bewaard.

Er zijn talloze heerlijke saprecepten. Ik kan je er hier helaas maar eentje geven. Je krijgt mijn favoriet waar ik altijd weer voor kies als ik voel dat ik wat extra's nodig heb. Dankzij de zoete smaak van het bietje en de wortel hoeft hier weinig fruit bij. Dit is genoeg voor twee glazen.

DIT HEB JE NODIG

- 1 rood bietje
- 2 stengels bleekselderij
- 3 wortels
- 1 appel
- stukje gember van ca. 1 cm

ZO MAAK JE HET

Was de groenten en fruit goed en hak ze in wat kleinere stukken. Doe alles, inclusief de gember, in je sapcentrifuge. Giet het sap in een groot glas en drink het langzaam, met volle aandacht, op. Visualiseer dat al je miljarden lichaamscellen nu worden gevoed met precies datgene wat ze nodig hebben.

Het pulp kun je prima gebruiken om later groenteburgers van te bakken.

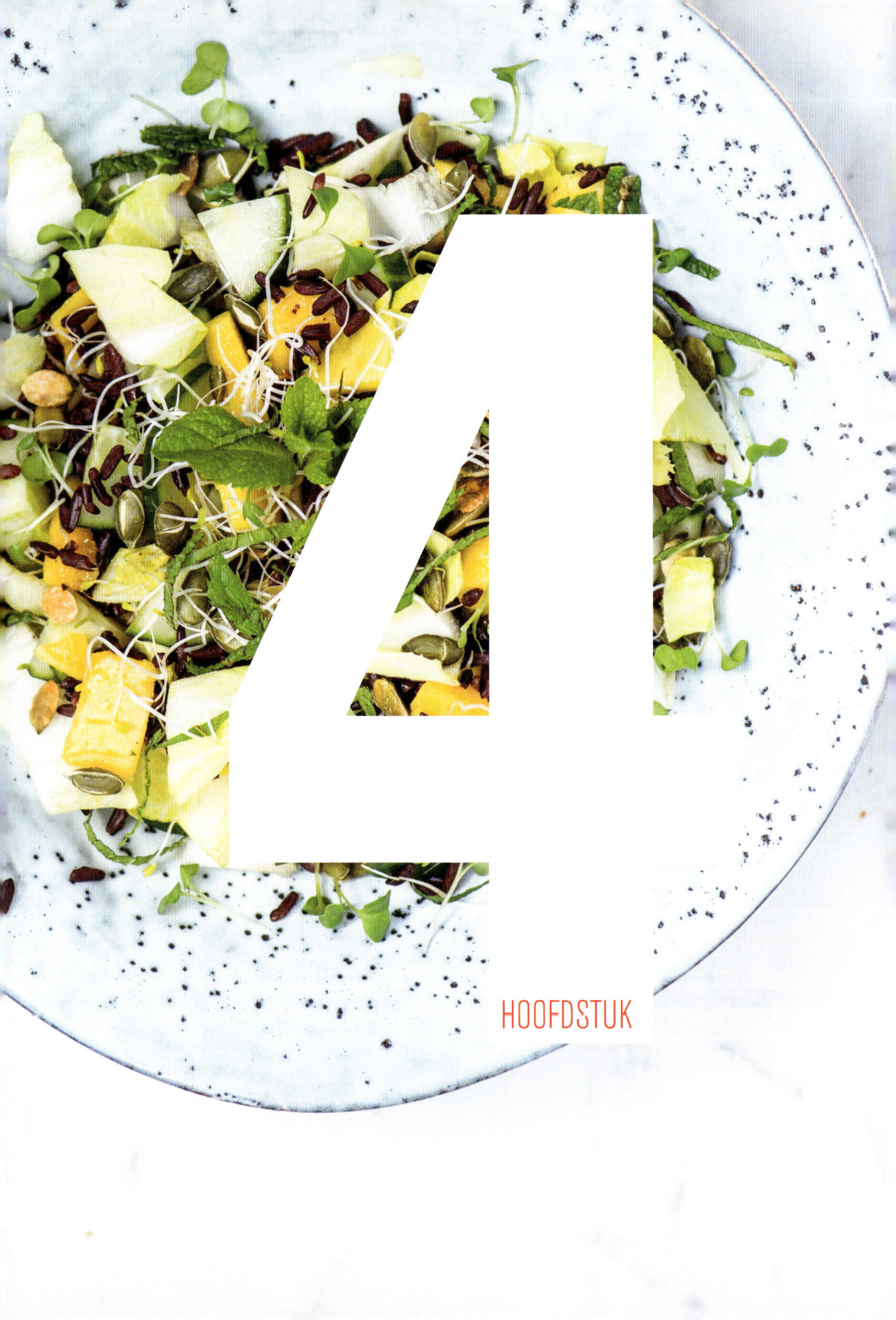

4

HOOFDSTUK

NIET IEDER PONDJE GAAT DOOR HET MONDJE

We hebben allemaal geleerd dat afvallen draait om twee simpele dingen: minder eten en meer bewegen. Behalve dat dat niet makkelijk is, is het ook gewoon niet waar. Geloof me: niet ieder pondje gaat door het mondje! Je vrouwenlichaam werkt veel complexer dan dat. Er kunnen vele redenen zijn waarom je lichaam besluit om vet vast te houden: niet om jou te pesten maar juist om jou te beschermen.

Als je snapt dat afvallen niet draait om minder eten en meer bewegen, heb je belangrijke kennis in huis om gezonder en slanker te worden. Je lichaam laat je niet in de steek als je worstelt met je gewicht. Als je begrijpt wat er gebeurt in je lichaam, beschik je over belangrijke informatie en kun je besluiten andere keuzes te maken. Eerst om gezonder te worden en vervolgens om af te vallen. Een gezond gewicht is de bonus die je krijgt bij een gezond lichaam.

AFVALLEN OM GEZOND TE WORDEN? HET WERKT ANDERSOM: JE MOET GEZOND WORDEN OM TE KUNNEN AFVALLEN.

STOP ALSJEBLIEFT MET CALORIEËN TELLEN

De grootste onzin die we met elkaar zijn gaan geloven is dat er een relatie is tussen het eten van een bepaald aantal calorieën en je gewicht. Ten eerste is het optellen van calorieën al onzin, omdat de ene calorie de andere niet is. Ten tweede wordt je gewicht door zoveel andere factoren bepaald dan de hoeveelheid calorieën die je eet.

»» MINDER CALORIEËN MAAR MEER OBESITAS?

De Engelse National Food Survey heeft geconstateerd dat men in Engeland de laatste 10 jaar 25 procent minder calorieën heeft gegeten dan in de jaren zeventig van de vorige eeuw. Toch is obesitas in Engeland in deze periode verzesvoudigd.

ALLE VROUWEN ZIJN HETZELFDE, TOCH?

Vrouwen wordt geadviseerd zo'n 2000 calorieën per dag te eten. Voor het gemak worden we daarbij allemaal (of we nou 1,50 of 1,95 meter zijn en of we veel sporten of niet) over één kam geschoren. Daar gaat het om te beginnen al mis, maar dat terzijde. Als je wilt afvallen dan dien je als vrouw onder die 2000 calorieën te blijven. Zo'n 1200 tot 1500 calorieën per dag zou geschikt zijn om af te vallen. Denk jij dat je afvalt als je een week lang 1200 calorieën zou eten aan chips en koekjes? En behalve je gewicht, hoe denk je dat je je zult voelen of dat je huid er dan uitziet?

EEN BIEFSTUK OF CHOCOLA? EVENVEEL PUNTEN

Dit lijkt een extreem voorbeeld, maar voor het puntensysteem van de Weight Watchers (een beursgenoteerde onderneming met wereldwijd 25.000 werknemers!) maakte het tot voor kort echt niet uit of je een biefstuk at of een paar chocoladerepen; ze hadden allebei evenveel punten. Tegenwoordig kost de biefstuk je wat minder punten, want ook de Weight Watchers beginnen het door te krijgen: de ene calorie is de andere niet.

EEN EI DOET IETS ANDERS IN JE LICHAAM DAN EEN EIERKOEK

Een gekookt ei en een eierkoek bevatten ongeveer evenveel calorieën, maar ze doen iets héél anders in jouw lichaam en dát is waar het om gaat.
Waar je je calorieën vandaan haalt, maakt een wereld van verschil. Voeding is informatie voor je cellen, weet je nog? Een zachtgekookt eitje vertelt je cellen een heel ander verhaal dan een eierkoek.

HOE HEBBEN WE TOCH OOIT KUNNEN GELOVEN DAT HET VOOR JE GEWICHT NIET UITMAAKT WELK TYPE CALORIE JE EET?

Waar het om gaat is waar de calorie in zit en of dit voedingsmiddel een bijdrage levert aan je gezondheid of niet. Een gezond gewicht is het gevolg van een gezond lichaam, waarin je hormonen en organen hun werk goed kunnen doen. Een andere manier van gezond afvallen bestaat niet.

Diëten betekent strijden tegen het overlevingsmechanisme van je lichaam.
In de dieetindustrie gaan miljarden dollars om terwijl hun producten een faalpercentage hebben van 98 procent. Iedere andere industrie zou allang failliet zijn gegaan bij dergelijke dramatisch slechte resultaten van hun producten of diensten. Als mensen al afvallen door middel van een dieet is 98 procent na een jaar weer terug op het oude gewicht of zelfs zwaarder. Met hoeveel pijn, verdriet en frustratie gaat dit niet gepaard?
Er zijn veel bizarre diëten in omloop: veel eiwitten, vetarm, koolhydraatarm, caloriebeperkend, bloedgroepdieet, zevenkleurendieet, eet-veel-visdieet... je kunt het zo gek niet bedenken. De meeste diëten zijn ronduit ongezond en voor de meeste vrouwen werken ze niet, omdat ze de hormonale oorzaak van het overgewicht niet aanpakken. Ze komen neer op oorlog voeren tegen je lichaam in plaats van met je lichaam en je hormonen samen te werken. Je hormonen en organen beslissen wat je lichaam doet met voeding. Diëten is strijden tegen het overlevingsmechanisme van je lichaam, en die strijd win je nooit.

WAT GEBEURT ER IN JE LICHAAM ALS JE OP DIEET GAAT?

De theorie van op dieet gaan draait over het algemeen om het binnenkrijgen van minder voeding. Je telt calorieën, schrapt of vermindert bepaalde voedingsmiddelen of vervangt een deel van je voeding door poeders, pillen of shakes. Wat gebeurt er dan in je lichaam?

Op het moment dat je lichaam minder voeding krijgt, zal het ergens zijn energie vandaan moeten halen. Je essentiële lichaamsfuncties zoals je hartslag, spijsvertering en ademhaling gaan namelijk gewoon door en dat kost energie. Waarschijnlijk wil je ook graag dat je hersenen op volle toeren blijven werken. Als je lichaam deze energie niet uit je voeding kan halen, is de eerstvolgende bron van energie je voorraad glycogeen. Glycogeen is het overschot aan glucose dat je lichaam heeft opgeslagen in de cellen van je lever en spieren. Je lichaam heeft dit opgeslagen zodat je snel over extra energie kunt beschikken. Topsporters moeten deze voorraad nogal eens aanspreken. Afvallers doen het eveneens.
Voor iedere gram glycogeen heeft je lichaam echter ook vier gram vocht opgeslagen. Als je dus je voorraad glycogeen gaat aanspreken, verdwijnt hiermee ook een deel van je lichaamsvocht. De eerste paar kilo's die je bent kwijtgeraakt bevatten dus helaas geen grammetje vet, maar alleen je noodvoorraad glycogeen en vocht.

De volgende energiebron die je lichaam aanspreekt zijn de eiwitten in je spieren. Deze eiwitten kunnen ook snel worden omgezet in energie. Voor je lichaam zijn spieren van secundair belang voor jouw overleven. Dus 'eet' je lichaam wat van je spieren op. Veel vrouwen klagen na een aantal (crash)diëten dat ze steeds vormelozer lijken te worden. Dat klopt: spieren geven vorm aan je lichaam. Ondertussen wordt er ook wel wat vet verbrand, maar juist spieren verbranden veel energie als je in rust bent. Hoe meer spieren je hebt, hoe makkelijker het is om op gewicht te blijven of om af te vallen. Een kilo spieren verbrandt wel honderd calorieën per dag, als we het dan toch even over calorieën willen hebben.
Daarom zijn vrouwen in het nadeel als het gaat om afvallen: het is voor ons veel moeilijker om spieren op te bouwen. Mannen hebben meer spieren, vrouwen hebben meer vet.

Misschien denk je nu: oké, die eerste paar kilo's stellen dus niet veel voor en verder moet ik ervoor zorgen dat ik mijn spieren behoud, dus krachttraining is belangrijk. Maar op een zeker moment zal mijn lichaam toch wel vet gaan verbranden en val ik blijvend af als ik mijn dieet maar volhoud? Krachttraining is zeker een goed idee, of je nu wilt afvallen of niet. Maar er zit een addertje onder het gras, en dat is waar zovelen de mist ingaan.

DIËTEN DOEN VROUWEN MEESTAL MEER KWAAD DAN GOED, OMDAT ZE DE HORMONALE OORZAAK NOOIT AANPAKKEN EN EEN HORMONALE CHAOS IN JE LICHAAM VEROORZAKEN.

Eeuwenlang heeft de mens moeten overleven in tijden van grote voedselschaarste. Daar zijn we nog steeds op gebouwd. Je lichaam kan veel beter overweg met schaarste dan met overvloed! Op het moment dat je op dieet gaat, zal je lichaam steeds efficiënter met deze beperkte voeding omgaan, want het probeert jou ten koste van alles in leven te houden. Je lichaam weet precies hoe dat moet. Het zal de energie die het krijgt heel spaarzaam en efficiënt gebruiken. Je schildklier kan zelfs gaan vertragen om je stofwisseling laag te houden. Je lichaam gaat dus in de overlevingsstand. Dit betekent dat je steeds minder afvalt terwijl je nog steeds weinig eet. Zelfs als je nóg minder gaat eten, gaat het afvallen langzamer omdat je lichaam ook daar weer heel efficiënt mee om zal gaan. Ondertussen wordt het steeds moeilijker om je dieet vol te houden, want je gaat je op den duur steeds futlozer, vermoeider, geïrriteerder of zelfs depressief voelen. Je lichaam inclusief je hersenen snákken ondertussen naar voeding en aangezien je nog steeds in luilekkerland woont is het gevaar groot dat je uiteindelijk door de knieën gaat voor die eierkoek. Of tien eierkoeken. Minder eten als je blijvend wilt afvallen is dus niet de juiste oplossing. Maar wat dan wel?

»» PAS OP MET KOOLHYDRAATARME DIËTEN

Koolhydraatarme diëten zijn erg populair. Je mag dan volop vetten en eiwitten eten zolang je maar geen koolhydraten eet. Dit is vrij makkelijk een tijdje vol te houden en je valt er ook van af. Echter, door gebrek aan koolhydraten (en andere waardevolle voedingsstoffen die in gezonde koolhydraten zitten zoals vitamines B) is de kans groot dat op termijn je schildklier gaat vertragen. Je schildklier heeft een bepaalde hoeveelheid koolhydraten nodig. Een trage schildklier vertraagt je stofwisseling, waardoor het steeds moeilijker wordt om af te vallen. Vroeg of laat zal ieder eenzijdig dieet zich tegen je keren.

TIEN REDENEN WAAROM JE NIET AFVALT ONDANKS MINDER ETEN

Vet vasthouden is een besluit van je lichaam en er kunnen veel redenen zijn waarom je lichaam dit doet. Dit geldt met name voor vrouwen. Vooral vrouwen boven de veertig kennen het fenomeen 'dik worden van de lucht': je eet en beweegt precies zoals je al jaren hebt gedaan en opeens vliegen de kilo's eraan! Is er iets méér frustrerend bij overgewicht dan het oprechte gevoel dat je al dik wordt van zuurstof inademen?

Geloof me, ik heb zelf ook zo'n vervelende periode gehad. Als je niet oppast, raak je het vertrouwen in je lichaam kwijt, terwijl het jou juist dan zo hard nodig heeft. Want overgewicht is, net als andere klachten, een teken dat er iets niet helemaal goed gaat in je lichaam en dat je hormonen uit balans zijn. Laat me je tien oorzaken geven waardoor jouw vrouwenlichaam kan besluiten om niet af te vallen, ondanks minder eten en meer bewegen.

TIEN REDENEN

- ››› Je darmflora is niet gezond en werkt niet zoals het zou moeten; de slechte bacteriën hebben de overhand gekregen. Een bepaalde samenstelling van bacteriën in je darmflora kan zorgen voor hardnekkig overgewicht. Vooral suikers voeden deze 'dikmakende' darmflora.
- ››› Je schildklier besluit om te vertragen omdat je bijnieren overbelast zijn door stress. Hierdoor vertraagt je stofwisseling en kom je makkelijker aan.
- ››› Je bijnieren maken veel cortisol aan, omdat je lange tijd veel stress hebt. Stress verstoort onder andere je hormoonbalans waardoor je vet opslaat en het niet kan verbranden. Stress kan je dik maken.
- ››› Je lichaam maakt continu te veel insuline aan, omdat je cellen ongevoelig zijn geworden voor insuline. Met insuline in je bloed is het onmogelijk om vet te verbranden.
- ››› Je lever heeft moeite met het ontgiften en afvoeren van hormoonverstorende stoffen waaronder xeno-oestrogenen. Je vetcellen besluiten om deze stoffen vast te houden, omdat ze anders schade kunnen toebrengen aan je lichaam. Je lichaam slaat ze op in je vetcellen. Hoe meer xeno-oestrogenen, hoe meer vetcellen.
- ››› Doordat je ouder wordt, gaat je spiermassa langzaam achteruit, waardoor je stofwisseling gaat vertragen. Hoe minder spieren je hebt, hoe lager je stofwisseling en hoe lastiger het wordt om af te vallen.
- ››› Je stofwisseling is in de war als gevolg van jarenlange (crash)diëten en staat voortdurend in de overlevingsstand. Het heeft er geen vertrouwen meer in dat er steeds voldoende voeding komt en slaat alles wat je eet direct op als vet.
- ››› Je lichaam mist een aantal belangrijke voedingsstoffen, zoals magnesium, zink of de B-vitamines, om vet te kunnen verbranden.
- ››› Je gebruikt medicijnen die als bijwerking hebben dat je zwaarder wordt en moeilijk kunt afvallen. Let op: de pil is ook een medicijn.
- ››› Je stofwisseling vertraagt uiteindelijk toch omdat je ouder wordt, ondanks dat je aan krachttraining doet en ervoor zorgt dat je je spieren behoudt.

Deze tien oorzaken – waarin geen enkele calorie voorkomt zoals je ziet – kunnen er stuk voor stuk toe leiden dat je niet kunt afvallen of zelfs dikker wordt terwijl je minder eet. Er zijn nog veel meer oorzaken: een virusinfectie, een ontstekingsreactie in je darmen of de ziekte van Lyme bijvoorbeeld.

Hardnekkig overgewicht is een roep om hulp van je lichaam. Als je gaat zorgen voor hormoonbalans, een gezonde darmflora, gezonde bijnieren en schildklier, als je je lever gaat ondersteunen bij het ontgiften, ervoor zorgt dat je zo lang mogelijk spieren behoudt en je lichaam niet te veel belast met vervuilende stoffen of een overdosis stress, dan help je je lichaam om weer in balans te komen en je gezonde gewicht te bereiken. Dit is heel wat, dat klopt, maar je hebt er geen calorie voor hoeven tellen!

VROUWEN VALLEN AF IN DE KEUKEN, NIET IN DE SPORTSCHOOL

Als je besluit om voortaan meer tijd in de keuken door te brengen, is de kans groot dat je zult afvallen. Met gezonde voeding komen je hormonen en organen in balans waarna een gezond gewicht als bonus meestal vanzelf volgt. Heb geduld en wees je ervan bewust dat een gezond gewicht niet voor iedere vrouw maat 38 betekent. Het gaat er uiteindelijk om dat je een lichaam hebt dat voor jou goed aanvoelt en dat barst van de energie.
Bewegen en sporten is heel gezond, maar helaas vallen wij vrouwen daar veel minder door af dan mannen. Spiercellen verbruiken, zelfs in rust, meer energie dan vetcellen. Heb je veel spieren, dan betekent dit dat je stofwisseling actiever is en je dus makkelijker afvalt. Spieren zijn dus prima partners in de strijd tegen overgewicht. Vooral als je stofwisseling laag is doet sporten weinig voor je gewicht. Uit onderzoek blijkt bovendien dat vrouwen er hongerig van worden. Minder zitten en regelmatig wandelen of fietsen versnelt je stofwisseling op een goede manier. Vóór het ontbijt, dus nuchter, bewegen is een uitstekende manier om je stofwisseling te versnellen.

HET GEHEIM VAN SLANKE VROUWEN IS NIET DIËTEN. HET GEHEIM IS DAT ZE WETEN DAT ZE JUIST WÉL MOETEN ETEN EN OOK WÁT ZE MOETEN ETEN.

JE HORMONEN BEPALEN WAT JE LICHAAM DOET MET JE VOEDING

Overgewicht is een signaal dat je lichaam uit balans is. Zelfs als dit overgewicht is ontstaan doordat je al langere tijd te veel en ongezond eet. Want natuurlijk zijn er vrouwen die te veel eten. Soms veel te veel. Maar zelfs dán zijn het je hormonen die ervoor zorgen dat je te veel eet. Geen gevoel van verzadiging meer kennen, eten uit verdriet, frustratie of behoefte aan troost is eveneens het werk van je hormonen. Ik heb nog nooit een vrouw ontmoet die zichzelf kon troosten met een stengel bleekselderij; daar hebben we iets anders voor nodig.
Hormonen bepalen wat het lichaam doet met voeding. Wordt je lichaam gebruikt om spieren op te bouwen of wordt het vetopslag en waar wordt dat vet dan opgeslagen? Je hormonen bepalen je eetlust, en zelfs je verslavende patronen als het gaat om voeding. Niet meer kunnen stoppen na dat eerste handje pinda's of die eerste twee koekjes: het zijn je hormonen die je laten dooreten als een zombie.
Gezonder en slanker word je door de juiste dingen te eten. Ben jij te zwaar? Stop dan met diëten en ga eten. Gezond eten. Eten dat je lichaam zo veel mogelijk voedingsstoffen geeft en tegelijkertijd zo min mogelijk vervuilende stoffen bevat.

OM TE ONTHOUDEN

- Calorieën tellen om op gewicht te blijven is ongezonde onzin.
- Bijna alle diëten veroorzaken een grote hormonale chaos in een vrouwenlichaam en doen meer kwaad dan goed.
- Je hormonen bepalen wat je lichaam doet met je voeding.
- Er kunnen veel redenen zijn waarom je niet afvalt ondanks minder eten en meer bewegen.
- Hardnekkig overgewicht is een roep van je lichaam om hulp.
- Een slank lichaam is een bonus die je krijgt bij een gezond lichaam. Een gezond lichaam krijg je in eerste instantie door gezond te eten.
- Een gezond lichaam heeft vanzelf zin in beweging.

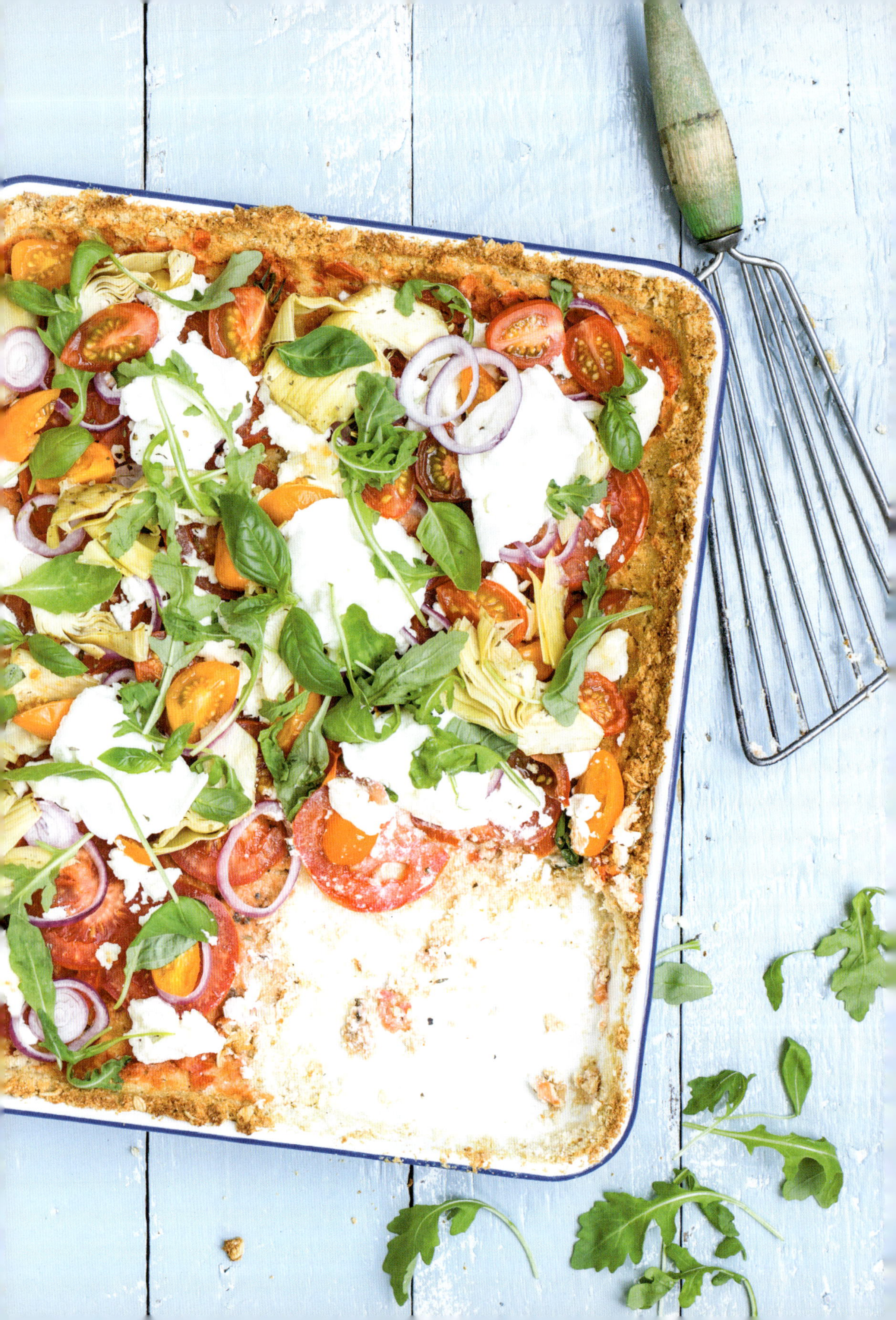

KNAPPERIGE BLOEMKOOLPIZZA

RECEPT

Ik heb al heel wat recepten 'groenter' gemaakt door zetmeel te vervangen door groenten. Dit is mijn favoriete pizzarecept met een bodem van bloemkool. Nee, hij smaakt absoluut niet naar bloemkool en ja, hij wordt echt knapperig. Deze pizza kun je beleggen met alles wat jij lekker en gezond vindt. Een pizza zonder kaas is geen pizza vind ik, vandaar dat ik hier met buffelmozzarella en geitenkaas aan de slag ben gegaan. De artisjokhartjes komen voor het gemak uit een glazen potje.

DIT HEB JE NODIG (VOOR CA. DRIE PERSONEN)

VOOR DE BODEM

- 1 middelgrote bloemkool (ca. 500 gram)
- 100 gram amandelmeel
- 100 gram fijne havervlokken
- 2 eieren
- 2 eetlepels Italiaanse kruiden
- verse peper en Keltisch zeezout
- olijfolie

VOOR DE VULLING

- 200 gram passata (gepureerde tomaten uit een fles)
- 1 rode ui
- 6 tomaten
- 1 potje artisjokhartjes
- 1 bolletje buffelmozzarella
- stukje pittige geitenkaas
- handvol rucola, fijngesneden
- een eetlepel Italiaanse kruiden

ZO MAAK JE HET

Verwarm de oven op 180 graden. Bekleed je bakplaat met bakpapier en zet die buiten de oven.

Verwijder het blad en de harde steel van de bloemkool. Hak de roosjes in je keukenmachine fijn tot ze lijken op witte rijst. Klop de eieren los. Meng de bloemkool met alle overige ingrediënten, behalve de eieren. Maak een kuiltje in het deeg en giet hier het eimengsel in. Roer dan goed door met een vork. Het blijft natter dan normaal pizzadeeg. Schep het deeg op je bakplaat en druk het met je handen uit tot een rechthoekige vorm met een opstaand randje. De dikte zal ongeveer 1 cm zijn. Zet dit ca. 20 minuten in de oven. De opstaande randjes mogen een beetje bruin worden.

Snijd ondertussen de tomaten in plakjes. Snipper de ui en laat de artisjokhartjes uitlekken. Snijd de mozzarella en geitenkaas in plakjes.

Haal de bodem na 20 minuten uit de oven en smeer een laagje passata erover. Beleg de pizza met de tomaten en de rest van de vulling behalve de rucola. Strooi er flink wat kruiden overheen. Zet de pizza ca. 15 minuten terug in de oven. Bestrooi vlak voor het opdienen met de fijngesneden rucola en royaal met olijfolie.

2

DEEL

HET ENERGIEKE VROUWEN VOEDINGSKOMPAS

5

HOOFDSTUK

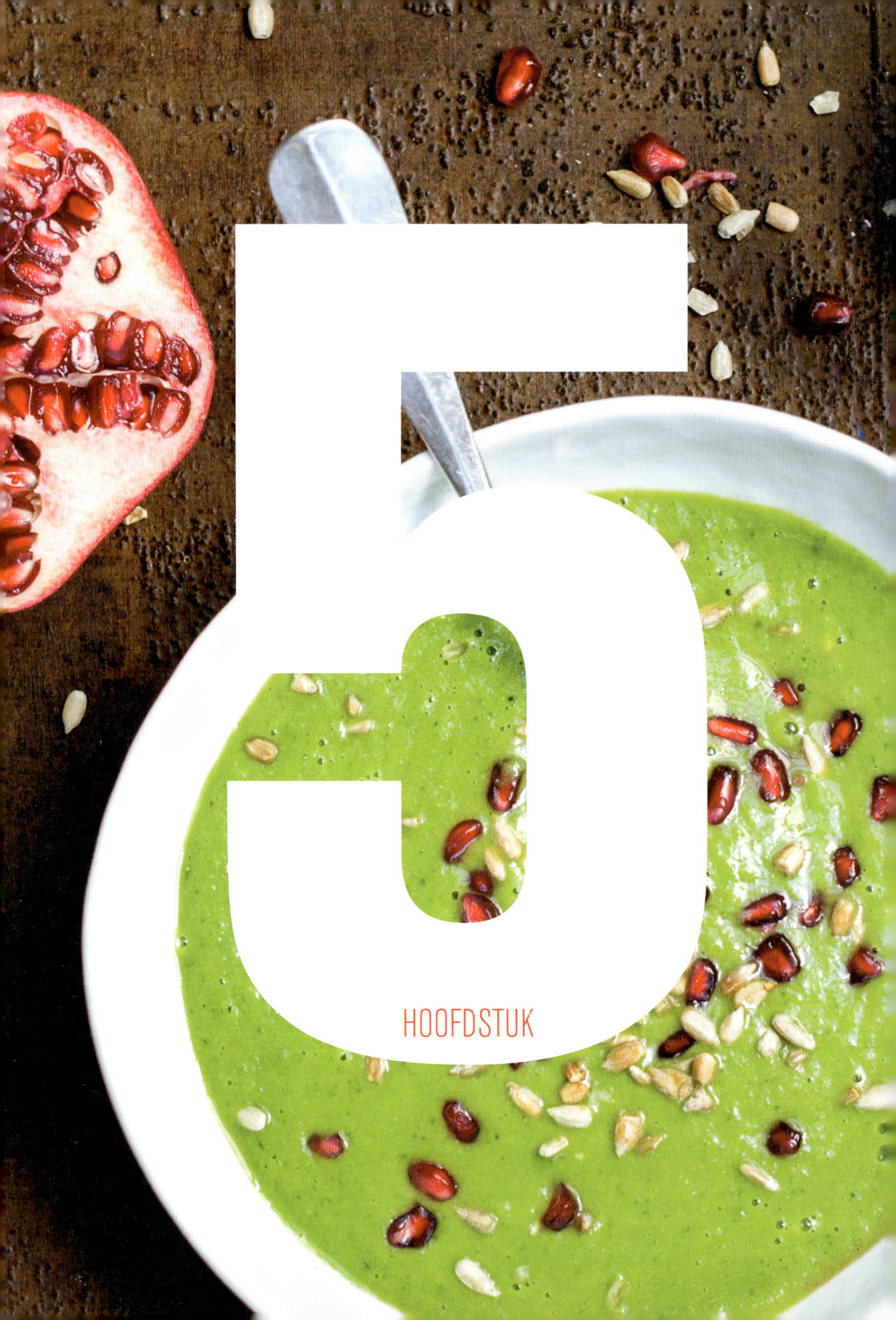

HET BASISPRINCIPE

Als je jouw weg naar vitaliteit en gezondheid ziet als een reis, dan is het handig om een kompas bij de hand te hebben. Dat helpt je om je doel te bereiken. Het schrijft je niet voor waar je naartoe moet en al helemaal niet in welk tempo je moet reizen. Jij bepaalt zelf jouw doel, jouw richting en jouw tempo: jij staat aan het stuur van jouw leven.
Het Energieke Vrouwen VoedingsKompas werkt als een kompas: het geeft op het gebied van voeding een richting aan waarmee jij je koers naar meer gezondheid en vitaliteit kunt uitstippelen. Het kent één basisprincipe en zeven richtingaanwijzers. Op basis hiervan bepaal jij jouw route. In dit deel van het boek lees je eerst over het basisprincipe en daarna geef ik je de zeven richtingaanwijzers.

JOUW **UNIEKE PAD**

De vraag die ik het meest krijg van mijn klanten is: 'Marjolein, hoe houd ik dit gezonde voedingspatroon vol?' Ik zeg dan altijd dat er niet zoiets bestaat als volhouden als je tegen jezelf zegt dat je op weg bent om iets nieuws te leren en te ervaren. Volhouden is een woord dat past bij een streng regime waarin je het goed of fout kunt doen. Reizen met het VoedingsKompas betekent dat je niets fout kunt doen.
Zie het veranderen van je voedingspatroon als het leren bespelen van een instrument. Daar heb je oefening voor nodig, liefst dagelijks; dat gaat niet van de ene op de andere dag. In het begin gaat het misschien allemaal nog stroef en lijkt het nergens op. Maar als je iedere dag een beetje oefent gaat het langzamerhand steeds beter en word je er steeds vaardiger in. Er komt een dag dat je moeiteloos mooie muziek speelt en je je niet meer kunt voorstellen dat dit nou ooit zo moeilijk was. Zo gaat het ook als je je voedingspatroon wijzigt.

FALEN BESTAAT NIET

Het VoedingsKompas geeft je geen dagmenu's; er bestaan namelijk geen dagmenu's die voor alle vrouwen passend zijn. Ik ben ervan overtuigd dat dit een belangrijke reden is waarom vrouwen een dieet niet volhouden: ze volgen iets dat niet op hun persoonlijke behoefte is afgestemd. Je lichaam gaat dan vroeg of laat protesteren. Eenmaal afwijken van het voorgeschreven dagmenu geeft gevoelens van falen, waardoor terugvallen in oude ongezonde patronen voor de hand ligt. Dit zal je niet gebeuren bij het VoedingsKompas. Falen bestaat niet als je het aanleren van een nieuw voedingspatroon ziet als het leren bespelen van een instrument.

JE BENT OP WEG OM IETS NIEUWS TE LEREN: EEN NIEUW VOEDINGSPATROON. FALEN BESTAAT NIET ALS JE BEZIG BENT IETS NIEUWS TE LEREN.

Misschien ben jij iemand die graag strakke dagmenu's voorgeschreven wil krijgen met tot in detail beschreven wat en hoeveel je mag eten. Ik geloof daar niet in om twee redenen.

Ten eerste ben jij uniek en jouw lichaam is uniek. Iedere vrouw heeft een andere hoeveelheid en combinatie van voeding nodig. Misschien heb je vandaag iets anders nodig dan over drie maanden als je in een stressvolle periode zit.

Ten tweede geloof ik dat iedere vrouw heel goed weet welke voeding ze nodig heeft en dit 'weten' wil ik graag weer bij je wakker schudden. Er is maar één iemand die kan bepalen wat jij nodig hebt en dat ben je zelf. Gebruik altijd je gezonde verstand en je intuïtie als het gaat om voeding en leer weer te luisteren naar de signalen die je lichaam uitzendt. Pas dan kom je erachter waar jij het 'goed op doet'.

GUN JEZELF DE TIJD

Het kan zijn dat je op dit moment nog helemaal niet weet wat jouw lichaam jou vertelt op dit gebied. Veel vrouwen zijn het contact met hun lichaam kwijtgeraakt. Zoals een klant van mij ooit zei: 'Ik luister echt heel goed naar mijn lichaam, Marjolein, maar ik hoor helemaal niks!'

Gun jezelf de tijd om de relatie met je lichaam weer op te bouwen. Als je echt ziek bent, vertelt je lichaam je dat het een slecht idee is om te eten. Je lichaam heeft dan alle energie nodig om te herstellen en spijsvertering kost dan gewoon te veel energie. Je hebt dan geen honger ook al heb je twee dagen niet of nauwelijks gegeten.

ALS JE TREK HEBT VRAAG JE JE WAARSCHIJNLIJK MEESTAL AF: 'WAAR HEB IK ZIN IN?' HET VOEDINGSKOMPAS NODIGT JE UIT OM AAN JE LICHAAM TE VRAGEN: 'WAT HEB JE NODIG?'

LEER DE TAAL VAN JE LICHAAM WEER TE VERSTAAN

Dit is wat ik bedoel met luisteren naar je lichaam. Naarmate je gezonder gaat eten zul je de taal van je lichaam beter verstaan en beter voelen wat je nodig hebt. Een gezonde communicatie tussen jou en je lichaam komt dan op gang. Je zult merken dat je lijf in toenemende mate gaat vragen om gezonde dingen en niet om junkfood of zoetigheid, of je voelt duidelijker dat je dorst hebt en helemaal geen honger. Misschien kun je je dit nu niet voorstellen, maar ik beloof je dat er een punt komt waarop je voelt wat echt goed voor je is. Heb geduld met jezelf, als je je hormonen in balans brengt ga je deze wijsheid van je lichaam zeker wakker schudden.

HET BASISPRINCIPE: EERST VOEDING ERIN, DAARNA VULLING EN VERVUILING ERUIT

Het VoedingsKompas onderscheidt voeding van vulling en vervuiling. Als je eenmaal weet in welke categorie iets valt is het verder simpel: zorg voor meer en meer gezonde voeding en zorg ervoor dat je vulling en vervuiling zo veel mogelijk afbouwt.
Je lichaam is een langzaam organisme en heeft tijd nodig om zich aan te passen. Daarom is het belangrijk om je voedingspatroon stapje voor stapje te gaan veranderen. Misschien heb je eerder geprobeerd gezonder te gaan eten, maar houd je een gezond eetpatroon niet lang vol. Vaak vallen we door allerlei oorzaken terug in oude, ongezonde voedingspatronen. Oorzaken die niet altijd makkelijk zijn weg te nemen, zoals stress, haast, of pijnlijke emoties, die gesust willen worden met zoetigheid. Ze zullen blijven komen, dus hoe zorg je ervoor dat ze niet meer zo'n grip krijgen op je voedingspatroon? Mensen die gezond eten hebben ook stress en haast en pijnlijke emoties. Toch vervallen zij niet telkens weer in slecht eetgedrag.

HET GEHEIM VAN MAKKELIJK JE VOEDINGSPATROON WIJZIGEN

Ik zal je de geheime methode verklappen om op een makkelijke manier je voedingspatroon te wijzigen. De truc is dat je jezelf éérst voedt met gezonde voeding die je zo lekker mogelijk maakt op een eenvoudige manier. Als je je voedingspatroon wilt wijzigen, focus dan op alles wat WEL gezond is en zorg dat je daar in eerste instantie zo veel mogelijk van binnenkrijgt.
Je lichaam snakt naar gezonde voeding en volop voedingsstoffen.

De meeste diëten draaien rondom beperkingen en wat je niet mag eten. Vanaf dag één is er een lijstje van wat je niet mag. Als je plotseling weglaat waar je lichaam aan gewend is (en verslaafd aan is), dan veroorzaak je stress voor je lichaam. Dat houd je met wilskracht misschien een tijdje vol maar vaak niet erg lang.
Het VoedingsKompas begint dus met het eten van gezonde dingen en je zult al snel merken dat je je energieker en gezonder gaat voelen. Pas dán wordt het makkelijker om de ongezonde dingen te laten staan en krijg je zin om meer in beweging te komen.
Stel, je eet iedere dag 3 maaltijden en 2 tussendoortjes; dat zijn 35 eetmomenten per week. Als je 5 keer eet conform de richtingaanwijzers van het Voedingskompas, is dat een mooi begin. De week erop is het misschien 8 keer. De week daarop 10 keer.

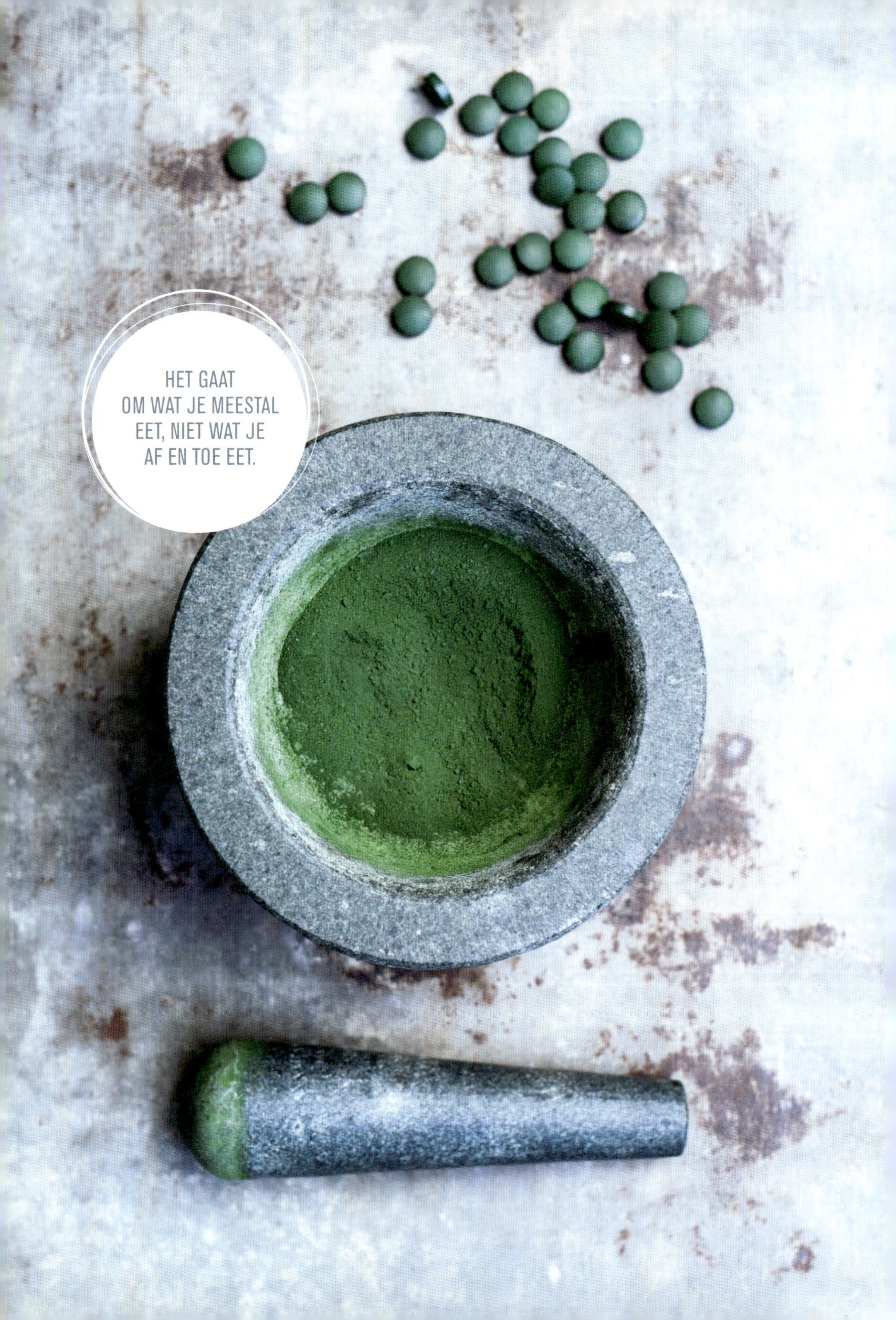

HET GAAT
OM WAT JE MEESTAL
EET, NIET WAT JE
AF EN TOE EET.

Langzaam veranderen de ingrediënten in je keuken en word je handiger en sneller met bereiden. En je gaat je beter voelen. Tot je op een zeker moment erachter komt dat het in je systeem zit en je niet meer anders kunt en wilt.

ONDERVOEDING BESTRIJD JE NIET MET HET LATEN STAAN VAN ONGEZONDE VOEDINGSMIDDELEN. ONDERVOEDING GA JE TEGEN DOOR ECHTE VOEDING TE ETEN.

GA ÉCHTE VOEDING ETEN EN MAAK DIT ZO LEKKER MOGELIJK

Onder echte voeding versta ik alle onbewerkte, natuurlijke producten die door je lichaam worden herkend als voeding en waar het zichzelf mee kan opbouwen. Het zijn de producten vol met voedingsstoffen zoals de natuur ze voor ons bedoeld heeft: groenten, fruit, kruiden, kiemen, onbewerkte noten, zaden, pitten, knollen, eieren, vlees en vis. Een simpele regel: echte voeding is in principe iets met maar één ingrediënt: een appel, een stronkje witlof, een ei of een forel, dat is echte voeding. De kunst is om een aantal van deze producten in je keuken zelf bij elkaar te voegen, waardoor je iets krijgt dat heel lekker is zonder dat het je veel tijd kost.
Het goede nieuws is dat je behoorlijk wat van deze gezonde, natuurlijk voeding kunt eten. Vanaf mijn puberteit heb ik altijd op mijn gewicht moeten letten, heb ik vaak gelijnd en honger geleden. Ik heb nog nooit zoveel gegeten als de afgelopen jaren, maar ik eet wel anders. Het gaat erom zo veel mogelijk voedingsstoffen binnen te krijgen. Hier kun je best wat van eten zonder aan te komen; daar zou je weleens verbaasd over kunnen staan. Maar oké, je moet natuurlijk ook weer niet overdrijven.
Als je worstelt met je gewicht denk je misschien: maar dan kom ik vast nog een paar kilo extra aan... Mijn ervaring is dat dit bijna nooit het geval is. Misschien in het begin als je nog niet goed kunt voelen hoeveel voeding je lichaam nodig heeft, en je nog eet uit gewoonte in plaats van uit behoefte. Maar als je je lichaam echt gaat voeden, zul je merken dat de behoefte aan chemisch knutselvoer of je neiging naar zoetigheid of overeten zal afnemen. Je smaakpapillen vernieuwen zich iedere zeven dagen, dus als je erin slaagt om een week lang weinig zoetigheid te eten heb je het ergste gehad. Je gaat merken dat gezonde voeding je anders vult. Het voelt echt anders.

Misschien denk je: maar ik eet al grotendeels verse en natuurlijke voeding. Dan ben je op de goede weg, maar helaas kunnen sommige natuurlijke producten behoorlijk vervuild zijn. Daarover in de volgende hoofdstukken meer. En misschien verwacht je dit niet: genieten van een zelfgemaakt stuk appeltaart in het goede gezelschap van een lieve vriendin of een lekker glas wijn bij een feestelijk etentje valt naar mijn mening ook onder echte voeding. Zelfs een wit broodje met dik roomboter en hagelslag is niet altijd honderd procent 'slecht' voor je: als je er die ene keer dan maar volop van geniet!

MAG JIJ GENIETEN VAN 'ONGEZONDE' VOEDING?

Als je geniet van voeding dan gebeurt er iets heel anders in je lichaam dan wanneer je bij iedere hap denkt: Ik ben niet goed bezig, dit is te veel suiker, ik had me nog zo voorgenomen om het niet te doen, wat baal ik nou toch weer van mezelf! Deze gedachten geven je lichaam stress. Als je een keer zwicht voor een broodje met hagelslag, geniet er dan ook van! Zie het als een traktatie voor af en toe.

BESTEED JIJ VEEL AANDACHT AAN DE BUITENKANT VAN JE LICHAAM? FOCUS EENS EEN TIJDJE OP DE BINNENKANT EN WAT JE DAARIN STOPT. HET KAN JE NOG VERBAZEN WAT VOOR GROTE IMPACT DIT HEEFT OP DE BUITENKANT VAN JE LICHAAM.

BOUW VULLING EN VERVUILING ZO VEEL MOGELIJK AF

Vulling en vervuiling zijn direct of indirect hormoonverstoorders. Met vulling bedoel ik alles wat je wel vult maar weinig voedingswaarde biedt. Denk aan frisdranken, koek, snoepgoed, toetjes, gezoete zuivelproducten, ijs, chips, zoutjes, junkfood, en ook alles in pakjes, zakjes, bakjes en kant-en-klare prakjes uit een fabriek. Bijna alles wat niet door de natuur is gemaakt valt in deze categorie. Ze vullen je maag even, vaak met de verslavende combinatie van suikers, zout en ongezonde vetten, maar ze voeden je lichaam niet. Daarbij: maagvulling is niet zo onschuldig als je in eerste instantie misschien denkt.

Frisdranken en zoetigheid worden wel gezien als loze calorieën: wel calorieën maar geen voedingsstoffen. Alle voeding doet echter iets in je lichaam. Daarom is het niet juist om te spreken over loze calorieën. Die bestaan niet. Als je een gebakje eet of een glas frisdrank drinkt krijg je veel suikers binnen. Om deze suikers weer uit je lichaam te krijgen moet er heel wat gebeuren. Zodra ze binnenkomen gaat je lichaam ermee aan de slag om te kijken of het er iets goeds mee kan doen, zo niet dan moeten ze veilig worden afgevoerd. Je lichaam heeft voor dat afvoeren onder andere vitamines B en magnesium nodig. Je lichaam verbruikt deze dus volop om van die suikers af te komen. Laten vitamines B en magnesium nou juist twee voedingsstoffen zijn die je hard nodig hebt om je energiek te voelen!

Je hebt vast weleens meegemaakt dat je je sloom of zelfs uitgeput voelde na een high tea met veel zoetigheid of een pannenkoek met stroop en een glas cola. Je weet nu waarom: je lichaam is keihard aan het werk om deze zoetigheid weer veilig uit je lichaam te krijgen.

VERVUILING VERSTOORT DE HORMONEN

Met vervuiling bedoel ik alle toxische stoffen die je gezondheid kunnen aantasten als je er veel van binnenkrijgt. Veel voedselproducten uit een fabriek bevatten toxische stoffen. Vervuilers zijn onder andere een groot deel van de E-nummers, een deel van de conserveringsmiddelen en kleur- en smaakstoffen, de stofjes aan de binnenkant van plastic flessen, blikjes en pakken, de chemische zoetstoffen in lightproducten, de chemische (trans)vetten in margarine en andere producten met plantaardige oliën, en de stof acrylamide in alles wat gefrituurd is. Ook de bestrijdingsmiddelen op niet-biologische groenten en fruit vallen onder toxische stoffen.
Niet-biologisch vlees en zuivel kan vervuild zijn met antibiotica, groeihormonen en vaccinaties. Wilde vis kan vervuild zijn met zware metalen zoals kwik en kweekvis met antibiotica en groeihormonen. Ik weet het, het is niet fijn om je dit te realiseren maar het is voor je gezondheid belangrijk om je hiervan bewust te zijn.
Ik wil je niet bang maken, wel wakker schudden. Wees kritisch op wat je in je lichaam stopt.

WAT IS WEL OKÉ UIT EEN VOEDSELFABRIEK?

Niet alles wat uit een fabriek komt is vulling of vervuiling. Denk aan een pakje roomboter, vers ingevroren diepvriesgroenten en -fruit, kruiden, gezonde vetten en oliën, ongebrande noten, bonen uit glas enzovoort. Vers is altijd beter, maar omdat je natuurlijk ook graag gemak wilt, zijn deze producten een welkome aanvulling op verse, natuurlijke producten. Ik gebruik ze ook.

LOZE CALORIEËN BESTAAN NIET. IEDERE CALORIE DOET IETS IN JE LICHAAM.

Achter in dit boek (bijlage 1) vind je een overzicht waarin ik aangeef welke producten je prima kunt gebruiken en welke verstandig zijn om te links te laten liggen. Het boekje *De boodschappencoach* van Ralph Moorman geeft je een uitgebreid overzicht van honderden producten uit de supermarkt die prima zijn en andere producten die je beter kunt vermijden als je je hormonen in balans wilt houden. Ik kan je dit boekje van harte aanbevelen.

DE ZEVEN RICHTINGAANWIJZERS

HET VOEDINGSKOMPAS HEEFT **ZEVEN RICHTINGAANWIJZERS** DIE JE HELPEN OP HET GEZONDE PAD TE BLIJVEN.

DE EERSTE DRIE RICHTINGAANWIJZERS ZORGEN VOOR HET EERSTE DEEL VAN HET BASISPRINCIPE: ZO VEEL MOGELIJK GEZONDE VOEDING ERIN; BEGIN MET VOEDING VOOR JE HORMONEN.

- Eet en drink zoals de natuur het ons geeft
- Wees niet bang voor gezonde vetten (en eet ze!)
- Pioniers eten volop plantaardig

RICHTINGAANWIJZERS VIER, VIJF EN ZES ZORGEN VOOR HET TWEEDE DEEL: VULLING EN VERVUILING ERUIT. BOUW DAARNA AF WAT MINDER GEZOND IS EN WAT JE HORMONEN VERSTOORT.

- Wees slimmer dan zoetigheid
- Koemelk is voor kalfjes
- Darmen houden niet van gluten

RICHTINGAANWIJZER ZEVEN BENADRUKT HET BELANG VAN VARIATIE, INCLUSIEF HET GEBRUIK VAN SUPPLEMENTEN.

- Eet met veel variatie (maar eet niet te veel)

OM TE ONTHOUDEN

››› Zie het veranderen van je voedingspatroon als het leren bespelen van een instrument; doe het stapje voor stapje en heb geduld met jezelf.

››› Er bestaan geen dagmenu's die voor alle vrouwen geschikt zijn; ieder lichaam is uniek.

››› Begin eerst met het eten van gezonde voeding. Focus daarna op het afbouwen van alles wat minder gezond is.

››› Wees vooral niet te streng; als je iets eet wat niet zo gezond is, sta jezelf dan toe daar ook écht van te genieten.

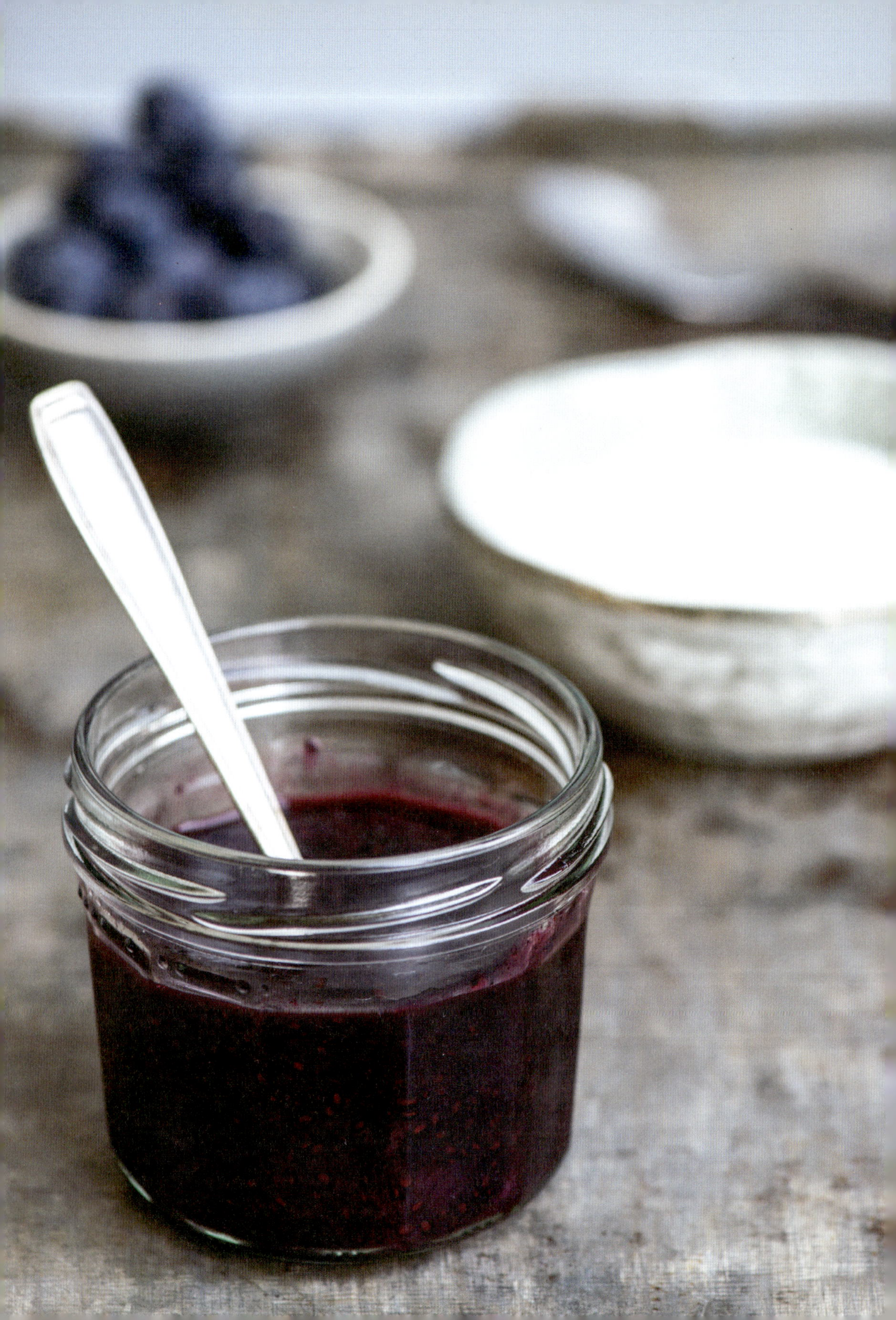

RECEPT

SNELLE BLAUWEBESSENJAM MET CHIAZAAD

Chiazaadjes horen bij mijn favoriete superfoods; ze bevatten complete eiwitten én omega 3-vetzuren en daarbij een mix van veel mineralen. Je kunt er heel makkelijk een pudding of jam mee maken. Ik maal ze net als lijnzaad in een kleine hoeveelheid fijn in een koffiemolentje en bewaar die in de koelkast, maar je kunt ze ook ongemalen gebruiken. De kleur blauw van de blauwe bessen komt van anthocyaninen, een stofje dat veel gezondheidsvoordelen heeft.

Dit recept past perfect bij mijn motto: 'Maak het zelf, hou het simpel en geniet ervan'. Deze jam maak je in tien minuten. Gebruik hem over ontbijtpap, yoghurt, door een smoothie of op een gezonde boterham. Of eet hem zo met een lepel uit het potje! Je kunt ook blauwe bessen uit de diepvries gebruiken maar laat ze dan eerst ontdooien.

BEWAAR DE JAM IN DE KOELKAST. HIJ IS EEN WEEK HOUDBAAR DUS ZET HEM IN HET ZICHT EN VERGEET NIET DAT JE HEM GEMAAKT HEBT.

DIT HEB JE NODIG

- 150 gram blauwe bessen
- 1 eetlepel citroensap
- 1 theelepel ahornsiroop
- ½ theelepel vanillepoeder
- ¾ eetlepel chiazaad

ZO MAAK JE HET

Doe alle ingrediënten behalve het chiazaad in een klein steelpannetje en laat langzaam warm worden. Druk met een houten lepel de blauwe bessen kapot als ze zacht zijn geworden. Roer tot het eruitziet als jam. Voeg dan de chiazaadjes toe en haal de pan van het vuur af. Laat nog vijf minuten staan. Doe over in een brandschoon, glazen jampotje en bewaar dit in de koelkast.

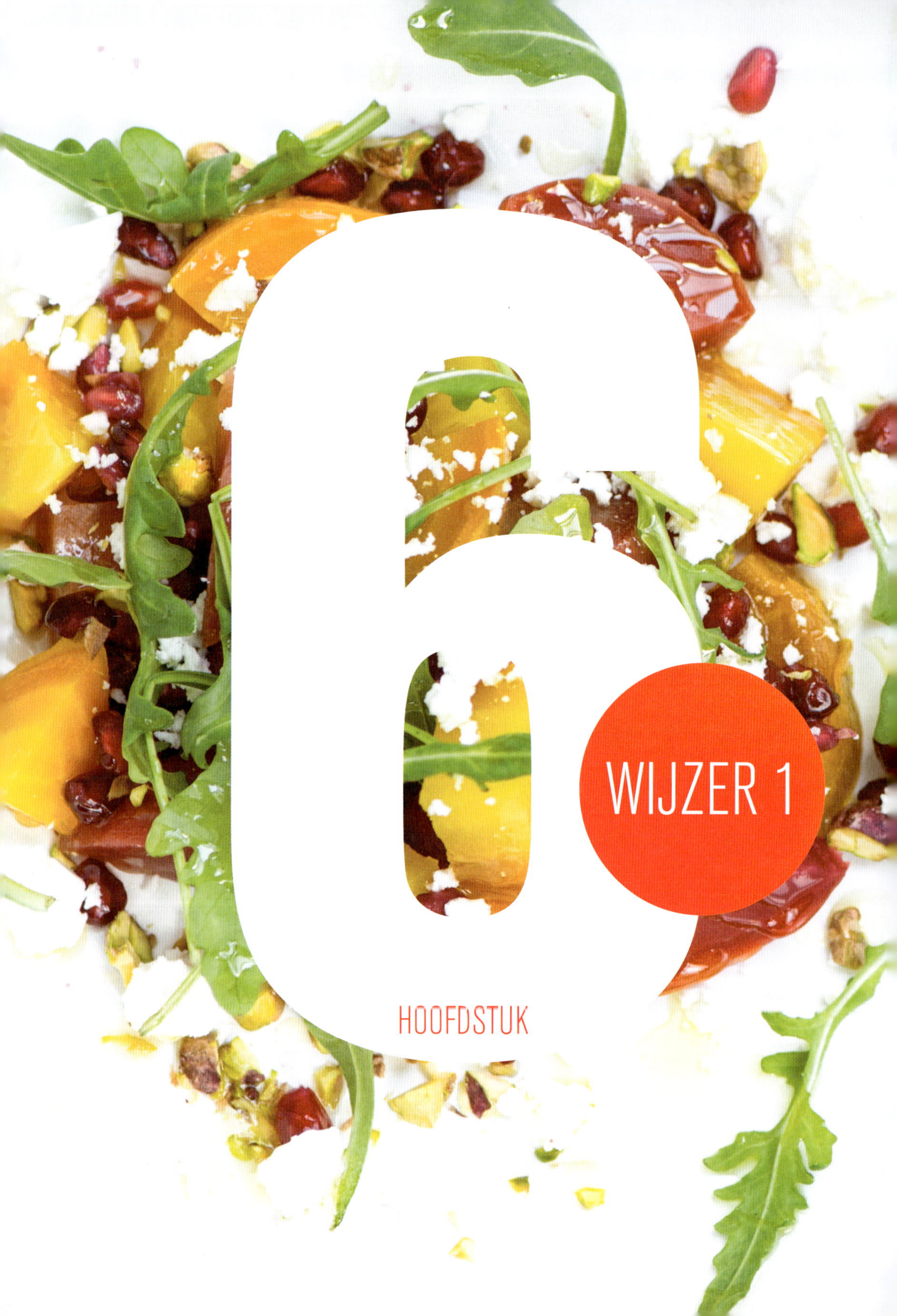

HOOFDSTUK 6

WIJZER 1

EET EN DRINK ZOALS DE NATUUR HET ONS GEEFT

Bestaat je voeding voor tachtig procent uit een grote variatie aan producten zoals de natuur ze ons geeft, échte voeding dus, dan doe je het al heel goed. Je geeft je lichaam en je hormonen de informatie die ze nodig hebben om jou gezond en vitaal te houden. Als je dan iets eet wat niet zo gezond is, zal je lichaam dit zonder problemen afvoeren.

EET MET DE **SEIZOENEN**

Producten uit de natuur bederven doorgaans snel. Hoe verser hoe beter dus, want een deel van de voedingsstoffen gaat onderweg verloren tussen het oogsten en de supermarkt. Hier is weinig aan te doen. Als je houdt van bananen, dan zul je de reistijd voor lief moeten nemen want bananen groeien nu eenmaal niet in Nederland. Natuurlijk kun je wel letten op versheid als het gaat om Nederlandse producten. Eet zo veel mogelijk met de Nederlandse seizoenen mee. Je krijgt dan de meest verse groenten en fruit binnen en bovendien zijn ze dan het goedkoopste.

TIP **Hang een overzicht van de Nederlandse seizoensproducten aan de binnenkant van een kastdeurtje in je keuken. Zo weet je altijd wat er vers wordt aangeboden. Je kunt deze downloaden op energiekevrouwenacademie.nl/seizoensproducten.**

BIOLOGISCH IS ECHT LOGISCH

De natuur geeft ons producten zonder bestrijdingsmiddelen en dat is niet voor niks. Je hebt in hoofdstuk 2 kunnen lezen dat toxische stoffen hormoonverstoorders kunnen bevatten en hoe deze je hormoonhuishouding verstoren. Deze hormoonver-

stoorders bevinden zich overal om ons heen, we kunnen ze nooit voor honderd procent vermijden. Je kunt echter wel zo veel mogelijk kiezen voor biologische producten. Biologisch-dynamisch gaat nog een stapje verder als het gaat om gezond bodembeheer, zorg voor het milieu en voedingswaarde. Deze producten zijn te koop onder het Demeter-keurmerk.
Biologische producten zijn duurder, maar dat heeft een reden. Toegegeven: we zien met het blote oog weinig verschil tussen een biologische en een niet-biologische broccoli. Toch sla je drie vliegen in één klap:

1. Een biologische broccoli bevat meer gezonde stoffen dan een niet-biologische broccoli. Planten die niet worden bespoten met chemische bestrijdingsmiddelen maken stofjes aan om zichzelf te beschermen tegen hun vijanden, zoals schimmels en rupsen. Deze stofjes, fyto-oestrogenen, beschermen ook tegen allerlei ziektes waaronder kanker. Het is belangrijk om zo veel mogelijk van deze stoffen binnen te krijgen. Als een plant is bespoten maakt hij deze stoffen niet meer of minder aan, want het bestrijdingsmiddel verjaagt de schimmel of rupsen, dat hoeft de plant dan zelf niet meer te doen.
2. Bestrijdingsmiddelen bevatten hormoonverstoorders die je lichaam belasten en je langzaam vergiftigen. Als je lever niet in staat is om ze af te voeren, ontstaat er een opstapeling van xeno-oestrogenen. Dit zorgt voor een verstoring van je hormoonbalans waardoor oestrogeendominantie en overgewicht kunnen ontstaan.
3. Er is een discussie gaande of biologisch producten meer vitamines en mineralen bevatten dan niet-biologische producten. Biologische plantaardige producten hebben in een betere kwaliteit aarde mogen staan, waaruit ze mineralen en vitamines hebben kunnen opnemen. Biologische dierlijke producten zijn afkomstig van dieren die natuurlijk voedsel hebben mogen eten, meer bewegingsruimte hebben gekregen en beter zijn behandeld dan dieren uit de bio-industrie. Wat zou meer voedingsstoffen bevatten, denk je?

»» JE LICHAAM HERKENT HET VERSCHIL

Voeding is meer dan een optelsom van vitamines en mineralen. Een plant die groeit in kunstlicht en afgemeten hoeveelheden kunstmest heeft gekregen, is een andere plant dan eentje die in de buitenlucht heeft gestaan en hard heeft moeten werken voor zijn voeding. Een kip die buiten heeft mogen rondscharrelen is een andere kip dan een legbatterijkip die gevoerd is met soja en haar hele leven stress heeft gehad. Ook al zie jij het niet: jouw lichaam herkent het verschil.

Biologisch is dus logisch, maar doe wat voor jou mogelijk is. Ik eet ook niet altijd alles biologisch, want soms is het prijsverschil me te groot en eten in een restaurant betekent meestal dat je niet biologisch eet.
Op **www.weetwatjeeet.nl** vind je alle meetgegevens van de resten van bestrijdingsmiddelen op groenten en fruit per Nederlandse supermarkt. Je kunt er in één oogopslag zien welke groente- en fruitsoorten het meest vervuild zijn en welke je dus beter biologisch kunt kopen. Producten uit Nederland zijn vaak schoner dan producten uit het buitenland. Was niet-biologische producten altijd goed af, het liefst in een bakje water met een scheutje azijn.

ZORG VOOR VEEL AGE'S ALS JE VEEL RIMPELS WILT KRIJGEN

AGE staat voor Advanced Glycation Endproduct. Het is een moeilijke term om aan te geven dat er een verbinding is gevormd tussen suikers en eiwitten in je voeding. Deze verbindingen zorgen voor veel vrije radicalen in je lichaam. Vrije radicalen zijn moleculen met een 'los handje'. Met dit losse handje trekken ze andere molecuulstructuren kapot waardoor ze je cellen en zelfs je DNA kunnen beschadigen. Beschadigde cellen leiden tot versnelde celveroudering, rimpels dus, en als er veel cellen worden beschadigd word je ziek. Allerlei gewrichtsklachten, hoge bloeddruk, aderverkalking, hart- en vaatziektes, nierklachten, hersenziektes, oogproblemen, diabetes en overgewicht kunnen een gevolg zijn van te veel AGE's in je lichaam.
AGE's ontstaan vanzelf in je lichaam als gevolg van een normale stofwisseling; deze AGE's zijn niet te vermijden. Voedingsmiddelen die rijk zijn aan AGE's zijn vlees, vis, zuivel en noten. Hier kun je al een keuze maken. Maar de meest schadelijke AGE's ontstaan door de bewerking van voedsel in een voedingsfabriek. Pasteuriseren, steriliseren en raffineren verhogen de AGE's in voeding, evenals verhitting. Veel voeding uit een fabriek is al een keer verhit geweest voor het in jouw keuken terechtkomt. Alle chemische stoffen die in een fabriek worden toegevoegd om geur, kleur, smaak, mondgevoel en houdbaarheid te verhogen, zorgen voor meer AGE's.

Helaas vinden ons reukorgaan en onze smaakpapillen bepaalde AGE's erg lekker. Iets bakken, grillen, braden, roosteren, toasten, frituren, karamelliseren of gratineren: heerlijk toch? Helaas, hoe hoger de temperatuur is geweest en hoe langer het voedsel is bewerkt, des te meer AGE's zitten er in.

AGE'S IN JE VOEDING KUN JE **DRASTISCH VERLAGEN**

- **Vermijd zo veel mogelijk bewerkte voeding uit de fabriek.**
- **Verwarm je onbewerkte voeding zelf op lage temperaturen. Kort stomen, pocheren of koken is prima.**
- **Verdiep je eens in de heerlijke rawfoodkeuken en geniet van 'rauwe' traktaties bij de koffie of thee zoals de avocado-citroentaartjes die je in dit boek vindt, in plaats van altijd maar weer die (zelfgebakken) koekjes of cake.**
- **Zie alle voeding die op een hoge temperatuur verhit is geweest als een traktatie. Geniet ervan maar eet er niet te veel van.**

HOUD GEZONDE VOEDING **GEZOND**

De natuur geeft ons een groot scala aan gezonde producten. De meeste levenskracht zit in onbewerkte voeding. Het is daarom goed om een deel van je voeding onbewerkt, dus rauw te eten. Ik adviseer om de helft van je groenten rauw te eten. Dagelijks een gemengde salade als lunch en/of bij het diner en je bent er al.

VERWARMEN IS GEZONDER DAN VERHITTEN

Kies als je wilt verwarmen bij voorkeur voor kort koken, stomen of pocheren. Op deze manier behoud je zo veel mogelijk voedingsstoffen. Bij verhitten op een hoog vuur verdwijnt een groot deel van de voedingstoffen en van de levenskracht. Bovendien zitten ze dan vol met AGE's.

VERHITTEN MAAKT VOEDING SOMS ERG LEKKER, MAAR DAT WIL NOG NIET ZEGGEN DAT HET ERG GEZOND VOOR JE IS.

AGE'S REMMEN DE WERKING VAN LEPTINE

Leptine is het hormoon dat je op tijd laat zeggen: 'Ik heb genoeg gegeten.' Heb je te weinig van dit hormoon, dan heb je nog een extra reden om AGE's zo veel mogelijk te vermijden, want zij remmen de werking van leptine. Een bakje gebrande noten eet je zo leeg; een bakje ongebrande noten niet, daar zit je snel van vol. Dát verschil ontstaat doordat gebrande noten een remmende werking op leptine hebben.

VERMIJD VOEDING VERPAKT IN PLASTIC, KARTON, BLIK EN ALUMINIUM

Veel voeding uit een fabriek wordt verpakt in kunststof. Afhankelijk van het soort kunststof kunnen hier hormoonverstorende stoffen in zitten. Vooral bij vloeistoffen en vetten verpakt in plastic is er een risico op vervuiling met xeno-oestrogenen; deze lekken vanuit de verpakking de voeding in.

»» KEN JIJ DE RECYCLECODE?

Plastic moet een recyclecode hebben. Deze code, een cijfer van 1 tot 7, staat vaak tussen drie pijltjes aan de onderkant van het product. Deze code vertelt je over het soort plastic. Vermijd zo veel mogelijk code 1 (PET), code 3 (PVC, komt meestal niet voor bij voeding) en code 7 (Overige soorten). Code 7 is een verzameling van alles wat niet onder 1 tot 6 valt. Het kan onschuldig zijn maar het schadelijke BPA (Bisphenol A) valt hier ook onder.

BPA is een schadelijk xeno-oestrogeen. BPA zit met name in het kunststoflaagje aan de binnenkant van blik en kartonnen verpakkingen. Vanuit deze plastic bekleding lekt het weg in het voedsel. Inname van BPA wordt in verband gebracht met onder andere PCOS, leverproblemen, hart- en vaatziektes, diabetes en problemen met het immuunsysteem. In zijn boek *De boodschappencoach* haalt Ralph Moorman een studie aan van de Harvard School of Public Health. In het bloed van proefpersonen die vijf dagen lang één kop soep uit blik hadden gegeten, werd twintig keer meer BPA gevonden dan in het bloed van proefpersonen die verse soep hadden gegeten.
Koop liever geen voeding in plastic flessen, karton, blik of aluminium; het kan hormoonverstorende stoffen bevatten. Glas is uitstekend verpakkingsmateriaal. Bewaar voeding bij voorkeur in glas of aardewerk of BPA-vrij plastic. Koop waterflessen van glas, RVS of BPA-vrij plastic als je water mee wilt nemen.

WAT IS VOEDING UIT EEN **VOEDSELFABRIEK** EIGENLIJK?

De marketing van voedselfabrieken doet er alles aan om ons het idee te geven dat een voedselfabriek hetzelfde werkt als onze keuken, maar dan alleen op heel grote schaal. We krijgen in reclames en door de verpakkingen de indruk dat ze werken met verse ingrediënten en het voedsel precies zo bereiden zoals we zelf in onze keuken zouden doen. Om het ons makkelijk te maken hebben ze verse producten voor ons ingekocht, schoongemaakt en lekker gekookt en het enige wat we nog hoeven te doen is het weer op te warmen en er misschien nog iets aan toevoegen dat we zelf lekker vinden. Als een zorgzame buurvrouw die voor ons heeft gekookt in een periode dat we het zelf heel erg druk hebben. De waarheid staat hier ver van af.

ALLEEN OP E-NUMMERS LETTEN IS VEROUDERD

Een voedselfabriek lijkt tegenwoordig meer op een verffabriek dan op de keuken van je buurvrouw. In haar boek *Slik je dat*? beschrijft onderzoeksjournalist Joanna Blythman haar undercoverbezoek aan de jaarlijkse beurs die Food Ingredients Europe heet, een megabeurs die leveranciers en inkopers van ingrediënten van de moderne voedselindustrie bij elkaar brengt. Op de hele beurs was nauwelijks iets te vinden dat haar aan voedsel herinnerde. De voedingsindustrie bleek het domein te zijn van wetenschappers en ingenieurs. De beurs ging over emulgeermiddelen, antischuimmiddelen, schuimvormers, oplosmiddelen voor aroma's, emulgerende zouten, drijfgassen, glansmiddelen, meelverbeteraars, smaakstoffen, bindmiddelen en vele andere grondstoffen. Wat werd verhandeld waren geen ingrediënten zoals appels en uien, maar acesulfaam-K, ammoniumchloride, azodicarbonamide, tert-butylhydrochinon, fosforzuur, mononatriumglutamaat, antivries en ethyleendiaminetetra-azijnzuur.
De bedrijven die er hun producten probeerden

te verkopen aan de voedselindustrie bleken dezelfde bedrijven te zijn die leveren aan producenten van diervoeding, cosmetica, wasmiddelen, schoonmaakmiddelen, bouwmaterialen, plastics, lijmstoffen, papier en industriële chemicaliën. Chemische bedrijven als Omya, Corbion, Helm AG en DKSH bleken ook de toeleveranciers te zijn van de moderne voedselindustrie. Joanna Blythman schrijft: 'Ze leveren met evenveel gemak componenten voor kant-en-klare maaltijden als voor insectenspray, luchtverfrisser, douchesets, deodorant, computerkappen, krasbestendige autolak, verf en lijm.' (*Slik je dat?* blz. 65) Begrijp je nu waarom ik veel voeding uit een fabriek chemisch knutselvoer noem?

DE 'SCHONE LABELS' VAN DE VOEDINGSINDUSTRIE

Zulke chemische ingrediënten en hulpstoffen komen we niet tegen op de labels van voedselproducten, omdat de voedselindustrie heel goed weet dat als wij, consumenten, zouden beseffen wat er in hun producten zit, we deze niet meer zouden kopen. Ze werken daarom steeds meer aan 'schone labels'. Daarom worden E-nummers zoals E621 (mononatriumglutamaat) vervangen door het onschuldig klinkende 'gistextract' en butylhydronxyanisool (E300-321) door 'extract van rozemarijn', dat echter in de verste verte niet meer lijkt op het gelijknamige kruid maar een extractie is van chemische oplosmiddelen zoals hexaan, ethanol en/of aceton.
De laatste jaren heeft iedereen die gezond wil eten geleerd om op de E-nummers te letten op de verpakking. Joanna merkt op dat letten op E-nummers op etiketten verouderd is. Vanwege de 'schone label'-acties van de voedselindustrie moeten we slimmer zijn dan dat. Zo veel mogelijk vermijden wat een verpakking heeft en uit een fabriek komt lijkt de meest gezonde oplossing. Dit is de enige manier om chemische stoffen en daarmee mogelijke hormoonverstoorders te vermijden.

Gebruik dus zo veel mogelijk verse producten. Je zult heel snel merken hoe heerlijk deze smaken als je de smaakexplosies van de voedingsindustrie niet meer toelaat in je mond.

KOKEN MET EEN SCHAAR (OM DE VERPAKKING OPEN TE KNIPPEN) GAAT ALTIJD TEN KOSTE VAN JE HORMOONBALANS EN DAARMEE JE GEZONDHEID.

HOE ZORGT DE VOEDINGSINDUSTRIE ERVOOR DAT JE BLIJFT ETEN?

Er is nóg een goede reden om fabrieksvoeding zo veel mogelijk te vermijden. Ieder bedrijf in de voedingsindustrie vecht om een stukje van jouw en mijn maag. Het is ze een doorn in het oog dat onze magen niet groter zijn dan ze zijn, want ze willen ons het liefst zo veel mogelijk verkopen. Dit wordt makkelijker naarmate we meer verslaafd zijn aan hun producten.

Er komt steeds meer onderzoek waaruit blijkt dat met name voedsel dat een combinatie bevat van suikers, vetten en een beetje zout, dezelfde verslavende werking heeft als cocaïne, morfine en nicotine. Je hersenen maken dan dopamine aan, het hormoon dat je een goed gevoel geeft. In de oertijd moest de mens vaak veel moeite doen om voldoende eten te vinden om te overleven. Behalve een gevulde maag was dopamine de beloning voor vinden en eten van energierijk voedsel.

»» DE NATUUR KENT GEEN PRODUCTEN MET SUIKERS, VET EN ZOUT

We leven in een wereld waarin verslavende voedingsmiddelen met een mix van vetten, suikers en zout iedere dag volop beschikbaar zijn. De natuur heeft deze drie ingrediënten echter nergens in één product samengevoegd. Waarschijnlijk niet voor niks. Grote kans dat onze voorouders dan als verslaafde junkies onder de bomen met deze vruchten zouden zijn blijven zitten en de mensheid dan lang geleden zou zijn uitgestorven.

VOEDSELVERSLAVING: EEN ENORM ONDERSCHAT FENOMEEN

We zijn vooral gek op suiker maar toch zul je nooit in een eetbui je suikerpot leegeten. Van alleen suiker heb je snel genoeg. We overeten en -drinken ons aan zoetigheid verpakt in frisdranken, koekjes, gebak, chocola, ijs, boterhammen met hagelslag, maar ook chips, zoutjes, pizza's en andere hartige snacks. Allemaal combinaties van suikers, vetten en wat zout. Zeker, er zit zout in vanilleroomijs en suiker in chips en dat is niet voor niets.

Het grootste deel van deze producten is daarbij gezoet met fructose, dat je verzadigingshormoon leptine verstoort. Door het eten ervan verlies je je gevoel van verzadiging en krijg je een dopaminestoot vergelijkbaar met cocaïne. Is het een wonder dat zoveel mensen verslaafd zijn aan voedsel en worstelen met hun gewicht?

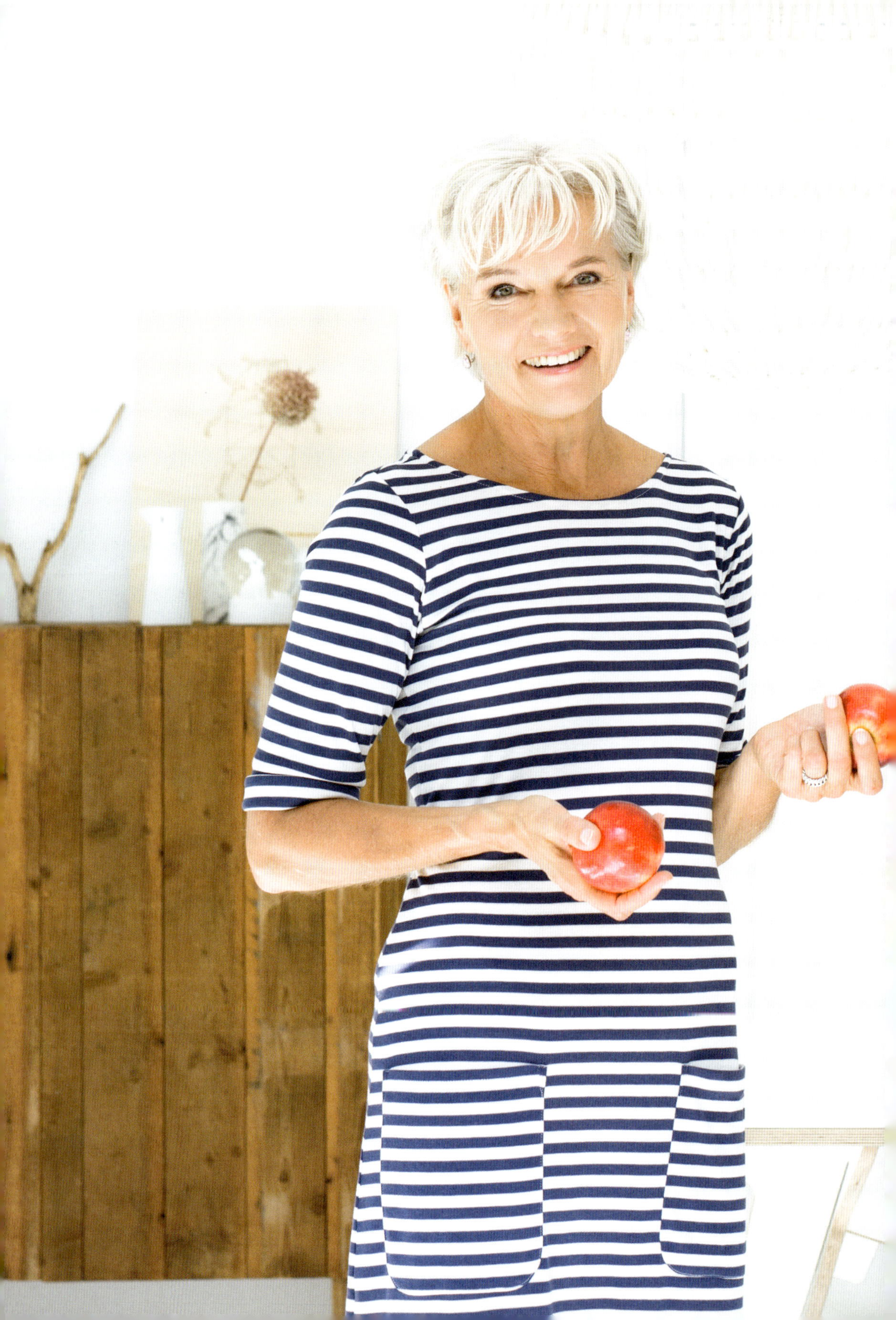

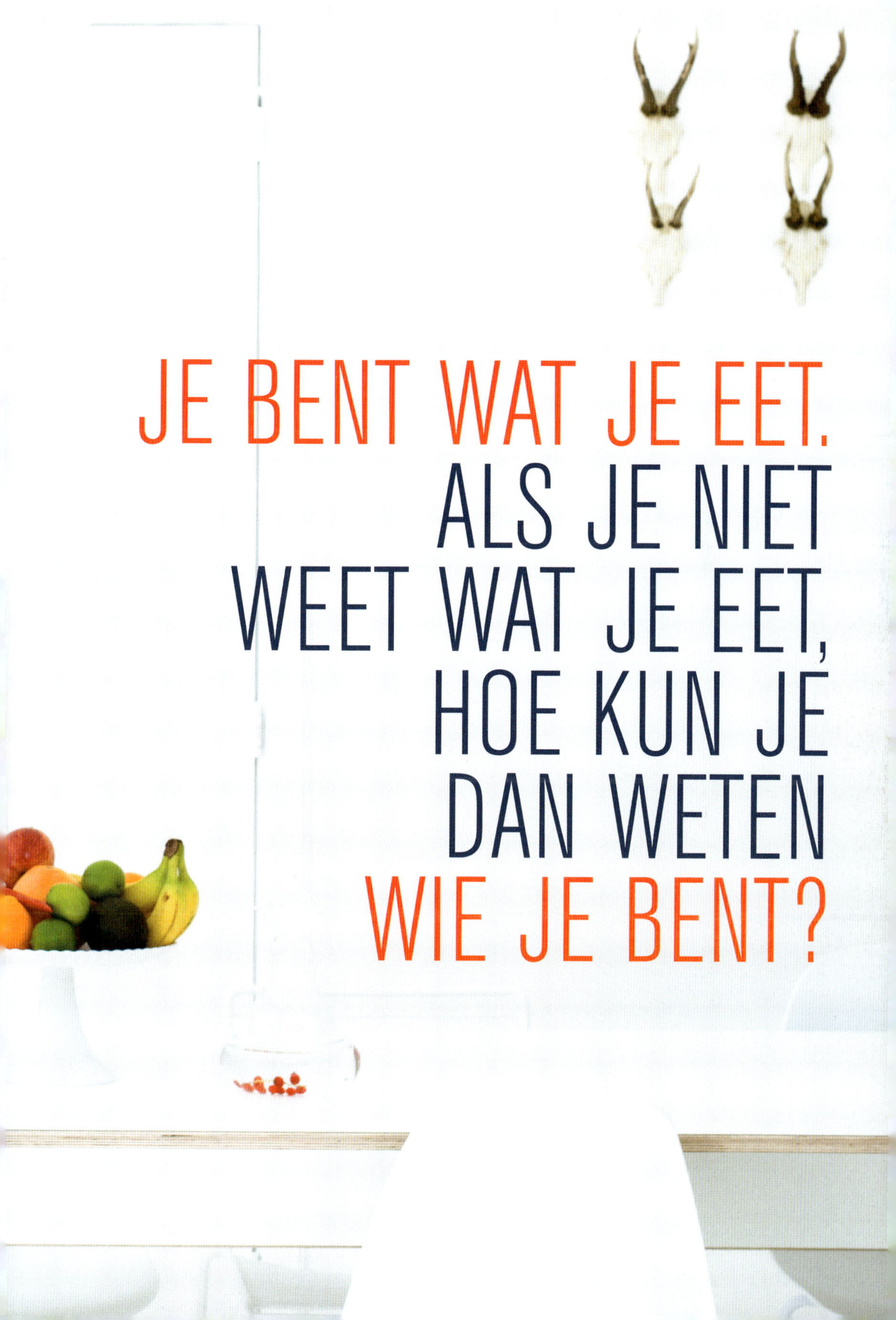

JE BENT WAT JE EET.
ALS JE NIET
WEET WAT JE EET,
HOE KUN JE
DAN WETEN
WIE JE BENT?

»» RATTEN RAKEN VERSLAAFD AAN SUIKERS IN SUPERMARKTVOEDSEL

Wetenschappers van het Princeton Neuroscience Institute kwamen erachter dat aan suiker gewend geraakte ratten die opeens geen suikers meer kregen, ontwenningsverschijnselen vergelijkbaar met die van drugs vertoonden, zoals zich terugtrekken in een veilig tunneltje en klapperen met de tanden. Ze waren te angstig geworden om op onderzoek uit te gaan, wat ze normaal gesproken altijd doen. Ook gingen ze opeens aan de alcohol en overaten ze zich nog meer als ze opnieuw suikers kregen. Het waren echte junkies te geworden (6.1).

DE VOEDINGSINDUSTRIE ZOEKT JE 'ZEVENDE-HEMEL-GEVOEL'

In zijn boek *Zout, suiker, vet: hoe de voedselindustrie ons in zijn greep houdt* beschrijft onderzoeksjournalist Michael Moss de zoektocht van de voedingsindustrie naar ons 'zevende-hemel-gevoel. Dat is het punt waarop we de grootste dopaminestoot krijgen (en dus het meest verslaafd kunnen raken) in combinatie met het punt waarop we het product nog lekker vinden. Te veel suiker, vet en zout kan namelijk wel een hogere dopaminestoot opleveren, maar er ook voor zorgen dat een product niet lekker meer smaakt of maakt dat we er na een paar happen genoeg van hebben.

Moss schrijft: 'Enkele van de grootste bedrijven gebruiken hersenscans om te onderzoeken hoe wij neurologisch reageren op bepaalde voedingsmiddelen, met name op suiker. (...) De grootste ijsjesmaker ter wereld, Unilever, smeedde zijn hersenonderzoek om tot een briljante marketingcampagne die het eten van ijs aanbeveelt als een "wetenschappelijk bewezen" manier om onszelf blij te maken: IJs maakt gelukkig - het is nu bewezen.' (*Zout, suiker, vet,* blz. 156)

Moss beschrijft in zijn boek ook dat het daarbij niet enkel en alleen gaat om de normale suiker, zout en vet, zoals jij die zelf in de keuken gebruikt. 'Ik zou erachter komen dat een van de meest fascinerende – en meest verontrustende – aspecten van de rol van zout, suiker en vet in de industrieel vervaardigde voedingsmiddelen is gelegen in de manier waarop de industrie, in een poging hun werking te versterken, heeft geprobeerd om hun fysieke vorm en structuur te veranderen. Wetenschappers bij Nestlé zijn momenteel aan het prutsen aan de verdeling en vorm van vetbolletjes om hun absorptiesnelheid en "mondgevoel" te beïnvloeden.

Bij Cargill, 's werelds grootste zoutleverancier, zijn wetenschappers de natuurlijke vorm van zout aan het veranderen door het te verpulveren tot een fijn poeder dat de smaakpapillen sneller en harder raakt, waardoor de "smaakexplosie" ervan wordt verbeterd.

Ook suiker wordt op ontelbare manieren veranderd. Het zoetste bestanddeel van gewone suiker, fructose, is gekristalliseerd in een additief dat de aantrekkelijkheid van voedingsmiddelen verhoogt. Wetenschappers hebben ook stimulerende middelen ontworpen die de zoetheid van suiker tot tweehonderdmaal zijn natuurlijke kracht vergroten.' (*Zout, suiker, vet,* blz. 23)

Grote bedrijven in de voedingsindustrie hebben honderden miljoenen beschikbaar voor onderzoek. Ze doen onder andere hersenonderzoek om ons zo veel mogelijk van hun producten te laten eten. Hun producten zijn zwaar verslavend. Deze strijd is ongelijk.

DE VOEDINGSINDUSTRIE KAN VOEDSEL MAKEN WAAR JE HONGERIG VAN WORDT ALS JE HET EET.

BLIJF BAAS IN EIGEN MAAG

De voedingsindustrie is erin geslaagd om onze magen op te rekken en daardoor te vergroten. Het aantal maagverkleiningen is de afgelopen vijftien jaar explosief gestegen. In 2013 lieten tienduizend mensen in Nederland hun maag verkleinen. Een operatie die niet zonder risico's is. Twintig procent van de ziekenhuizen in Nederland voert deze operatie uit; het aantal privéklinieken dat maagbanden aanbrengt en maagverkleiningen uitvoert stijgt ieder jaar.
Als je producten eet zoals de natuur ze ons geeft zul je nooit een maagband nodig hebben. Jouw lichaam geeft dan vanzelf aan wanneer genoeg genoeg is. Daar heb je geen enkele wilskracht voor nodig.

SCHOON EN VITAAL DRINKWATER IS JE EERSTE MEDICIJN

Je bestaat voor 75 procent uit water. Water is dan ook de basis van je vitaliteit en gezondheid en het is goed om water te zien als noodzakelijk onderdeel van je dagelijkse menu. Als je voldoende water drinkt zal alles in je lichaam soepeler en sneller verlopen, want water verdunt je bloed. Voedingsstoffen komen dan sneller bij de cellen die ze nodig hebben en afvalstoffen worden beter afgevoerd. Ook krijgen je hersenen meer zuurstof want ook zuurstof wordt door je bloed vervoerd.
Je kunt je niet volop energiek voelen als je lichaam aan het uitdrogen is. Langdurige uitdroging ligt ten grondslag aan veel gezondheidsproblemen. Naarmate je ouder wordt is het nóg belangrijker om te zorgen voor voldoende vocht. Een tekort aan vocht in je lichaam kan leiden tot allerlei lichamelijke en geestelijke klachten. Naarmate je ouder wordt lijkt het moeilijker te worden om dorst te ervaren. Er is een onderzoek waaruit blijkt dat bejaarden zelfs na 24 uur zonder water zich nog steeds niet dorstig voelen.
Naarmate je ouder wordt kan je huid minder goed vocht vasthouden. Geef je hem daarbij ook nog eens te weinig vocht, dan zal hij sneller verouderen. Volop water drinken dus tegen al die opkomende rimpels!

DRINK ZO'N TWEE LITER WATER PER DAG

Probeer iedere dag zo'n twee liter water te drinken, dat zijn acht glazen. Water, dus geen frisdranken, vruchtensapjes, water met een smaakje, koffie of thee. Je kunt het alleen deels vervangen door kruidenthee, maar wissel de soorten thee af: ieder kruid heeft zo zijn eigen werking op je lichaam.
Drink liever niet tijdens het eten, want daarmee verstoor je je spijsvertering. Drink ook geen ijskoud water; je lichaam heeft het liefst water op lichaams- of kamertemperatuur, anders moet het die koude plens in je lichaam opwarmen en dat kost energie.

»» HOE DRINK JE TWEE LITER WATER PER DAG?

Het makkelijkst is om een timer op je mobiel te zetten rond 11.00, 16.00 en 20.00 uur. Drink op deze tijdstippen twee grote glazen water plus twee glazen direct na het opstaan. Dit laatste is heel gezond om je spijsvertering gelijk goed op gang te brengen en het vocht dat je 's nachts bent kwijtgeraakt meteen aan te vullen.

DE KWALITEIT VAN ONS DRINKWATER

Nederland wordt beschouwd als een land met een hoge kwaliteit drinkwater. Iedereen die iets van de wereld heeft gezien zal dit beamen. Toch zitten er enkele nadelen aan, want ons drinkwater is niet meer zoals de natuur het voor ons bedoeld heeft. Het bevat helaas ongewenste stoffen zoals chloor, kalk, koper en lood en ook restanten van antibiotica en bestrijdingsmiddelen en in toenemende mate medicijnen.

Ons drinkwater wordt gewonnen uit oppervlaktewater en grondwater. Uit onderzoek van het RIVM blijkt dat de kwaliteit van deze bronnen van drinkwater in de helft van de gevallen niet meer voldoet, omdat ze vervuild zijn met chemische stoffen (6.2). Er zijn bij de Europese Commissie ongeveer tienduizend chemische stoffen geregistreerd die in onze bronnen voor drinkwater voorkomen. In het Nederlands Drinkwaterbesluit (6.3) zijn milieukwaliteitsnormen opgesteld voor slechts zestig stoffen. Dit betekent dat slechts 0,6 procent van de schadelijke stoffen die voorkomen in de bronnen van ons drinkwater is gecontroleerd bij levering aan de consument. Op basis van deze zestig stoffen wordt de kwaliteit van ons drinkwater bepaald. Hoe zit het met die andere 99,4 procent aan chemische stoffen?

Er komen steeds meer filtersystemen op de markt die je leidingwater filteren en ongewenste stoffen eruit halen. Er zijn ook goede systemen die voor 99 procent de medicijnrestanten eruit filteren. Goede waterfilters halen niet alleen vervuilende stoffen uit het water, maar vitaliseren het water ook waardoor je lichaam het beter kan opnemen. In sommige gevallen voegen ze zelfs mineralen toe. Naast het feit dat gefilterd water veel gezonder voor je is, is het ook lekkerder.

VIND JE HET MOEILIJK OM GEWOON LEIDINGWATER TE DRINKEN OMDAT JE HET NIET LEKKER VINDT? DOOR LEIDINGWATER TE FILTEREN SMAAKT HET NIET ALLEEN LEKKERDER, MAAR WORDT HET BOVENDIEN MAKKELIJKER OPNEEMBAAR VOOR JE LICHAAM.

De vraag is: is ons drinkwater (nog) goed genoeg voor jou? Als jij voldoende water drinkt en je voelt je uitstekend, je hebt géén last van klachten of ongemakken (hardnekkig overgewicht is ook een ongemak), dan kan jouw lichaam de concentraties van chemische stoffen blijkbaar nog prima afvoeren. Heb je echter klachten of ziektes, spaar dan voor een goed filtersysteem dat ook medicijnresten uit je drinkwater filtert.

OM TE ONTHOUDEN

››› Probeer bij alles wat je eet of drinkt te bedenken of het nog lijkt op het product zoals de natuur het voor ons bedoeld heeft.

››› Eet bij voorkeur zo veel mogelijk biologisch.

››› Beperk het verhitten van voeding op hoge temperaturen.

››› Wees je ervan bewust dat alles wat in een voedingsfabriek is geweest volop is bewerkt en er vaak op gericht is om je er zo veel mogelijk van te laten eten.

››› Zie water als een belangrijk onderdeel van je dagelijkse voeding. Filter bij voorkeur je drinkwater om hormoonverstoorders eruit te halen.

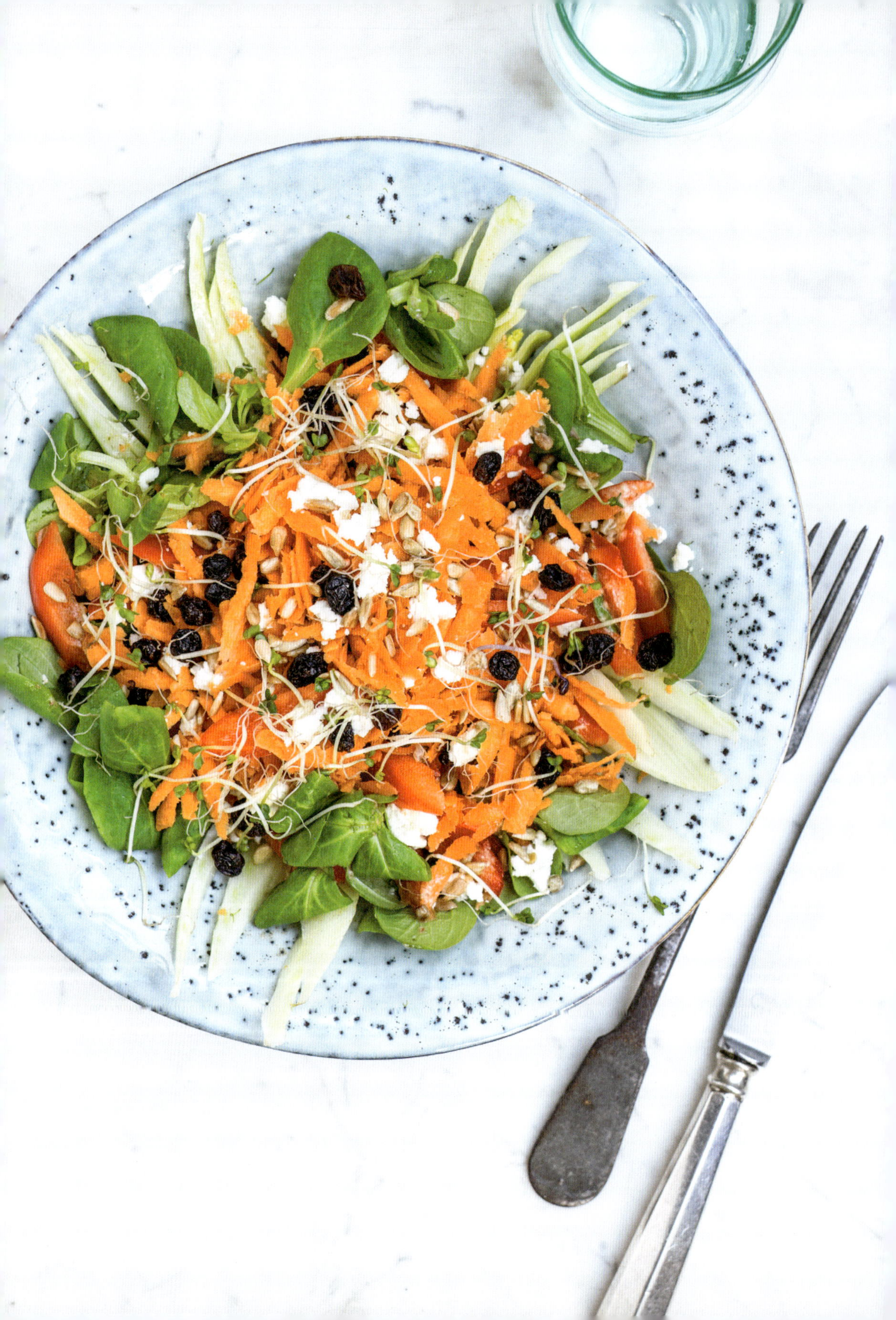

GEVULDE WORTELSALADE MET TAHINDRESSING

RECEPT

Nee, we gaan geen wortel uithollen en vullen. Wat ik je wil laten zien is dat een gezonde, energieke salade niet bestaat uit waterige ijsbergsla, tomaat en plakjes komkommer; zo'n salade waar je alleen maar honger van krijgt en medelijden met jezelf. Iedere salade verdient gezonde vetten, eiwitten en een heerlijke dressing: pas dan kun jij er een hele middag op door en worden de voedingsstoffen van de salade beter opgenomen.
Kiemen zijn je beste maatjes; probeer aan iedere salade wat kiemen toe te voegen.

WORTELS BEVATTEN CAROTENOÏDE, EEN STOFJE DAT KAN HELPEN BIJ ALLERLEI HORMONALE AANDOENINGEN.

DIT HEB JE NODIG

- 2 worteltjes, fijngeraspt
- een stukje venkel, fijngesneden
- ½ rode paprika, fijngesneden
- handje veldsla (of andere groene blaadjes naar keuze)
- 2 eetlepels licht geroosterde zonnebloempitten
- ca. 50 gram feta
- ½ kopje broccolikiemen
- ½ kopje krenten

DRESSING

- 2 theelepels tahin
- 1 theelepel vloeibare honing
- ½ theelepel kaneel
- sap van halve citroen

ZO MAAK JE HET

Rooster de zonnebloempitten. Op deze manier worden ze beter opneembaar en vermindert het fytinezuur. Maak gelijk een voorraadje voor een volgende keer.
Meng de ingrediënten behalve de groene blaadjes en krentjes door elkaar. Eet je veganistisch, vervang dan de feta door gare boontjes of quinoa. Meng de ingrediënten voor de dressing. Proef even wat deze nog nodig heeft; zorg voor een goede zuur-zoetverhouding. Wil je hem wat dunner voeg dan water toe.
Leg de groene blaadjes op de rand van het bord. Schep de wortelsalade in het midden. Besprenkel royaal met de dressing en krentjes.

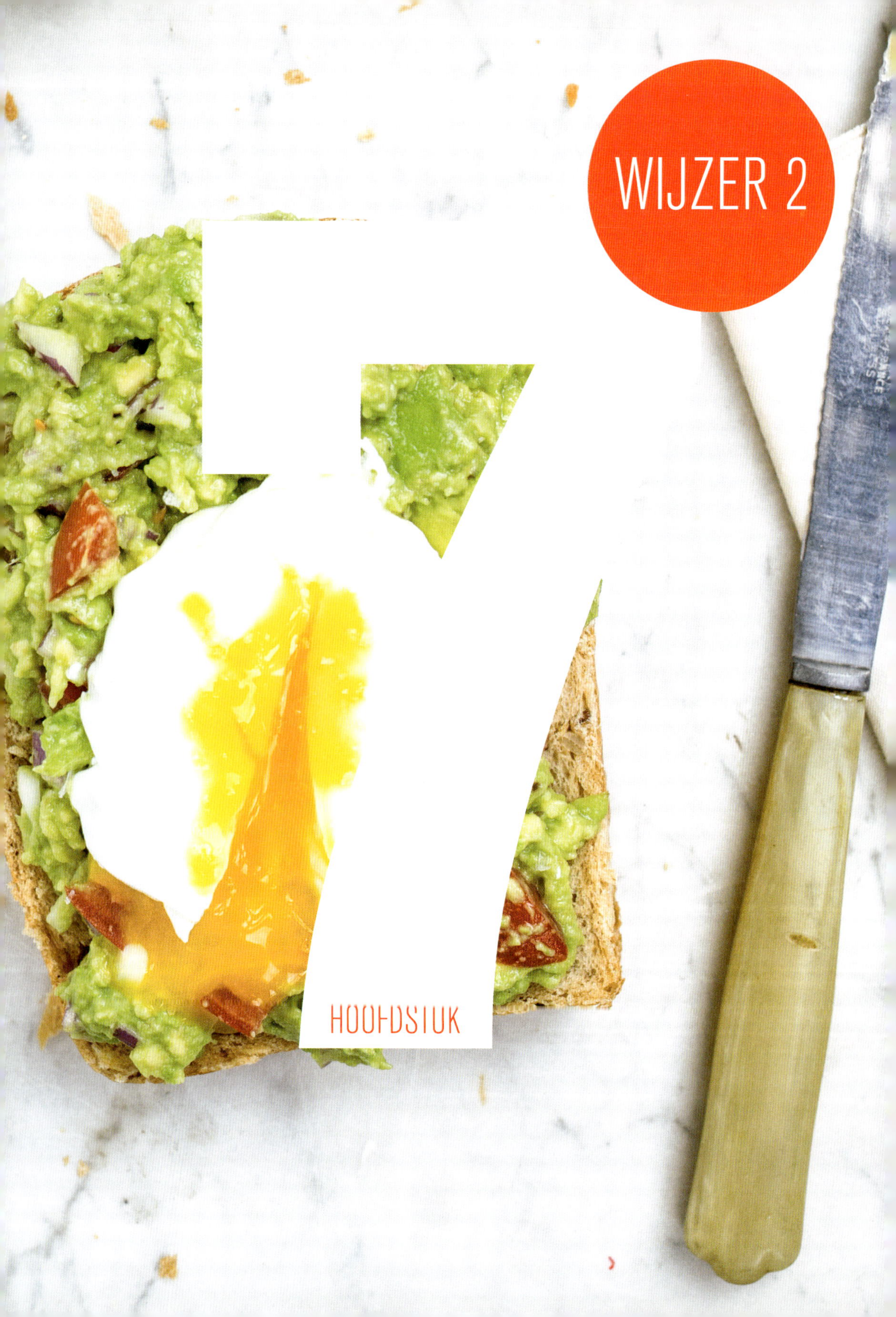
WIJZER 2
7
HOOFDSTUK

WEES NIET BANG VOOR GEZONDE VETTEN (EN EET ZE!)

Wat voeding betreft is er heel wat lariekoek de wereld in gegaan. Tientallen jaren zijn we bang gemaakt voor verzadigde, veelal dierlijke vetten, omdat ze slecht zouden zijn voor onze hart- en bloedvaten. Bovendien zouden we er dik van worden. Dankzij deze antivetcampagne zijn we de afgelopen veertig jaar steeds minder verzadigde vetten gaan eten en toch zijn we steeds dikker geworden en sterven er meer vrouwen aan hart- en vaatziektes dan aan wat anders.

IS ER WERKELIJK EEN RELATIE TUSSEN **VET ETEN EN HART- EN VAATZIEKTES**?

Het is duidelijk dat we op het verkeerde been zijn gezet. Er is volop onderzoek gedaan en steeds meer artsen bevestigen dit. In toenemende mate wordt nu erkend dat de antivetcampagne gebaseerd is op weinig wetenschappelijk bewijs. Ondanks deze nieuwe kennis liggen de supermarkten nog vol met vetarme producten.
In zijn boek *Een pleidooi voor echt eten* wijst Michael Pollan op een artikel van een groep prominente voedingswetenschappers van de Harvard School of Public Health. De auteurs zagen zo ongeveer alle poten onder de vettheorie vandaan: verreweg de meeste studies die op dit gebied zijn gedaan hebben geen verband kunnen vinden tussen de consumptie van verzadigd vet en het risico op hart- en vaatziektes. Er blijkt slechts één sterk verband te bestaan tussen een bepaald type vet en hartaandoeningen. Dat blijken de transvetten te zijn: vetten waarmee de voedingsindustrie de afgelopen dertig jaar hun producten juist heeft volgestopt! De auteurs komen tot de conclusie dat het totale vetge-

halte in voeding van weinig belang is voor het risico op hartaandoeningen. De verhoudingen tussen de verschillende soorten vet echter wel. Er zijn gezonde vetten, minder gezonde vetten en zeer ongezonde vetten.

»» EEN VETARM DIEET VERMINDERDE NIET HET RISICO OP HART- EN VAATZIEKTES

Er zijn in Amerika twee grote studies onder vrouwen gedaan: de Nurses' Health Study (7.1) en het Women's Health Initiative (7.2). De Nurses' Health Study verzamelde eetgewoonten en gezondheidsuitkomsten van meer dan tweehonderdduizend verpleegkundigen gedurende tientallen jaren. Het Women's Health Initiative valt onder de gouden standaard in voedingsonderzoek: gerandomiseerd klinisch wetenschappelijk onderzoek onder een zeer grote groep. Bij deze studie werden de eetgewoontes en gezondheidsuitkomsten van circa 49.000 vrouwen 8 jaar lang gevolgd om te kijken wat de uitwerking was van een vetarm dieet op het risico op onder andere borstkanker en hart- en vaatziektes. De conclusies van beide studies sloegen in als een bom: een vetarm dieet verminderde NIET het risico op hart- en vaatziektes.

Tijdens de jaren van de antivetcampagnes hebben voedselfabrieken onze producten zo 'mager' mogelijk gemaakt om tegemoet te komen aan de wens zo min mogelijk vetten te eten. Om hun producten toch smaakvol te maken werd het ongewenste vet vervangen door suikers, zoetstoffen en snelle koolhydraten, waaronder tarwe en transvetten. En laten dit nou juist de ingrediënten zijn die ervoor zorgen dat je dik wordt en die aan de basis liggen van hart- en vaatziektes en andere chronische ziektes!

GEZONDE VETTEN STAAN AAN **DE BASIS** VAN JE HORMONALE GEZONDHEID

De belangrijkste vrouwelijke hormonen, zoals oestrogeen, progesteron, vrouwelijk testosteron en cortisol, worden gemaakt op basis van cholesterol, een vet dus. Cholesterol is een onmisbare bouwstof voor je vrouwenlichaam; daarom maakt je lichaam het zelf grotendeels aan: 75 procent van de benodigde cholesterol wordt aangemaakt in je lever, zo'n 25 procent moet je uit je voeding halen. Dit betekent dat het belangrijk is om gezonde vetten te eten. Gezonde vetten zorgen samen met cholesterol voor gezonde celwanden. Deze zijn verantwoordelijk voor een goede communicatie in je lichaam en of je snel kunt herstellen van een stresssituatie.

NEE, JE WORDT NIET DIK VAN HET ETEN VAN GEZONDE VETTEN

Het lijkt tegenstrijdig: vet eten maar niet vet worden. Toch is het niet zo vreemd als je het met gezond verstand bekijkt. Bedenk dat je lichaam een organisme is waarin allerlei ingewikkelde processen plaatsvinden. Roomboter of een ander vet wordt niet rechtstreeks onder je huid geplakt als extra vet zoals een stukadoor een muur zou stuken. Roomboter wordt in je maag afgebroken en vermengd met maagzuur, waarna het in je darmen, onder andere met behulp van gal, wordt omgevormd tot allerlei stoffen die je lichaam nodig heeft. Vanuit je darmen komen deze stoffen in je bloed en worden van daaruit naar de behoeftige cellen vervoerd. Je roomboter is dan allang geen vet meer maar een bouwstof of energie voor je lichaam. Er is geen enkele rechtstreekse verbinding van roomboter in je mond naar vetcellen op je heupen. Als je hier goed over nadenkt, dan vraag je je toch af waarom we dit allemaal jarenlang hebben geloofd.

Het wordt hoog tijd om je angst voor gezonde vetten achter je te laten. Gezonde vetten zijn je belangrijkste energieleveranciers en je hebt ze nodig voor een gezonde hormoonhuishouding. Ik ben ervan overtuigd dat zoveel vrouwen zo moe (en te zwaar) zijn, omdat ze te weinig gezonde vetten eten en hun energie proberen te halen uit suikers en koolhydraten.

EEN VETARM DIEET IS EEN AANSLAG OP JE GEZONDHEID. HEB JE VEEL STRESS DAN HEEFT JE VROUWELIJKE LICHAAM ZEKER GEZONDE VETTEN NODIG.

CHOLESTEROL IS DE BRANDWEER, NIET DE PYROMAAN

Over cholesterol is net zoveel onzin geschreven als over vetten. Cholesterol is niet je vijand. Het is niet voor niets dat je lichaam 75 procent van de benodigde cholesterol zelf aanmaakt: je lichaam heeft het heel hard nodig. Als je het te weinig eet maakt je lever een extra portie aan. Je lichaam heeft cholesterol nodig als bouwstof voor al je lichaamscellen; zonder cholesterol is het niet mogelijk om nieuwe celwanden en zenuwvezels te maken. Daarbij is hij essentieel voor de opname van vitamines A, D, E en K. Cholesterol is ook nodig voor de productie van galzuren. Je hersenen zitten vol met cholesterol omdat je hersencellen steeds met elkaar moeten communiceren. Het als 'slecht' bekendstaande cholesterol, LDL-cholesterol, is zelfs de enige stof die cholesterol in de mitochondriën, de energiefabriekjes van je cellen, kan brengen. Het is niet voor niets dat gezonde vetten onze energieleveranciers worden genoemd.

CHOLESTEROL KOMT JE BESCHERMEN

Een verhoogd cholesterol is geen ziekte, maar kan een signaal zijn dat er iets uit balans is. Meestal is dit een (chronische) ontsteking aan de vaatwanden. Als er ergens brand is, is de kans groot dat er brandweer aanwezig is; dit wil niet zeggen dat de brandweer de oorzaak van de brand is. Met cholesterol is het net zo. Als er een verhoogd cholesterolniveau is bij ontstoken vaatwanden, wil dit niet zeggen dat cholesterol de

oorzaak van het probleem is. Cholesterol komt net als de brandweer de brand juist blussen.
Cholesterol is het beschermingsmechanisme van je lichaam om onder andere vaatwanden te repareren. Deze ontstekingen in je aderen ontstaan niet door het eten van te veel gezonde vetten, maar van onder andere te veel suikers, snelle koolhydraten, ongezonde vetten, tarwe en bewerkt voedsel. Je hebt dit hoge cholesterolniveau nodig om onder andere de ontstekingen te genezen die ontstaan door het eten van dat laatste soort voedsel.
Het gebruik van cholesterolverlagende medicijnen is daarom misschien wel vergelijkbaar met de brandweer wegjagen bij een brand. Heb jij een te hoog cholesterol? Verander je voeding en kijk wat er gebeurt. (Stop nooit zomaar met cholesterolverlagers, doe dit altijd in overleg met je arts.)

WAT ZIJN **GEZONDE** EN **ONGEZONDE VETTEN**?

Gezonde vetten in de juiste verhouding bevatten noodzakelijke voedingsstoffen voor je lichaam die je nergens anders vandaan kunt halen. Ze verhogen de opneembaarheid van de vitamines en mineralen uit de rest van je voeding. Door het toevoegen van gezonde vetten worden in je darmen de voedingsstoffen beter opgenomen. Dit zorgt voor een goede hormoonbalans. Ook je hersenen hebben volop vetten nodig. Ze bestaan voor zestig procent uit vetten; door middel van het eten van gezonde vetten houd je ze gezond. Tot slot stimuleren gezonde vetten juist je verbranding, je hebt ze dus juist nodig als je wilt afvallen.

ZEER ONGEZONDE VETTEN: TRANSVETTEN EN GEOXIDEERDE VETTEN

Het is belangrijk om onderscheid te maken tussen gezonde vetten en ongezonde vetten, want er zijn vetten die je beter zo veel mogelijk kunt vermijden.

Transvetten zijn kunstmatige vetten die ontstaan in een fabriek door te sleutelen aan plantaardige, vloeibare vetten waardoor ze hard worden. Ze worden ook geharde vetten genoemd. Plantaardige vetten zoals maisolie en zonnebloemolie zijn van nature vloeibaar. Het is lastig om een vloeibare olie in koekjes of banket te verwerken. Vandaar dat de voedingsmiddelenindustrie bij deze goedkope oliesoorten wat moleculen heeft gewijzigd waardoor ze hard worden.

Transvetten zitten in bijna alle producten die uit een fabriek komen, van pindakaas tot ijs, van soepen en sauzen tot chocola, van brood en crackers tot bouillonblokjes en van kant-en-klaarproducten tot fastfood. Ongemerkt krijg je veel transvetten binnen, zelfs via het onschuldig lijkende melkpoeder in het koffiezetapparaat op je werk.

VERMIJD TRANSVETTEN. ZE STAAN OP ETIKETTEN VERMELD ALS ONDER ANDERE GEHARD VET, GEHARDE OLIE, GEHYDROGENEERDE PLANTAARDIGE OLIE, GEHYDROGENEERD PLANTAARDIG VET OF PLANTAARDIGE OLIE.

GEOXIDEERDE VETTEN

Oxidatie betekent dat de moleculaire structuur van een voedingsmiddel verandert wanneer het wordt blootgesteld aan licht of warmte. Deze verandering zorgt voor vrije radicalen in je lichaam. Eigenlijk betekent geoxideerd dat het product bedorven is. Helaas kun je dit bij vetten vaak niet zien of ruiken waardoor het lijkt alsof ze nog prima zijn. Geoxideerde vetten ontstaan bij verhitting van vetten die hier niet geschikt voor zijn, zoals omega 6 en omega 3-vetten. Gefrituurde producten zitten er vol mee. Dus helaas, alle chips en gefrituurde zoutjes staan op de ongezondevettenlijst. Als je al wilt frituren – mijn advies is om dit tot een minimum te beperken – frituur dan in kokosolie, palmolie of rijstkiemolie.

DE ECHTE BAD GUYS

Van transvetten en geoxideerde vetten is bekend dat ze de kans op een hartaanval verhogen. Ze belasten bovendien je lever, die deze onnatuurlijke stof weer uit je lichaam moet zien te krijgen. Ze bevorderen ontstekingen in je lichaam, belemmeren de afvoer van afvalstoffen en verhogen je gewicht waardoor oestrogeendominantie op de loer ligt.
Er komt ook steeds meer wetenschappelijk bewijs dat ze insulineresistentie en leptineresistentie bevorderen, bloedklontering, diabetes en zelfs borstkanker kunnen veroorzaken. Transvetten en geoxideerde vetten zijn de echte bad guys! Probeer ze zo veel mogelijk te vermijden. Als je weinig voeding uit een fabriek eet ben je al een eind op de goede weg.

»» KOKOSOLIE: DE VETTE SLANKMAKER

In tegenstelling tot andere gezonde vetten kan je lichaam van kokosolie geen hormonen aanmaken. Toch is het een waardevol en gezond vet in je keuken. Kokosvet is vast bij kamertemperatuur en smelt rond de 35 graden, dan wordt het olie. Kokosvet en kokosolie zijn dus hetzelfde product.
De gezonde middellange vetzuurketens van kokosolie worden door je lichaam heel snel verteerd, geven snel energie en worden nauwelijks opgeslagen als vet.
In de jaren veertig van de vorige eeuw probeerden veeboeren in Amerika hun koeien vet te mesten met kokosolie. De dieren bleken hier echter actief en slank van te worden. Toen ze overstapten op soja en mais werden de dieren weer dik zonder dat ze veel voer nodig hadden. Een prima oplossing voor de veeboeren, maar niet voor jou en mij.

KOKOSOLIE HEEFT NOG EEN AANTAL GEZONDE VOORDELEN

- **Kokosolie bevat bestanddelen (vetzuren) die werkzaam zijn tegen bacteriën, virussen, schimmels, parasieten en ontstekingen. Deze olie kan daarom worden ingezet om je darmflora te versterken of om daar een candida of tijdelijke voedselvergiftiging te bestrijden.**
- **Hij kan ervoor zorgen dat voedingsstoffen uit een zieke darm beter worden opgenomen. Dit is een voordeel bij allerlei darmaandoeningen.**
- **Kokosolie wordt makkelijk door de darmen opgenomen en zorgt ervoor dat allerlei vetoplosbare vitamines, mineralen en eiwitten beter kunnen worden opgenomen. Hij stimuleert dus je stofwisseling.**
- **Kokosolie helpt mee om je bloedsuikerspiegel te stabiliseren waardoor eetbuien tijdens bloedsuikerdips kunnen worden voorkomen.**
- **In kokos zitten veel antioxidanten die je lichaam beschermen tegen vrije radicalen. Let wel even op: er is veel slechte kwaliteit kokosolie in omloop. Kies biologische, extra vierge kokosolie verpakt in glas. De kokosgeur verdwijnt bij het verwarmen.**

DE REDELIJK GEZONDE VERZADIGDE VETTEN

Verzadigde vetten zitten met name in dierlijke producten, denk hierbij aan vet vlees, roomboter, ghee (geklaarde boter) en kaas. Maar ook palmolie, kokosolie en cacaoboter bevatten verzadigd vet. Verzadigd vet is hard op kamertemperatuur. De enige uitzondering hierop is palmolie.

Gebruik deze vetten met mate; je lichaam heeft er niet zoveel van nodig. Er is één verzadigd vet dat je wel volop kunt gebruiken en dat is kokosolie.

OMEGA 6: WEL GEZOND MAAR EET HET NIET TE VEEL

Omega 6 zit vooral in granen, zaden en noten en alle olie die we daarvan maken. Deze vetten krijgen we vaak te veel binnen, omdat ze de basis vormen van de transvetten en volop worden gebruikt in de voedselindustrie omdat ze goedkoop zijn. Dat geldt vooral voor sojaolie, maisolie en zonnebloemolie. Dieren in de bio-industrie krijgen volop soja, mais en tarwe te eten waardoor hun producten zoals vlees, zuivel en eieren ook te veel omega 6

»» CHRONISCHE ONTSTEKINGEN, JE IMMUUNSYSTEEM EN VOEDING

Je hebt vast weleens een zichtbare ontsteking gehad: een splinter in je vinger, die na verloop van tijd rood, warm en dik werd. Wat er dan gebeurt is dat je immuunsysteem de indringer probeert te verdrijven en de beschadigde cellen te herstellen. Een ontsteking is een beschermende reactie van je immuunsysteem. Een acute ontsteking is prima; je lichaam is zichzelf aan het helen.
Chronische ontstekingen in je lichaam zijn niet helend maar destructief. Ze worden ook verborgen, stille of laaggradige ontstekingen genoemd, want je voelt ze niet. Uit bloedonderzoek komt een chronische ontsteking niet altijd naar voren.

VROUWEN ZIJN GEVOELIGER VOOR CHRONISCHE ONTSTEKINGEN

Iedere ontsteking die langer duurt dan 72 uur zal je langzaam vergiftigen. Vrouwen zijn gevoeliger voor chronische ontstekingen, omdat we een krachtiger immuunsysteem hebben dan mannen tegen aanvallers van buitenaf zoals schimmels, bacteriën en bedorven voedsel. Dit krachtige immuunsysteem kan zich tegen ons richten in de vorm van auto-immuunziektes, een situatie waarin ons immuunsysteem geen goed onderscheid maakt tussen vijandelijke cellen en eigen lichaamscellen. Tien keer meer vrouwen dan mannen krijgen auto-immuunziektes zoals schildklierproblemen, MS, reuma, de ziekte van Crohn, Hashimoto.
De oorzaak van auto-immuunziektes zijn voor 95 procent chronische ontstekingen.

DE BASIS VAN CHRONISCHE ZIEKTES

95 procent van alle chronische ziektes ontstaat door chronische ontstekingen. Ze spelen niet alleen een belangrijke rol bij auto-immuunziektes, maar ook bij hart- en vaatziektes, hoge bloeddruk, obesitas, insulineresistentie, fibromyalgie, depressie, botontkalking, reuma, veel huidproblemen, chronische vermoeidheid en kanker. Ook bij ziektes als parkinson, alzheimer en dementie spelen chronische ontstekingen een rol. Meer dan tachtig procent van de cellen van je immuunsysteem bevindt zich in je spijsverteringskanaal, met name je darmflora. Veel chronische ontstekingen beginnen dan ook daar en ontstaan door verkeerde voeding.

bevatten. Te veel omega 6 kan leiden tot allerlei chronische ontstekingsreacties in je lichaam die ten grondslag liggen aan een groot scala aan chronische ziektes.

VOEDING SPEELT EEN ESSENTIËLE ROL BIJ ONTSTEKINGEN

Je voeding speelt een belangrijke rol als het gaat om de bestrijding van chronische ontstekingen. Te veel omega 6 en verzadigd vet eten ten opzichte van omega 3 is een belangrijke oorzaak van chronische ontstekingen. Wat verder ontstekingen aanwakkert zijn alle vormen van suikers, snelle koolhydraten, fructose, chemische toevoegingen en kunstmatige zoetstoffen, glutenhoudende granen, koezuivel en arachidonzuur, dat met name in dierlijke producten zit. Allemaal producten die volop worden gebruikt in bewerkte voeding uit een fabriek.
Alle voedingsmiddelen die gunstig zijn voor je darmflora zijn ook gunstig om ontstekingen te remmen. Denk hierbij aan gezonde vetten (met name kokosolie, olijfolie en omega 3), rauwe voeding, groenten, kruiden en specerijen en alles waar vezels in zitten waaronder glutenvrije granen en peulvruchten. Eet ook voldoende plantaardige eiwitten; een gezond immuunsysteem heeft volop eiwitten nodig. Ik kom daar in het volgende hoofdstuk op terug.

DE GEZONDE ONVERZADIGDE VETTEN: OMEGA 3 EN OMEGA 9

De omega 3-vetten zijn heel belangrijk voor je gezondheid; er worden tal van positieve eigenschappen aan toegeschreven. Helaas krijgen we omega 3 vaak te weinig binnen. Omega 3 vind je in vette vissoorten zoals sardientjes, zalm en paling, maar ook in verschillende plantaardige producten zoals perillaolie, lijnzaad, chiazaad, hennepzaad en walnoten. Zelfs groene bladgroentes zoals postelein en waterkers bevatten wat omega 3. Omega 9 vind je voornamelijk in olijven, noten en avocado's.

OMEGA 6 IS GEZOND EN HEB JE NODIG, OP VOORWAARDE DAT JE HET BINNENKRIJGT IN EEN JUISTE VERHOUDING MET OMEGA 3. EEN JUISTE VERHOUDING IS VIER KEER MEER OMEGA 6 DAN OMEGA 3. DE MEESTE MENSEN KRIJGEN TWINTIG KEER MEER OMEGA 6 BINNEN VANWEGE ALLE OMEGA 6 IN FABRIEKSVOEDING, VLEES, ZUIVEL EN EIEREN.

Omega 3-vetzuren kunnen we onderverdelen in drie type zuren: ALA (alfa-linoleenzuur), EPA (eicosapentaeenzuur) en DHA (docosahexaeenzuur).

ALA MOET JE ETEN

ALA is een essentieel vetzuur, wat betekent dat ons lichaam dit niet zelf kan aanmaken. Dit moeten we dus uit onze voeding halen. ALA zit volop in plantaardige zaden en oliën, met name in lijnzaad, hennepzaad, koolzaad en walnoten en dus ook in de oliën die hiervan worden gemaakt.

EPA EN DHA: KUN JE ETEN OF ZELF MAKEN UIT ALA

De andere twee vetzuren, EPA en DHA, zitten vooral in vette vis zoals zalm, makreel, sardientjes, haring, maar ook in zeewier en algen. EPA en DHA beschikken over krachtige ontstekingsremmers en kunnen daarmee je gewrichten beschermen. Ze hebben tevens positieve gezondheidseffecten op je immuunsysteem en daarmee op je algehele gezondheid. Daarnaast beschermen deze vetzuren je hart- en bloedvaten, je ogen en zijn ze belangrijk voor het goed laten functioneren van je hersenen op de langere termijn. Er zitten veel gezondheidsvoordelen aan EPA en DHA.

HOE KOM JE AAN OMEGA 3 ALS JE GEEN VIS WILT ETEN?

Eet je vegetarisch of veganistisch, dan is de kans groot dat je te weinig omega 3-vetzuren binnenkrijgt. Hoe zit dat en wat kun je eraan doen? Het goede nieuws is dat je lichaam zelf ALA kan omzetten in EPA en DHA. Om die reden kiezen vegetariërs en veganisten voor zaden en noten en laten hun lichaam de omzetting doen. Het minder goede nieuws is dat deze omzetting nogal inefficiënt gebeurt en dat dit proces in ons lichaam moeizamer schijnt te verlopen naarmate we ouder worden.

De oplossing voor vegetariërs en veganisten is om gebruik te maken van supplementen. Meestal wordt hiervoor visolie of krillolie aanbevolen, maar misschien wil je dat ook niet als je vegetariër bent. Gelukkig is er tegenwoordig algenolie te koop met een hoge dosis EPA en DHA. Dit is wat de vissen zelf ook eten. Ook supplementen van algen zoals chlorella, spirulina en marine fyto-plankton bevatten goed opneembare vormen van omega 3.

OMEGA 3 WORDT OOK WEL ONS HERSENVOEDSEL GENOEMD: JE HEBT HET NODIG OM JE HERSENEN ACTIEF TE HOUDEN. ER ZIJN VERSCHILLENDE ONDERZOEKEN WAARUIT BLIJKT DAT ER EEN RELATIE IS TUSSEN DEPRESSIVITEIT EN TE WEINIG OMEGA 3 ETEN.

HOE HOUD JE VETTEN GEZOND?

Je kunt gezonde vetten verpesten door ze verkeerd te behandelen, zoals verhitten of te lang bewaren buiten de koelkast. Het vervelende is dat je dit vaak niet kunt zien of ruiken, maar ze zijn dan niet meer gezond voor je; het zijn dan geoxideerde vetten geworden.

VERHITTEN

Verhit alleen in kokosolie, palmolie of rijstkiemolie. Alleen deze oliën zijn bestand tegen 200 graden Celsius en hoger. Frituur dus nooit in zonnebloemolie, sojaolie of maisolie. Het geeft een boost van vrije radicalen in je lichaam. Heel goed voor wat extra rimpels.

VERWARMEN

Olijfolie blijft stabiel tot circa 160 graden. Hier kun je wel in verwarmen maar niet in verhitten. Hetzelfde geldt voor roomboter en ghee. Hiermee roerbakken op niet te hoge temperaturen kan dus wel, maar als het rookt in je pan dan ontstaan er schadelijke stoffen en kun je beter opnieuw beginnen. Smoor liever langzaam op een zacht vuurtje dan dat je verhit op een hoog vuur. Kort wokken op een hoog vuur in kokosolie of rijstkiemolie kan wel.

BEWAREN

Alle plantaardige oliën van noten, pitten en zaden oxideren wanneer je ze te lang bewaart of in het daglicht zet. Deze oliën bederven dus heel snel. Verwarm ze daarom nooit en bewaar ze altijd in de koelkast. Koop ze het liefst in kleine, donkere flesjes. Kokosolie en olijfolie kun je buiten de koelkast bewaren.

OVERZICHT GEZONDE VETTEN OMEGA 3, 6 EN 9

Bijna alle plantaardige vetten bevatten een mix van zowel omega 3, als omega 6, als omega 9. Daarom zul je, als je een variatie aan gezonde vetten eet, ze alledrie binnenkrijgen. Probeer als eerste in ieder geval zo veel mogelijk omega 3 binnen te krijgen, vervolgens omega 9 en tot slot omega 6. Je hebt ze alle drie nodig, maar omega 6 krijg je vaak ongemerkt al veel binnen.

»» BRONNEN OMEGA 3, 6 EN 9

BRONNEN VAN VOORNAMELIJK OMEGA 3

- Perillaolie
- Koolzaadolie
- Lijnzaad(olie)
- Hennepzaad(olie)
- Chiazaad(olie)
- Walnoten(olie)
- Biologische eieren van kippen die buiten hebben mogen lopen
- Vette vis zoals zalm, makreel, sardientjes, haring. Neem dan wel de wilde varianten. Kweekvis krijgt granen te eten in plaats van vis of algen waardoor de hoeveelheid omega 3 fors afneemt. Wees je ervan bewust dat circa vijftig procent van het huidige visaanbod afkomstig is van kweekvis.

BRONNEN VAN VOORNAMELIJK OMEGA 6

- Zonnebloempitten/zonnebloemolie
- Pompoenpitten/pompoenpittenolie
- Sesamzaad(olie)
- Druivenpitolie
- Arganolie
- Maiskiemolie
- Tarwekiemolie
- Sojaolie
- Palmolie
- Saffloerolie
- Pindaolie en pinda's

BRONNEN VAN VOORNAMELIJK OMEGA 9

- Olijven/olijfolie
- Hazelnoten, amandelen, macadamia en de olie ervan
- Rijstkiemolie en rijstzemelen
- Avocado's en avocado-olie

MAAK ZELF JE SAUZEN EN DRESSINGS VAN GEZONDE VETTEN

Met een mooie voorraad gezonde oliën maak je in een handomdraai allerlei heerlijke dressings. Een goede olie plus wat citroensap of een goede azijn, wat kruiden en je hebt een heerlijke dressing. De gezonde vetten uit olie zorgen voor een betere opname van voedingsstoffen. Maak dus altijd een dressing bij je salade.

De meeste sauzen en dressings uit de fabriek worden gemaakt op basis van de goedkoopste plantaardige oliën: zonnebloem- en maisolie, die volop omega 6-vetzuren bevatten. Daarnaast bevatten ze hoge doses suikers, zouten en geur-, kleur- en smaakstoffen. Allemaal stoffen die je hormoonhuishouding in de war schoppen. Daarnaast bevatten ze heel vaak de omstreden smaakversterker MSG ofwel E621. Je kunt ze veel beter en heel makkelijk zelf maken.

VERMIJD MAGERE PRODUCTEN; JE WORDT ER DIK EN ZIEK VAN

De grote mythe dat we dik zouden worden van vetten heeft geleid tot een enorm aanbod aan magere producten in de supermarktschappen. Producten met labels waarop staat dat ze minder vet of zelfs nul procent vet bevatten, alsof dat gezond is. Niet dus. Vermijd voortaan deze magere producten: je wordt er namelijk meestal dikker en ziek van. Om magere producten toch een lekker mondgevoel en smaak te geven zijn de vetten doorgaans vervangen door ladingen suikers of snelle koolhydraten; juist díé ingrediënten die naar de huidige inzichten gerelateerd worden aan overgewicht, obesitas, diabetes, hart- en vaatziektes en andere chronische aandoeningen. Ze verstoren je bloedsuikerniveau en verhogen je kans op insuline- en leptineresistentie. Pas ook op met verpakkingen waarop staat: minder calorieën; dan zijn suikers meestal vervangen door chemische zoetstoffen.

»» LIGHT PINDAKAAS: 30 PROCENT MINDER VET, 451 PROCENT MEER SUIKERS

In 2015 kreeg de light pindakaas van supermarkt Plus de derde prijs bij de Gouden Windei-verkiezingen van voedselwaakhond Foodwatch. Het etiket vermeldde 30 procent minder vet, maar uit de kleine lettertjes bleek dat een deel van de pinda's was vervangen door glucosestroop: er zat 451 procent meer suiker in dan in normale pindakaas! De gezonde vezels uit pinda's waren vervangen door ladingen suiker. Alle supermarkten passen hetzelfde trucje toe als het gaat om light pindakaas en andere lightproducten. Laat je niet om de tuin leiden: je wordt dik van suikers, niet van gezonde vetten. Overigens bevat pindakaas voor een groot deel transvetten, dus zo gezond is pindakaas sowieso al niet. Pindakaas waar een laagje olie op blijft drijven bevat geen transvetten. Deze vind je in de biologische winkel.

Ik ben geen fan van zuivel maar als er iets gezonds zit in zuivelproducten dan is dat het vet. Melk is van nature vet en dat is niet voor niets. Vermijd daarom magere en halfvolle zuivelproducten; ze bevatten vrijwel niets waar je lichaam nog wat aan heeft.

EEN KLEINE WAARSCHUWING

Als je gezonde vetten gaat toevoegen aan je dagelijkse menu, zul je merken dat je je meer verzadigd gaat voelen. Dat is een fijn gevoel. Gebruik dit om het aandeel suikers, koolhydraten en zetmeel te verminderen, want dát zijn je werkelijke dikmakers. Eet liever één boterham heel dik besmeerd met zelfgemaakte avocadospread, dan vier boterhammen met dezelfde hoeveelheid beleg. Eet twee of drie koppen zelfgemaakte, gezonde soep met één boterham in plaats van drie boterhammen met een kopje soep. Gebruik in iedere rauwkostsalade wat ongebrande noten, zaden en pitten, avocado, ei, vlees of vis en giet er een royale hoeveelheid gezonde olie met wat citroensap overheen. Anders zal het je niet vullen en heb je na twee uur alweer honger.

OM TE ONTHOUDEN

- Gezonde vetten staan aan de basis van een gezonde hormoonhuishouding; je lichaam heeft ze nodig om voldoende hormonen te kunnen aanmaken.
- Gezonde vetten staan ook aan de basis van je energiehuishouding.
- Een hoog cholesterol kan wijzen op verborgen ontstekingen in je bloedvaten. Cholesterol is niet de oorzaak van deze ontstekingen, maar juist de stof die beschadigingen komt repareren.
- Zorg met name voor voldoende omega 3-vetten. Als je geen vis eet zijn kwalitatief goede visolie, krillolie of algensupplementen een geschikte aanvulling.
- Verhit en verwarm alleen in vetten die hiervoor geschikt zijn. Bewaar andere plantaardige vetten in de koelkast om bederf te voorkomen.
- Zorg voor een variatie aan gezonde vetten in je keuken. Je wordt er niet dik van.

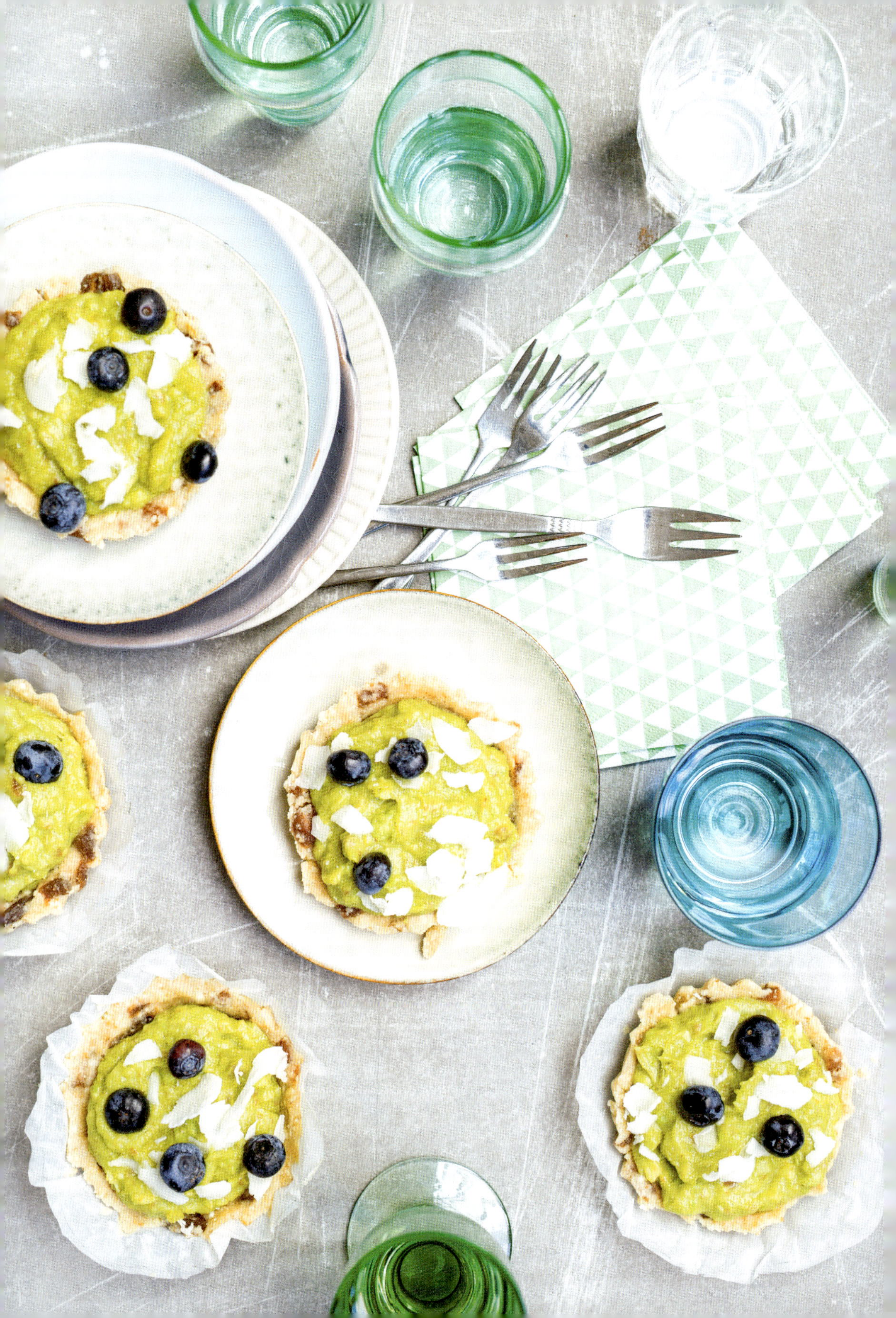

AVOCADO-CITROENTAARTJES

RECEPT

Regelmatig avocado's op je menu kan je gezondheid een boost geven. Een avocado zit bomvol met belangrijke stoffen die je lichaam nodig heeft. Ben jij er niet zo gek op, dan adviseer ik je dit recept: dit is dé manier om avocado te leren eten. Verwarm avocado nooit, want daarmee gaat een groot deel van de voedingsstoffen verloren.

Doordat je de avocado gelijk mengt met citroen, blijven deze taartjes zeker 24 uur mooi groen. De lekkerste notenbodems zijn die met biologische grasboter. Je kunt hiervoor ook een goede kwaliteit kokosolie gebruiken, maar als je dan toch iets lekkers maakt...

DIT HEB JE NODIG (VOOR CA. 10 KLEINE TAARTJES)

VOOR DE BODEM

- 100 gram gedroogde abrikozen (ongezwaveld; de donkerbruine)
- 120 gram ongebrande noten
- 40 gram kokosrasp
- 2 eetlepels zachte grasboter
- een draai Keltisch zeezout
- taartvormpjes met een doorsnee van ca. 6-8 cm

VOOR DE VULLING

- 2 avocado's
- 50 ml ahornsiroop
- 2 zachte dadels, ontpit
- de fijngeraspte schil en het sap van 1 citroen
- 40 gram gesmolten kokosolie
- wat blauwe bessen of kokossnippers (voor de garnering)

ZO MAAK JE HET

Week de abrikozen 10 minuten in heet water en snijd ze in kleine stukjes. Doe ze met de noten, zout en kokosrasp in je keukenmachine en maal er een grof meel van. Voeg de grasboter toe en kneed met je handen tot een plakkerig deeg. Bekleed je taartvormpjes met bakpapier en vorm een taartbodempje. Laat ze in de koelkast opstijven.

Week de dadels 5 minuten in heet water. Giet af. Doe alle ingrediënten behalve het citroensap in je keukenmachine en draai tot romige pudding. Voeg driekwart van het citroensap toe en draai opnieuw. Proef of je het laatste deel citroensap erbij wilt doen. Het mag wel fris maar niet te zuur zijn.
Vul de vormpjes met de vulling en zet de taartjes terug in de koelkast. Bestrooi voor het serveren met blauwe bessen of kokossnippers.

WIJZER 3

8

HOOFDSTUK

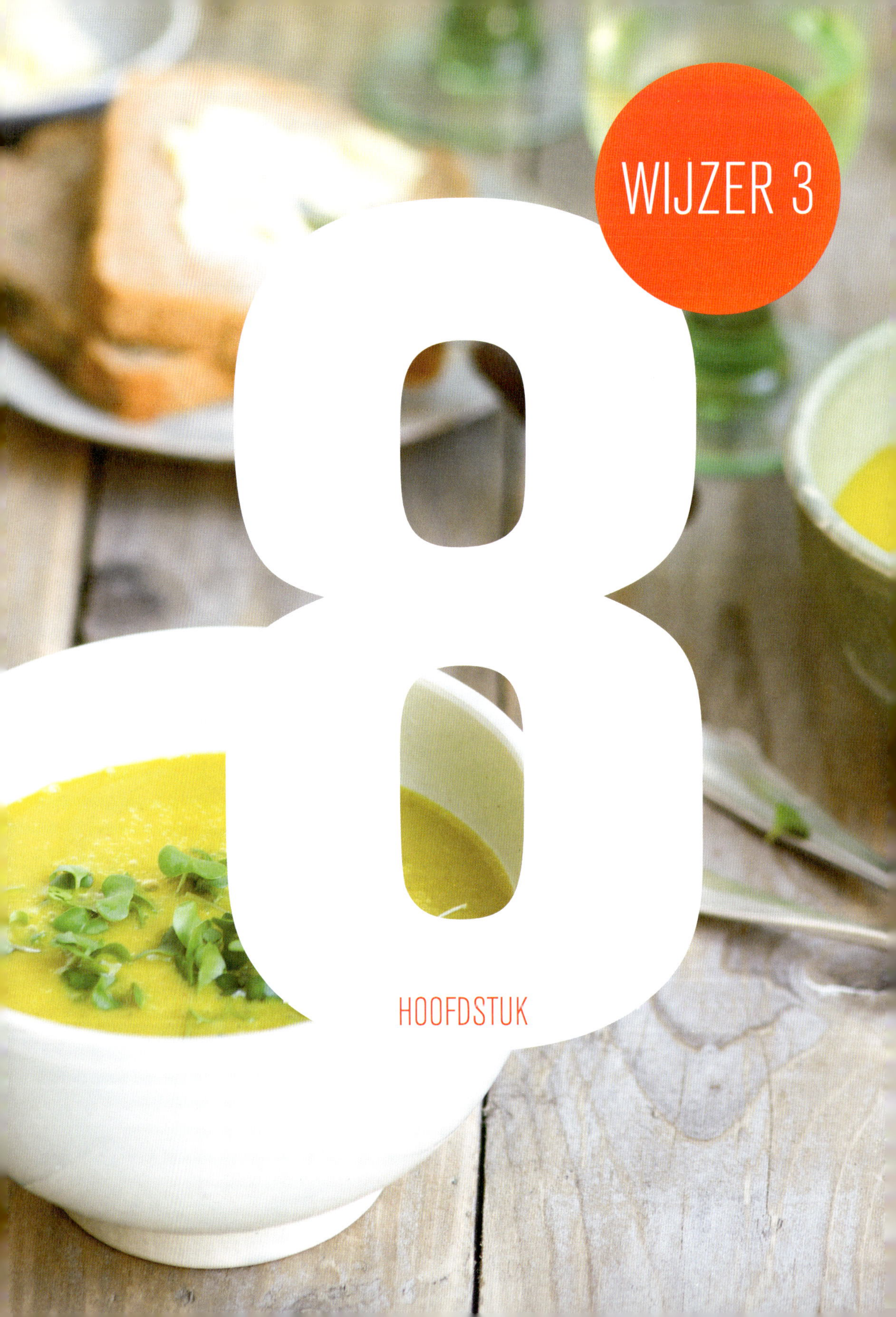

PIONIERS ETEN VOLOP PLANTAARDIG

Als je deze richtingaanwijzer volgt, is de kans groot dat je gaat horen bij de gezondste 5 procent vrouwen van Nederland en België, want 95 procent doet dit momenteel niet. Wil je dit? Het is echt niet moeilijk. Wijzer 3 wijst je in de richting van het eten van steeds meer plantaardige producten.

HET ONDERZOEK DAT DE WERELD HAD KUNNEN VERANDEREN

Uit een vijfduizend pagina's tellend rapport van het World Cancer Research Institute gepubliceerd in 2007, waaraan meer dan tweehonderd oncologen en wetenschappers hadden meegewerkt en waarin duizenden onderzoeken waren bekeken, bleek dat, als je niet rookt, je voedingspatroon voor vijftig procent je risico bepaalt op kanker. Als je daar je leefstijl (de hoeveelheid stress of beweging die je krijgt) bij optelt kom je uit op maar liefst tachtig procent (8.1). Helaas heeft dit onderzoek nooit de voorpagina van de kranten gehaald en zijn er maar weinig mensen die dit weten.
Het goede nieuws van dit onderzoek is dat we zelf dus veel invloed kunnen uitoefenen. Dit betekent uiteraard niet dat mensen die kanker hebben dit aan zichzelf te wijten hebben. Er spelen nog veel meer factoren een rol waar we geen invloed op hebben. Maar voeding blijkt wel belangrijker te zijn dan artsen ons doen geloven.

WAT VOOR VOEDING HEEFT JE LICHAAM NODIG?

Als je voedingspatroon voor vijftig procent het risico op kanker bepaalt, wat voor voeding heeft je lichaam dan nodig om zo weerbaar mogelijk te zijn tegen kanker en mogelijk ook allerlei andere chronische ziektes? Het antwoord op deze vraag blijkt deels te liggen in het gebruik van gezonde oliën en vetten en deels in plantaardige producten, waarbij groenten, kiemen en kruiden een belangrijke rol spelen.

»» KANS OP BORSTKANKER STIJGT DOOR IMMIGRATIE NAAR HET WESTEN

Uit tal van onderzoeken blijkt dat Aziatische vrouwen het minst getroffen worden door borstkanker. Wanneer ze naar het Westen emigreren verviervoudigt hun kans op borstkanker. Deze stijging is rechtstreeks verbonden aan veranderingen in hun voedingspatroon (8.2).

GEEF **PLANTEN** DE HOOFDROL

Er zijn duizenden onderzoeken waaruit blijkt dat plantaardig, onbewerkt voedsel en met name groenten, fruit, zaden, pitten, noten, algen, kiemen en kruiden een belangrijke rol spelen bij preventie én genezing van kanker en allerlei andere (chronische) ziektes. Hoe kan dat?

PLANTEN BESCHERMEN ZICHZELF TEGEN VIJANDEN

Planten staan met hun wortels in de grond en kunnen niet weglopen of vechten als er een vijand aankomt zoals een schimmel of een rups. Daarom maken planten stoffen aan om zichzelf daartegen te beschermen. Deze stoffen worden ook wel fytochemische stoffen genoemd; 'fyto' betekent 'plantaardig'.
Uit onderzoek is gebleken dat een groot deel van deze stoffen de groei van kankercellen in je lichaam kunnen belemmeren. Groenten en kruiden zijn daarbij de voedingsmiddelen met de grootste variatie aan stoffen en geven ons daarom de meeste mogelijkheden om de kans op kanker te verminderen.

PLANTAARDIGE STOFFEN BESCHERMEN OOK JOUW LICHAAM

Zo bevatten koolsoorten en knoflookachtige gewassen bepaalde stoffen die in staat zijn om de groei van kankercellen af te remmen. Rood en paars fruit (zoals bessen, aardbeien, frambozen, granaatappelpitjes) en groene thee bevatten moleculen die kunnen verhinderen dat microtumoren een netwerk van bloedvaten gaan vormen en belemmeren zo hun groei. Kankercellen kunnen heel slecht tegen curcumine, een stofje in het kruid kurkuma. Gember en lijnzaad kunnen ontstekingen tegengaan waardoor kanker minder kans krijgt. Dit is maar een kleine greep uit de vele voorbeelden.
Ons dagelijks voedsel blijkt tal van kankerwerende en genezende stoffen te kunnen bevatten.

VEZELS IN PLANTAARDIGE VOEDING ZIJN BELANGRIJK VOOR GEZONDE DARMEN

Een bijkomend belangrijk voordeel van het eten van veel plantaardig voedsel is dat dat veel vezels bevat. Vezels zorgen niet alleen voor een goede spijsvertering en darmwerking, maar ook voor een gevoel van verzadiging. Je kunt er best veel van eten zonder dik te worden!
Fruit is ook gezond maar bevat wel fructose. Pas daarmee op als je regelmatig behoefte voelt aan zoetigheid in welke vorm dan ook. Onbedwingbare behoefte aan zoet of snelle koolhydraten betekent dat jouw bloedglucosepiegel nog niet goed in balans is. Kies dan liever voor de wat zuurdere vormen van fruit zoals grapefruits, zure appels of bessen bijvoorbeeld.

VOLOP GROENTEN, OOK OM XENO-OESTROGENEN AF TE VOEREN

Je hebt in hoofdstuk 2 kunnen lezen hoe belangrijk het is om ervoor te zorgen dat je de xeno-oestrogenen die je ongemerkt binnenkrijgt, zo goed mogelijk af kunt voeren. Door volop groenten te eten help je je lever hierbij. Groene groenten bevatten daarbij chlorofyl. Als je lever over voldoende chlorofyl beschikt, kan dat het ontgiftingsproces verkorten van zeven naar twee stappen. Daarom is het slim om de helft van je groenten te laten bestaan uit groene groenten.

IEDERE DAG DETOXEN

Zodra je meer groene groenten gaat toevoegen aan je dagelijkse menu, maak je het je lichaam makkelijker om gifstoffen af te voeren. Ontgiften of detoxen is iets dat je iedere dag kunt doen. Het heeft niet zoveel zin om twee keer per jaar een detoxkuur te volgen als je de rest van het jaar gifstoffen blijft stapelen in je lichaam.

DE VIER MUSKETIERS: SAPPEN, SOEPEN, SMOOTHIES EN SALADES

De grote omslag tijdens mijn burn-out kwam toen ik vijf ons groenten per dag ging eten. Ik kan me voorstellen dat je je afvraagt hoe je dat in hemelsnaam doet, en dan ook nog eens de helft groene groenten. Het is niet zo moeilijk als je misschien denkt. Het is wel een kwestie van langzaam opbouwen en je lichaam, vooral je darmen, hieraan laten wennen.

Ik maak gebruik van wat ik mijn vier musketiers ben gaan noemen: sappen, soepen, smoothies en salades. Vier manieren waarin je veel verschillende groenten maar ook kiemen en kruiden kwijt kunt.

Maak sappen en smoothies zelf, want alles wat uit de supermarkt komt heeft het grootste deel van de belangrijke voedingsstoffen onderweg naar jouw keuken verloren.

Gebruik een slowjuicer om sappen te maken en een blender voor smoothies. Je kunt ze gebruiken als ontbijt, lunch of tussendoortje. Zelfgemaakte soepen met veel groenten zijn heel makkelijk om te maken en eet ik als lunch, snack, avondeten of zelfs de volgende dag als ontbijt. In Azië is het eten van soep als ontbijt heel normaal. Dat wij boterhammen als ontbijt willen is ook maar iets wat iemand hier ooit heeft bedacht. Waarom zou je daar niet eens anders over gaan denken? Salades met volop groenten eet ik als lunch, tussendoortje en bij het avondeten.

Verder kun je natuurlijk bij het avondeten ook veel groenten eten. Schep je bord minimaal voor de helft vol met diverse kleurrijke groenten. Iedere kleur bevat weer andere stoffen die je lichaam nodig heeft.

»» PLANTEN BEVATTEN TALLOZE GENEZENDE STOFFEN

Er zijn duizenden onderzoeken waaruit blijkt dat planten genezende stoffen bevatten. Dit zijn ook precies de stoffen die gebruikt worden door de farmaceutische industrie. De oude Grieken wisten al dat wilgenbladeren goed hielpen tegen koorts en pijn. Eind 1800 kwamen wetenschappers erachter dat het ging om het stofje acetylsalicylzuur. In een laboratorium werd hier een synthetische variant van gemaakt en ons aspirientje was geboren. Veel van oorsprong plantaardige stoffen worden gebruikt door de farmaceutische industrie en omgevormd tot medicijnen.

MAAK PLAATS,
MAAK PLAATS, MAAK PLAATS!

Als je meer plantaardige producten gaat eten, wat is dan verstandig om minder te eten? Je moet immers plaats maken voor zoveel groenten in je maag. Je maag heeft maar een beperkte omvang. Wat neemt vaak veel plaats in op je bord en in je maag, terwijl het niet veel gezondheid toevoegt?

EET VLEES EN VIS MET MATE

Eigenlijk is het iets uit de oude wereld om veel dierlijke producten te eten: eeuwenlang was het een teken van rijkdom als je het je kon veroorloven. Het eten van vlees of vis was een statussymbool. In ontwikkelingslanden gaat dit nog steeds op. Rijke mensen eten vlees en vis; arme mensen eten weinig of geen vlees of vis, omdat het vaak duurder is, tenzij ze het zelf kunnen vangen of bij visrijke wateren wonen.

PIONIERS OP HET GEBIED VAN VOEDING ETEN TEGENWOORDIG VEEL PLANTAARDIG

De wereld is echter aan het veranderen: in de nieuwe wereld kunnen veel pioniers en experts op het gebied van gezondheid het zich prima veroorloven om dagelijks vlees en vis te eten, maar ze kiezen ervoor om het niet of met mate te doen, omdat dat gezonder is. Niet alleen voor henzelf maar in meerdere opzichten.

Wees gerust, ik ga niet proberen een vegetariër van je te maken. Dat ben ik zelf ook niet: ik noem mijzelf een vegetariër die af en toe buiten de lijntjes kleurt. Ik eet wel vlees en vis, maar met mate. Los van je eigen gezondheid, daar kom ik zo op terug, zijn er nog twee redenen om met mate vlees en vis te eten.

ONZE GEZONDHEID IS NAUW VERBONDEN MET DE GEZONDHEID VAN ONZE AARDE

Als we onze aarde niet gezond houden, dan gaat ook onze eigen gezondheid achteruit. De schade aan onze planeet door de wereldwijde veeteelt is groter dan alle andere industrieën bij elkaar. De hoofdoorzaak van het broeikaseffect is de veeteelt. Tachtig procent van alle landbouwgrond ter wereld is bestemd voor de veehouderij. De grootschalige kap van het regenwoud is bedoeld om meer land vrij te maken om soja en mais op te verbouwen om al dat vee te kunnen voeren. De zeeën en oceanen worden in hoog tempo leeggevist met netten zo groot als voetbalvelden, vislijnen die 120 kilometer lang kunnen zijn en apparatuur die via satellieten precies kan meten waar de scholen vissen zich bevinden. Moderne vistechiek betekent veel technologie en weinig mankracht. Dit is een ongelijke strijd: de vissen en daarmee onze oceanen trekken aan het kortste eind.

»» ANTIBIOTICA KOMEN NIET ALLEEN VAN JE HUISARTS

Tachtig procent van alle geproduceerde antibiotica ter wereld wordt gegeven aan vee, kippen en vissen uit de bio-industrie. Antibiotica betekenen een aanval op de gezondheid van je darmen en je hormoonhuishouding.

DIERENWELZIJN STAAT ONDER AAN HET LIJSTJE VAN DE BIO-INDUSTRIE

Een tweede reden om op een andere manier te kijken naar het eten van vlees en vis is het dierenwelzijn. Helaas leven wij niet in een wereld waarin dieren die bestemd zijn voor onze consumptie goed worden behandeld. Het moet allemaal zo goedkoop mogelijk, waardoor er allerlei concessies worden gedaan aan het dierenwelzijn.
Behalve dat het eten van veel vlees en vis uit de bio-industrie niet gezond is voor onze planeet en de dieren zelf, kunnen we ook onze vraagtekens zetten bij of het wel zo goed is voor onze eigen gezondheid.

VLEES IS NIET MEER WAT HET GEWEEST IS

Onze grootouders aten vlees van dieren die veel buiten waren en die natuurlijke voeding aten. Koeien en andere runderen behoren gras en onkruid te eten. Varkens zijn omnivoren die een grote variatie aan voedsel op de grond bij elkaar horen te scharrelen. Voor kippen geldt hetzelfde. In de bio-industrie krijgen ze echter goedkope soja, mais of andere granen. Dit heeft voor onze gezondheid grote nadelen:

- **Doordat deze dieren niet hun natuurlijke voedsel te eten krijgen, bestaat hun vlees grotendeels uit vet dat omega 6-vetzuren bevat, in plaats van het veel gezondere omega 3. Omega 6-vetzuren bevorderen ontstekingen in je lichaam terwijl omega 3 juist ontstekingen tegengaat.**
- **Mais, soja en granen bestemd voor diervoeder mag zwaarder worden bespoten met bestrijdingsmiddelen dan dat voor menselijke consumptie. Via het vlees van dieren komen deze xeno-oestrogenen in ons lichaam terecht.**
- **Dieren in de bio-industrie krijgen vaak preventief antibiotica. Vooral bij varkens en kippen is dit het geval. Dit betekent een extra portie xeno-oestrogenen op ons bord.**

De voedingswaarde van het vlees van deze dieren is door dit alles aanzienlijk minder dan dertig jaar geleden en bovendien bevat het vervuilende stoffen die je hormoonbalans verstoren. De voedingsindustrie doet er vervolgens nog een schepje bovenop:

- **Het mooie rode rundvlees ontstaat doordat er vaak nitriet (E250) aan wordt toegevoegd. Deze stof kan in je lichaam worden omgezet in het kankerverwekkende nitrosamine.**
- **Veel vleesproducten zoals worsten en broodbeleg bevatten restanten van antibiotica, chemische smaakversterkers, stabilisatoren en bindmiddelen. Lees de etiketten maar eens. Om vlees sappiger te maken worden fosfaten (E450 en E451) toegevoegd die botontkalking kunnen bevorderen.**
- **Vlees uit de diepvries is vaak goedkoop restjesvlees dat aan elkaar wordt geplakt met vleeslijm. Vleeslijm is niet echt schadelijk, maar weet jij precies wat voor (afval)vlees je dan op je bord hebt?**

Ook zogenaamd wild dat wordt aangeboden in de supermarkt, zoals konijn of hert, is niet echt wild dat een goed leven heeft gehad. Ook dit komt veelal uit de bio-industrie en heeft dezelfde nadelen.

NIETS HEEFT EEN GROTER EFFECT OP ONZE AARDE DAN WAT WE ETEN.

ONZE VROUWELIJKE DARMEN ZIJN GESCHIKT VOOR VOLOP PLANTAARDIG VOEDSEL MET AF EN TOE EEN BEETJE VLEES.

ONZE DARMEN ZIJN EIGENLIJK TE LANG VOOR VLEES

Vleeseters in de natuur hebben korte darmen, want vlees gaat na 24 uur al rotten. Dan moet het eigenlijk al uitgepoept zijn. Planteneters in de natuur hebben lange darmen; planten, noten en zaden zijn moeilijk verteerbaar en moeten langer in de darmen blijven om daar alle voedingsstoffen uit te kunnen halen. Mensen zijn omnivoren, we kunnen alles eten, maar eigenlijk zijn onze darmen iets te lang voor veel vlees.
Om dit vlees binnen 24 uur uit je darmen te verwijderen, heb je vezels nodig en deze zitten juist in plantaardig voedsel. Vlees en vis bevatten geen enkele vezel. Iedere dag vlees of vis eten en daarbij weinig plantaardige producten betekent dat er veel rottend voedsel in je darmen kan blijven zitten.

DARMEN VAN VROUWEN LANGER DAN VAN MANNEN

Gemiddeld is de dunne darm van een vrouw wat langer dan die van een man: 7,1 meter ten opzichte van 6,9 meter. Men denkt dat dit is omdat vrouwen dan tijdens een zwangerschap meer voedingsstoffen uit de darm kunnen opnemen. Dit zou ook de reden kunnen zijn voor het feit dat vrouwen meer dan mannen last hebben van allerlei buik- en darmklachten, waaronder het prikkelbaredarmsyndroom. Het lijkt erop alsof de darmen van vrouwen minder geschikt zijn voor vlees dan die van mannen.

EVEN EEN PRAATJE OVER POEP

Een vrouw die regelmatig vlees eet kan tot wel drie kilo onverteerde resten in haar dikke darmen hebben zitten. Die zitten dan als een koek vastgeplakt aan de darmwand, waardoor de doorgang een heel dun buisje is geworden. Zelfs als je regelmatig diarree hebt, kun je dus zo'n hardnekkige koek aan je darmwand hebben zitten. De onverteerde resten in deze koek bevatten stoffen die kunnen worden opgenomen in je lichaam. Dit is niet ongevaarlijk want uit onderzoek van dit type darminhoud blijkt dat het minstens twaalf soorten kankerverwekkende stoffen kan bevatten. Een goede reden dus om je darmen schoon te houden met onder andere veel vezels uit plantaardige voeding. Bovendien poep je dan ook een overdosis aan xeno-oestrogenen uit. Heb je jarenlang veel vlees gegeten en nu spijsverteringsproblemen? Dan kan een hogedarmspoeling bij een colon-hydrotherapeut om deze koek eruit te weken een goed idee zijn. (NB: niet iedere dag ontlasting valt ook onder de spijsverteringsproblemen.)

»» ADEREN STUGGER NA EEN MAALTIJD MET VEEL DIERLIJKE VETTEN

Er sterven meer vrouwen aan hart- en vaatziektes dan aan iets anders. Uit onderzoek blijkt dat aderen stugger worden na een maaltijd rijk aan dierlijke vetten. Dit verschijnsel kwam niet voor na het eten van plantaardige vetten. Uit onderzoek blijkt zelfs dat plantaardige vetten in staat zijn om dichtgeslibde aderen weer te openen (8.3). Heb je last van een hart- en vaatziekte of hoge bloeddruk, dan is het zeker aan te raden om meer plantaardige en minder dierlijke producten te eten.

WAAR HEEFT DE VIS OP JE BORD GEZWOMMEN?

Vis wordt door je darmen beter verwerkt dan vlees, dus vis lijkt gezonder dan vlees. Bovendien bevat het van nature meer van de gezonde omega 3 dan de omega 6-vetzuren, dus dit is allemaal goed nieuws. Maar het is wel van belang waar je vis vandaan komt. Omdat er steeds minder wilde vis beschikbaar is, zijn er wereldwijd grote viskwekerijen aangelegd. Zo'n vijftig procent van de verkochte vis (ook bij de visboer en op de markt) is afkomstig van zo'n kwekerij. Net als een vleesproducent wil een visproducent zo veel mogelijk vis tegen zo laag mogelijke kosten produceren, wat onze gezondheid niet ten goede komt. Kweekvis wordt net als koeien gevoerd met soja en krijgt preventief antibiotica, omdat ze met veel vissen dicht op elkaar zitten waardoor ziektes op de loer liggen. Wilde vis heeft natuurlijk niet deze nadelen, maar die zwemt wel in water dat in toenemende mate vervuild is met chemische stoffen en zware metalen. Vooral grotere vissen zoals tonijn en zwaardvis, die hoog in de voedselketen zitten, kunnen behoorlijk vervuild zijn.

KWEEKVIS WORDT WEL BESCHOUWD ALS HET MEEST VERVUILDE VOEDSEL OP AARDE.

ZIE VLEES EN VIS ALS **TRAKTATIE** EN **KIES BIOLOGISCH**

Ik zou echt willen dat ik een positiever verhaal zou kunnen houden over het eten van vlees en vis, maar omwille van jouw gezondheid kan en wil ik het niet mooier maken dan het is.

Gelukkig is er een gezonde oplossing: zie vlees en vis als een traktatie, eet het af en toe en koop dán de beste, meest pure en biologische kwaliteit die je kunt krijgen en geniet er volop van. Kies waar het kan voor wilde vis en geen kweekvis. Koop liever wit vlees (kip en kalkoen) dan rood vlees. Eet ondertussen meer plantaardige producten.

Leer weer proeven. Biologisch vlees smaakt heel anders. Daarbij hoef je de flauwe smaak niet te verdoezelen met een sausje. Probeer het eens. Als je vlees of vis eet, geniet er dan ook van. Laat kwaliteit belangrijker worden dan kwantiteit. Het zal je gezondheid echt ten goede komen.

Er zijn steeds meer bedrijven en boeren die eerlijk, biologisch vlees aanbieden, dus het wordt je heel makkelijk gemaakt. Je kunt het zelfs online bij ze bestellen; je krijgt dan bevroren pakketjes thuisgestuurd. Meerdere aanbieders vind je op de site www.hetkanwel.net. Of google op 'online biologisch vlees'.

VLEESVERVANGERS ZIJN STERKE STAALTJES KNUTSELVOER

Laat vleesvervangers liever links liggen, want vrijwel alle vleesvervangers zijn doorgaans staaltjes van chemisch knutselvoer. Om plantaardige eiwitten het mondgevoel van vlees te geven moet er flink aan geknutseld worden en ontstaan er allemaal producten waar je lichaam niet blij van wordt vol met E-nummers, soja, schimmeleiwitten en tarwe. Biologische tempé is wel een goede keuze.

»» VEEL DIERLIJKE EIWITTEN ETEN HEEFT EEN LINK MET WELVAARTSZIEKTES

Een twaalf jaar durend onderzoek waaraan circa 90.000 vrouwen deelnamen, toonde aan dat vrouwen die elke dag (rood) vlees aten twee keer zoveel kans hadden op borstkanker dan vrouwen die minder dan drie keer per week vlees aten (8.4). Er zijn honderden onderzoeken die aantonen dat het eten van veel dierlijke eiwitten een link heeft met onze westerse welvaartsziektes: hart- en vaatziektes, kanker, botontkalking, darmproblemen, overgewicht, auto-immuunziektes, nieraandoeningen en diabetes.

HOE KOM JE AAN JE EIWITTEN?

Een aantal belangrijke hormonen wordt gemaakt van eiwitten: insuline, het groeihormoon en de schildklierhormonen T3 en T4 evenals neurotransmitters zoals serotonine, dopamine en melatonine. Eiwitten zorgen ook voor het onderhoud en herstel van je lichaam. Voor de bouw van al je triljoenen nieuwe cellen heb je eiwitten nodig. Voldoende eiwitten eten is van belang voor je hormoonhuishouding, maar de kwaliteit van die eiwitten is ook heel belangrijk. Er wordt vaak gezegd dat we dierlijke eiwitten nodig hebben en dat plantaardige eiwitten minder goed zijn, maar dat is niet terecht. Zeker niet voor vrouwen.

ACHT ESSENTIËLE AMINOZUREN

Eiwitten zijn opgebouwd uit verschillende aminozuren. Je lichaam heeft twintig verschillende aminozuren uit je voeding nodig om zelf allerlei lichaamseigen eiwitten uit op te bouwen die nodig zijn voor het onderhoud van je lichaam. De meeste aminozuren kan je lichaam zelf aanmaken, maar er zijn er acht die je uit je voeding moet halen; deze worden ook wel de 'acht essentiële aminozuren' genoemd. Dierlijke eiwitten bevatten deze acht aminozuren; ze zitten in vlees en vis maar ook in eieren en zuivelproducten. Deze eiwitten worden ook wel volwaardig genoemd.

ALS DIERLIJKE EIWITTEN WORDEN AFGEBROKEN IN JE LICHAAM KOMEN HIERBIJ ZUREN VRIJ. OM DEZE ONSCHADELIJK TE MAKEN ONTTREKT JE LICHAAM ONDER ANDERE CALCIUM AAN JE BOTTEN, WAARDOOR BOTONTKALKING WORDT BEVORDERD.

Plantaardige eiwitten zijn eiwitten uit granen, peulvruchten, noten, bonen, zaden, zeewier, paddenstoelen, algen en groenten. Deze eiwitten worden onvolwaardig genoemd, omdat de meeste plantaardige producten een of meer van de benodigde acht essentiële aminozuren missen.

VOLWAARDIGE PLANTAARDIGE EIWITTEN

Door de woorden 'volwaardig' en 'onvolwaardig' lijkt het alsof dierlijke eiwitten beter zijn. Ons ingenieuze stofwisselingssysteem is echter prima in staat om uit een combinatie van plantaardige eiwitten álle benodigde aminozuren op te bouwen. Peulvruchten met granen zijn een bekende combinatie, maar ook peulvruchten met ongebrande noten, groenten met sesamzaad, een rauwkostsalade met hennepzaad, een groene smoothie met havermelk of aardappelen met ei zijn prima. Je hoeft deze bronnen van eiwit bovendien niet tegelijkertijd op hetzelfde bord te hebben. Vandaag kidneybonen en morgen bruine rijst vindt je lichaam helemaal prima. Je hoeft ze dus niet in één maaltijd te combineren; er mag wat tijd tussen zitten. Dat maakt het een stuk makkelijker, niet? Als je een grote variatie eet aan plantaardige producten dan krijg je voldoende eiwitten binnen. Zeker als je regelmatig een biologisch eitje eet, hoef je je geen zorgen te maken over de hoeveelheid eiwitten. Over het algemeen krijgen we vaak te veel eiwitten binnen.
Trouwens, dat plantaardige producten nooit alle essentiële aminozuren bevatten is oude informatie. Hennepzaad, quinoa, soja en spirulina (een algensoort) bevatten alle essentiële aminozuren.

MIJN PERSOONLIJKE TOP 10 VAN PLANTAARDIGE EIWITTEN

- **Hennepzaad**
- **Quinoa**
- **Groenten**
- **Peulvruchten**
- **Tempé**
- **Zaden en pitten**
- **Ongebrande noten**
- **Spirulina**
- **Edelgistvlokken**
- **Eiwit uit plantaardig proteïnepoeder**

»» WIL JIJ MEER ZIN HEBBEN OM IN BEWEGING TE KOMEN?

Wist je dat ratten in een laboratorium op een plantaardig dieet uit vrije wil het dubbele aantal kilometers rennen in hun molentjes vergeleken met ratten op een dieet van dierlijke eiwitten? De ratten werden er niet extra voor beloond. Het leek erop als ze het gewoon fijn vonden om actief te zijn (8.5).

SOJA, WEL OF NIET GEZOND VOOR VROUWEN?

Er is veel verwarring over het gebruik van soja door vrouwen. Is het nu wel of niet verstandig om soja te eten of drinken en helpt het werkelijk tegen overgangsklachten?
Het grote nadeel van soja zoals wij hem veelal kennen, in de vorm van melk, yoghurt, room of toetjes, is dat hij veel te veel is bewerkt. Hij lijkt niet eens meer op sojabonen en je krijgt hiermee vaak ongewenste stoffen binnen zoals geur-, kleur- en/of smaakstoffen. Deze producten zijn vaak gezoet en leveren geen bijdrage aan je gezondheid.
Een ander nadeel van soja is dat het een goitrogene stof is, die een schadelijke werking kan hebben op de schildklier. Soja voert jodium af, een stof die je nodig hebt om je schildklier aan de gang te houden. Een kwart van de vrouwen boven de 45 heeft last van een trage schildklier, extra reden om voorzichtig te zijn met soja.
Sojaproducten bevatten soms aluminium als restproduct van het productieproces, dat giftig is voor je zenuwstelsel en nieren.
Soja bevat fytinezuur. Het nadeel van fytinezuur is dat het de opname van essentiële mineralen zoals calcium, magnesium, ijzer, koper en zink uit je darmen belemmert. Vrouwen hebben voldoende ijzer nodig zeker zolang ze menstrueren. Door het eten van sojaproducten neemt de behoefte aan B12 (ijzer) en vitamine D toe.
Allemaal niet zo gezond dus.
Het positieve verhaal van soja voor vrouwen draait om het feit dat ze fyto-oestrogenen bevat. Fyto-oestrogenen (fyto betekent plant) bootsen net als xeno-oestrogenen de werking van oestrogenen in je lichaam na. Wat fyto-oestrogenen interessant maakt is dat ze adaptogeen zijn. Dit betekent dat ze altijd regulerend werken. Als je oestrogeenniveau te laag is, hebben ze een verhogend oestrogeeneffect; dat is dan dus prima. Is jouw oestrogeenniveau te hoog dan blokkeren ze juist de oestrogeenreceptoren, waardoor je lichaamseigen oestrogenen of nog krachtiger werkende xeno-oestrogenen geen toegang meer hebben. Hierdoor wordt je oestrogeenniveau verlaagd. Fyto-oestrogenen zorgen dus voor een balans in je hormoonhuishouding.
Wat weinig vrouwen echter weten is dat deze werking van fyto-oestrogenen pas vrijkomt als soja is gefermenteerd. Aziaten hebben een manier gevonden om sojabonen te fermenteren waardoor ze gezond zijn geworden. Denk aan producten als miso, tamari, tempé, natto en gefermenteerde sojasaus. In gefermenteerde soja is het fytinezuur afgebroken. Dit zijn de goede producten. Kies ze biologisch en zo puur mogelijk. Tofu is ongefermenteerde soja.
In plaats van gefermenteerde soja kun je ook versgemalen lijnzaad gebruiken als het je gaat om je oestrogeenbalans. Dit bevat dezelfde fyto-oestrogenen (lignanen) als soja. Alles pleit ervoor om niet of weinig soja te gebruiken met als uitzondering de gefermenteerde sojaproducten.

OM TE ONTHOUDEN

››› Planten bevatten allerlei gezonde en genezende stoffen. Eet een zo groot mogelijke variatie aan plantaardige producten.

››› Onze darmen zijn iets te lang voor veel vlees. Planten bevatten volop vezels die belangrijk zijn voor gezonde darmen.

››› Niet-biologisch vlees en vis bevatten stoffen die je hormoonhuishouding kunnen verstoren. Eet minder vlees en vis en kies dan biologisch en de hoogst mogelijke kwaliteit.

››› Er zijn volop mogelijkheden om eiwitten uit plantaardige producten te halen.

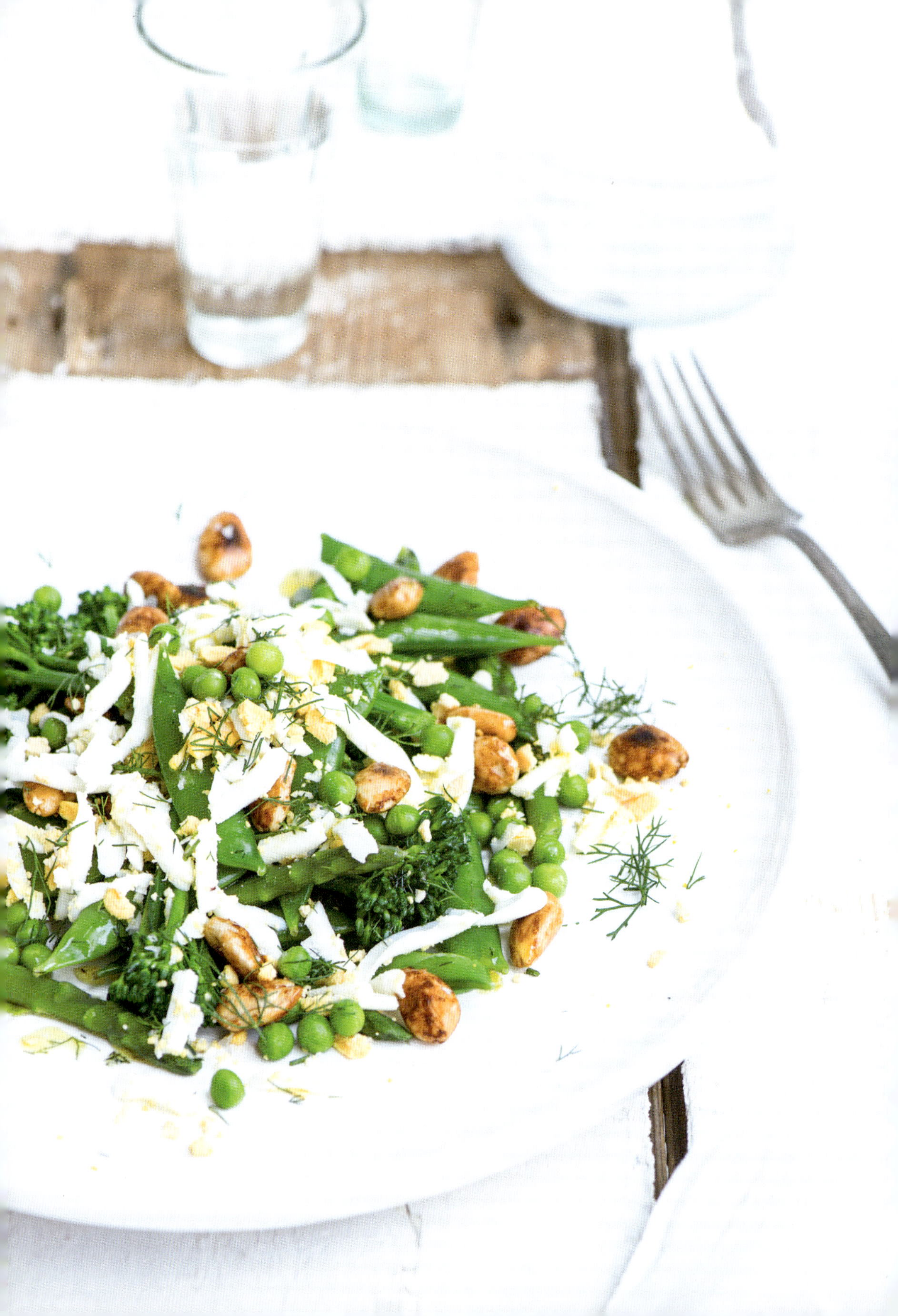

RECEPT

SNELLE GROENTESALADE MET GERASPTE EIEREN

Je lever heeft groene groenten hard nodig, het liefst in combinatie met eiwitten. Daarom komt er bij mij regelmatig een groene maaltijdsalade op tafel.

DIT IS MIJN FAVORIETE GROENE GROENTESALADE MET EEN HEERLIJKE MOSTERD-DILLEDRESSING. JE KUNT DE TAMARI-AMANDELEN VERVANGEN DOOR STUKJES (BIOLOGISCHE) KIP OF GEKRUIMELDE FETA.

DIT HEB JE NODIG (VOOR 2 PERSONEN)

- 100 gram groene asperges
- 100 gram bimi (familie van de broccoli)
- 100 gram sugarsnaps
- 50 gram tuinerwtjes (mag uit de diepvries)
- 4 biologische eieren
- 2 eetlepels tamari-amandelen (zie het recept voor tamari-paranoten op blz. 103).
- Keltisch zeezout
- verse peper

VOOR DE DRESSING

- 25 ml grapefruitsap
- 50 ml extra vierge olijfolie (lijnzaadolie is ook prima)
- 1 theelepel mosterd
- 1 klein theelepeltje honing
- 1 eetlepel verse of gedroogde dille

ZO MAAK JE HET

Leg de eieren in een pan. Overgiet ze met kokend water en laat ze 6 minuten koken. Spoel ze daarna af met koud water. Pel en rasp ze fijn op een scherpe rasp. Bestrooi royaal met peper en zout.

Maak de dressing door alle ingrediënten door elkaar te mengen. Proef even goed wat hij nog nodig heeft.

Verwijder de harde uiteinden van de groene asperges. Snijd ze 5 cm onder de kopjes af en snijd het onderste gedeelte in twee stukken. Snijd deze in de lengte doormidden.

Doe hetzelfde met de bimi: laat de kopjes heel maar snijd de stengels doormidden. Zo krijg je kleine stukjes die snel gaar zijn. Onthaar de sugarsnaps.

Leg eerst de sugarsnaps in een stoompan, overgiet deze met kokend water en laat een minuut stomen. Voeg de asperges en bimi toe en laat deze ongeveer 5 minuten koken. Doe er als ze bijna gaar zijn de erwtjes bij. Die hebben maar een minuut nodig. Heb je geen stoompan leg de groenten dan in een grote pan met een bodempje kokend water. Laat ze hierin zachtjes koken. Schep de groenten rechtstreeks op de borden. Verdeel de eieren en de dressing erover en als laatste de gehakte tamari-amandelen.

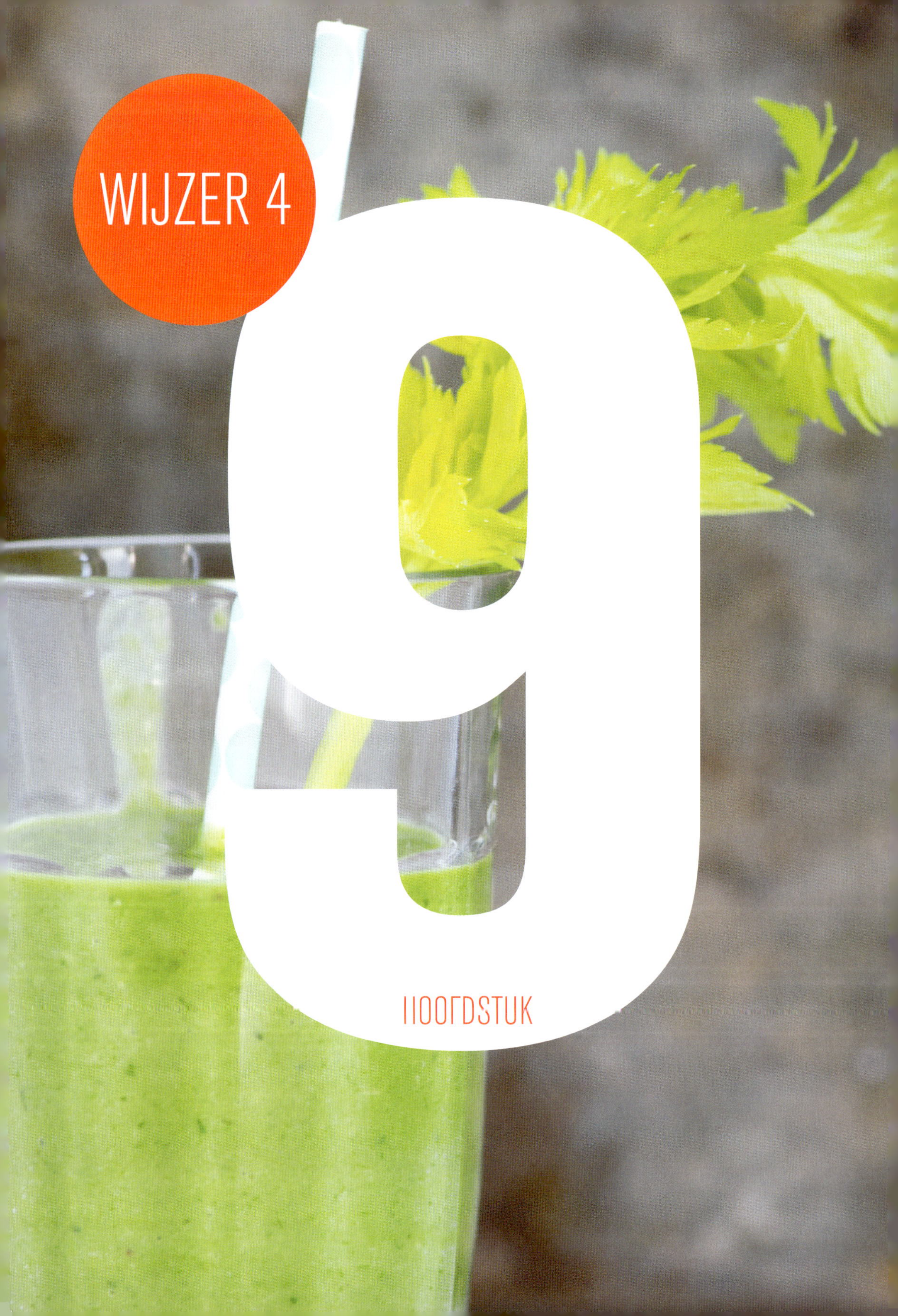

WIJZER 4

9

HOOFDSTUK

WEES SLIMMER DAN ZOETIGHEID

Tot mijn puberteit was zoetigheid geen probleem voor me. Ik hield van chocola en andere zoete dingen, maar ik dacht niet de hele tijd aan eten of zoetigheid; er waren volop andere leuke dingen om mee bezig te zijn. In mijn puberteit kwam ik de nodige vrouwelijke kilo's aan waarvan ik al snel vond dat het voldoende was. Toen iemand eens zijdelings opmerkte dat ik een buikje had, was de maat vol: ik zou gaan lijnen! Dit was het begin van een heel lange periode van honger lijden afgewisseld met zoete eetbuien.

EEN SUIKERVERSLAVING IS **GEEN GEBREK AAN WILSKRACHT**

Als toen toch iemand me iets had verteld over de verslavende werking van suiker en hoe vooral vrouwen naar suiker kunnen snakken! Het enige wat ik kon bedenken was dat ik gewoon geen enkele wilskracht had en dat iedereen normaal met eten omging behalve ik: ik at regelmatig een trommel chocoladekoekjes leeg in plaats van een bord warm eten.

Pas nu snap ik dat mijn suikerverslaving niets met wilskracht of gebrek aan doorzettingsvermogen had te maken. Ik wist gewoon niet hoe sterk mijn lichaam geprogrammeerd was om suiker (vooral in combinatie met vetten en wat zout) lekker te vinden en hoeveel producten uit de voedingsindustrie met opzet zo'n sterk verslavende werking hebben meekregen. Ik wist ook niet dat het mijn vrouwelijke hormoonhuishouding met schommelend oestrogeenniveau was, die ervoor zorgde dat ik daar bovenop ook nog eens regelmatig als een junkie naar zoetigheid greep, vooral in de dagen dat ik ongesteld moest worden.

Had ik dat allemaal maar eerder geweten, dan had ik mezelf niet zo naar beneden gehaald en klein gehouden. Daarom wil ik dit jou ook vertellen. Als je weet hoe het werkt is het niet zo moeilijk om slimmer te worden dan suiker.

VOORAL EEN SUIKERVERSLAVING KAN BIJ VROUWEN LEIDEN TOT HET ETEN VAN TE WEINIG GEZONDE VOEDING.

JE LICHAAM IS GEPROGRAMMEERD OM ZOETIGHEID LEKKER TE VINDEN

De natuur geeft ons alleen in de zomer en het vroege najaar suikers. In de zomer is er in Nederland allerlei rood fruit rijp zoals bessen, aardbeien en kersen, en in het najaar appels en peren maar ook bieten, knollen, wortels en aardappelen. Deze laatste gedragen zich in ons lichaam als suikers.

Dit heeft de natuur niet voor niets zo gedaan. Suikers, koolhydraten en zetmeel zijn bedoeld om lekker te zijn én ons een laagje vet te geven. Door het eten hiervan maakt je lichaam insuline aan en zolang er insuline in je bloed circuleert, kan je lichaam geen vet verbranden. Het was vroeger van levensbelang dat we met een laagje vet de winter ingingen, want in de winter was er aanzienlijk minder voedsel beschikbaar. Vooral voor vrouwen die zwanger werden, in deze periode zwanger waren of een kind aan de borst hadden was dit laagje vet van essentieel belang. Vandaar dat vrouwen makkelijker vet opslaan dan mannen (en het dus ook lastiger is om er vanaf te komen): voor het voortbestaan van de mensheid hadden vrouwen een laagje vet nodig. Suikers lekker vinden is een essentieel onderdeel van het overlevingsmechanisme van je lichaam.

»» MOEDERMELK IS ZOETIG

Moedermelk is zoetig, het is bedoeld om een baby makkelijk te laten drinken en snel in gewicht te laten aankomen. We zijn geprogrammeerd om zoetigheid lekker te vinden.

VROUWEN RAKEN **EERDER VERSLAAFD**

Het gaat niet alleen om de lekkere smaak in je mond waar je verslaafd aan kunt raken. Er is meer aan de hand. Bij het eten van zoetigheid wordt het hormoon dopamine aangemaakt in je hersenen, dat je een lekker gevoel geeft. Dit vraagt om meer. Dit is wat veel voeding zo verslavend maakt. Meer hierover kun je lezen in hoofdstuk 6. De verslavende werking van supermarktvoedsel is iets dat enorm wordt onderschat. Vooral vrouwen zijn hierbij in het nadeel.

OVERETEN TRIGGERT JE BREIN OM STEEDS MEER TE ETEN

Uit onderzoek blijkt dat de kans dat vrouwen verslaafd raken aan voeding twee keer groter is dan bij mannen (9.1). Vrouwen volgen vaker een dieet met als gevolg dat we regelmatig te weinig eten en we dit, als we het niet volhouden (en in 98 procent van de gevallen houden we het niet vol) afwisselen met overeten. Dit doen we meestal met zoetigheid, snelle koolhydraten of iets dat de verslavende combinatie van suikers, vetten en wat zout bevat. Niemand overeet zich aan broccoli of bleekselderij.

Het werkt bij een eetverslaving net als bij een sigarettenverslaving: niemand is verslaafd na het roken van één sigaret. De verslaving begint pas als je regelmatig, iedere dag een of meer sigaretten rookt. De behoefte aan nicotine wordt vervolgens steeds groter. Geen enkele verslaafde is begonnen met twee pakjes per dag; het is het lichaam

DE AFWISSELING VAN STEEDS TE WEINIG ETEN EN DAARNA OVERETEN TRIGGERT JE BREIN WAARDOOR HET STEEDS MEER VERSLAAFD RAAKT AAN HET OVERETEN EN JE OOK STEEDS MEER NODIG HEBT.

dat om meer en meer begint te zeuren om een voldaan gevoel te krijgen. Hetzelfde geldt voor drugs en verslavende voeding. Je gevoel van verzadiging raakt afgestompt als je je iedere keer weer overeet, vooral bij het eten van suikers. Je hebt dan de volgende keer meer suikers nodig om hetzelfde gevoel te krijgen.

TE WEINIG ETEN VRAAGT VROEG OF LAAT OM EEN EETBUI

Bezig zijn met continu een paar (of veel) kilo's afvallen en daardoor te weinig eten vraagt vroeg of laat om een eetbui, omdat je lichaam er niet meer op kan vertrouwen dat het met enige regelmaat genoeg voeding binnenkrijgt. Dat leidt niet alleen tot eetbuien, maar ook tot het vasthouden en als vet opslaan van voeding die nog wel binnenkomt, en tot vertraging van de stofwisseling, waardoor je aankomt.

LAAG OESTROGEENNIVEAU KAN JE DOEN SNAKKEN NAAR ZOETIGHEID

Als vrouw worstel je niet alleen met de verslavende werking van fabrieksvoeding. Het zijn ook nog eens je hormonen die ervoor kunnen zorgen dat je te veel eet. Herken jij de sterke behoefte aan voedsel, vaak zoetigheid, voordat je ongesteld wordt? Hormoonschommelingen vlak voor je menstruatie kunnen je gezonde verstand met verlof sturen.

HONGERIG VOORDAT JE ONGESTELD WORDT?

Professor Kelly Klump onderzocht de relatie tussen de menstruele cyclus en hongergevoel (9.2). Tijdens de eisprong, de ovulatie, hadden weinig vrouwen last van eetbuien. De periode na de eisprong tot aan de menstruatie bleek de periode te zijn waarin veel vrouwen de controle over hun eetgedrag kwijtraakten. Naarmate de menstruatie dichterbij kwam kon dit gevoel steeds sterker worden. Vanaf de dag van de menstruatie verdween dit hongergevoel weer.

OESTROGEEN HEEFT INVLOED OP JE HERSENEN

In de dagen voordat je ongesteld wordt daalt het hormoon oestrogeen om plaats te maken voor progesteron. Oestrogeen heeft een directe invloed op de opiaatproducerende centra in je hersenen. Dopamine en serotonine zijn de opiaten die worden gestimuleerd door het hormoon oestrogeen en die je een prettig en rustig gevoel geven. Het lage oestrogeenniveau voordat je ongesteld wordt zorgt voor lagere niveaus van serotonine en dopamine. Dit voelt niet goed, je wordt er onrustig van, je krijgt last van onverklaarbare stemmingswisselingen en je kunt er depressief of zelfs angstig van worden. Dit zijn de momenten dat je lichaam naar voeding en vooral zoetigheid begint te snakken: zoetigheid stimuleert namelijk ook de productie van dopamine en serotonine. Zoetigheid eten maakt het probleem op den duur echter alleen maar erger.

HET IS ONGELOOFLIJK HOE ONZE HORMONEN ONS AAN DE ZOETIGHEID KUNNEN KRIJGEN!

PMS: EEN ONVERZADIGBAAR MONSTER OP ZOEK NAAR VOEDSEL?

PMS staat voor Pre Menstrueel Syndroom. PMS-klachten zijn klachten die voorkomen voorafgaand aan de menstruatie en kunnen erger worden naarmate je leeftijd voortschrijdt. Het kan ook zijn dat deze klachten pas beginnen in de premenopauze.
Fysiek zijn de meest voorkomende klachten: pijnlijke borsten, opgeblazen gevoel, vocht vasthouden, slaapproblemen, migraine, hoofdpijn, spier- en gewrichtspijnen. Onder emotionele klachten vallen zaken als eetbuien en sterke behoefte aan zoetigheid, emotioneel zijn, prikkelbaarheid, vermoeidheid, wisselende stemmingen, depressieve klachten en zelfs agressief zijn.
De mate van PMS-klachten, dus ook de mate van hongerig zijn in deze periode, hangt af van de mate waarin je hormonen met elkaar in balans zijn. De balans tussen oestrogeen en progesteron speelt hierbij een belangrijke rol. Vanaf je 35ste kan die in de 2 weken voordat je ongesteld wordt flink gaan schommelen, waardoor er problemen ontstaan. Hij kan, zoals een klant van mij het zei, 'van mij een onverzadigbaar monster maken dat continu op zoek is naar chocola'.
Uit onderzoek is gebleken dat vrouwen met PMS een laag serotoninegehalte hebben. Serotonine, het gelukshormoon, is het stofje waardoor je je lekker gaat voelen. Een laag serotoninegehalte geeft emoties als snel kwaad worden, angstig of depressief zijn.
De oorzaak hiervan is een te laag niveau van oestrogeen. Het eten van zoetigheid of snelle koolhydraten geeft een tijdelijke opleving van serotonine. Vandaar dat je lichaam ernaar snakt. Het probleem is echter dat het eten van zoetigheid een oplossing is die de toestand op den duur alleen maar ernstiger maakt.
De oorzaak: ontstekingen als gevolg van schommelende bloedglucosespiegel
De oorzaak van PMS lijkt te liggen bij cellulaire ontstekingen die worden veroorzaakt door een snel stijgende bloedglucosespiegel. De enige oplossing voor PMS-klachten is dan ook om je bloedglucosespiegel zo stabiel mogelijk te houden. Vind je dit moeilijk in de dagen voordat je ongesteld wordt, probeer dit dan in ieder geval in de periode daarna. Hoe beter je erin slaagt om in deze periode je bloedglucosespiegel stabiel te houden, hoe minder PMS-klachten je zult krijgen. Bedenk dat er meerdere manieren zijn die je bloedsuikerspiegel laten pieken behalve zoetigheid. Zie de tabel in hoofdstuk 2.

EEN SLIMME MANIER OM **JE BLOEDGLUCOSESPIEGEL** STABIEL TE HOUDEN

De glycemische lading (GL) van voeding geeft het effect weer van deze voeding op je bloedglucosespiegel, rekening houdend met een normale portie. Een hoge GL betekent een hogere piek. Gedroogd fruit heeft een heel hoge GL, groenten een lage. Veel boeken geven tabellen met de GL van voedingsmiddelen en adviseren je om de voedingsmiddelen met een hoge GL te vermijden.

Belangrijk is echter ook om te kijken naar de voedingswaarde ervan. Er zijn voedingsmiddelen met een hoge GL die volop gezonde voedingsstoffen bevatten zoals fruit: deze willen we graag blijven eten. Een slimme manier om deze gezonde voedingsmiddelen met een hoge GL toch te eten zonder je bloedglucosespiegel een piek te geven is door ze te combineren met gezonde vetten, eiwitten, vezels en/of bepaalde kruiden. Dit werkt als volgt.

ZO HOUD JE JE BLOEDSUIKERSPIEGEL STABIEL

Als je iets eet wat voornamelijk bestaat uit suikers of snelle koolhydraten, dan geeft je bloedglucosespiegel een piek. De spijsbrij in je maag van een smoothie gemaakt van alleen fruit of een boterham met jam mag namelijk vrij snel van je maag door naar je darmen, waardoor je snel een piek krijgt. Als er vetten in de spijsbrij in je maag zitten, dan moet er door je lever eerst gal worden aangemaakt voordat de brij door mag naar je darmen. De gal zorgt namelijk voor de afbraak van de vetten. Gal wordt aangemaakt door je lever en beetje bij beetje door de galblaas aan je dunne darm afgegeven.

Pas als voldoende gal aanwezig is, wordt de spijsbrij beetje bij beetje uit je maag doorgelaten naar je darmen. Een spijsbrij met vetten blijft hierdoor veel langer in je maag dan een spijsbrij zonder vetten, waardoor je bloedsuiker minder piekt. Een bijkomend voordeel is dat je langer een gevoel van verzadiging hebt, want het duurt langer voordat je maag leeg is. Vergelijkbaar geldt dit ook voor eiwitten, vezels en bepaalde kruiden, ook zij vertragen dit proces.

Prak dus een halve avocado op je boterham of beleg het dik met een stuk wilde zalm en/of een gekookt ei met een laagje kokosolie eronder. Dit is beter voor je bloedglucosespiegel, en dus voor je gewicht, dan een boterham belegd met plakjes tomaten en komkommer. Nogmaals: wees niet bang voor gezonde vetten! Ze zijn je beste vriendinnen! Hetzelfde geldt voor pasta, volkoren rijst en zoete aardappelen. Eet een beetje pasta maar met veel verse tomatensaus vol met groenten en wat olijven. Eet een beetje volkoren rijst en vooral veel van die zelfgemaakte curry met allerlei groenten en kokosroom, en eet een gepofte zoete aardappel met daarnaast veel van een goed gevulde groene salade met noten en een dressing. Laat de vetten dus niet weg uit de recepten die je in dit boek tegenkomt; je hebt ze nodig.

Er zijn duizenden onderzoeken die de schadelijke gevolgen van langdurig (hoog) suikergebruik hebben aangetoond. Het probleem voor met name vrouwen is dat ze onze gevoelige hormoonhuishouding ernstig verstoren. Behalve de negatieve invloed op je bloedglucosespiegel met als mogelijk gevolg overgewicht, insulineresistentie, leptineresistentie en diabetes type 2, zijn er nog meer redenen voor jou als vrouw om zoetigheid aanzienlijk te verminderen in je leven:

»› Een overproductie van insuline verstoort andere hormonen in je lichaam. Te veel insuline kan ervoor zorgen dat je vrouwelijke testosteron gaat stijgen en je last krijgt van puistjes en mannelijke beharing. Dit is een steeds vaker voorkomend verschijnsel dat PCOS wordt genoemd.

»› Suiker verstoort de mineraalbalans in je lichaam en onttrekt calcium en magnesium aan je botten met als gevolg toenemende botontkalking.

»› Alle vormen van suikers beroven je lichaam van vitamines en mineralen, met name de vitamines B en magnesium. Je lichaam heeft deze vitamines en mineralen nodig om de suikers als energie in je lichaam op te slaan en deze later weer beschikbaar te maken. Vitamines B zijn nou juist de vitamines die je energie geven en magnesium is een mineraal dat nodig is voor heel veel processen in je lichaam. Veel vrouwen die klagen over vermoeidheid komen magnesium en vitamines B tekort.

»› Kanker voedt zich met suikers. Een hoog suikergebruik verhoogt het risico op borstkanker, darmkanker en hart- en vaatziektes.

WIL JE MÉÉR LEVEN IN JE LEVEN? MEER KWALITEIT VAN LEVEN? BOUW SUIKERS DAN AF.

»› Overmatig suikergebruik heeft invloed op je hersenen. Door een overmaat aan suiker worden endorfines overgestimuleerd waardoor je onrustig, prikkelbaar en nerveus kunt raken. Het kan leiden tot concentratieproblemen, watten in je hoofd, depressiviteit en lusteloosheid.

»› Ziektes als parkinson en alzheimer, die steeds vaker voorkomen bij jongere vrouwen, worden deels toegeschreven aan onze hoge suikerconsumptie.

»› Een teveel aan suiker wordt omgezet in vetzuren waardoor de kans op aderverkalking groter wordt. Dit kan leiden tot hersenbloedingen of een hartinfarct. De grootste doodsoorzaak onder vrouwen is hart- en vaatziektes.

»› Te veel zoetigheid ontregelt je immuun systeem waardoor allerlei grote en kleine verborgen ontstekingen in je lichaam kunnen ontstaan. Verborgen ontstekingen zijn de oorzaak van allerlei chronische ziektes.

»› Door een grote aanvoer van suikers wordt je darmflora verstoord. Dit stimuleert de groei van candida in je darmflora. Als dit gist verandert in een schimmel kan het allerlei schade aanrichten in je lichaam.

»› In je darmen wordt negentig procent van je serotonine ofwel je gelukshormoon aangemaakt. Verstoring van je darmflora door te veel suikers kan ervoor zorgen dat je uit frustratie of gevoelens van ongenoegen blijft grijpen naar zoetigheid.

»› Veel suikergebruik en daarmee een hogere insulineproductie zorgt voor vroegtijdige veroudering.

OOK VAN **LIGHTPRODUCTEN** WORD JE DIK EN ZIEK

Je hebt al kunnen lezen in hoofdstuk 7 dat magere producten niet gezond zijn omdat de vetten erin bijna altijd vervangen zijn door suikers. Hetzelfde geldt voor lightproducten, waarin de suikers zijn vervangen door kunstmatige zoetstoffen.
Gebruik je zoetjes in je koffie, drink je cola light en grijp je graag naar lightproducten omdat je wilt afvallen? Dan heb ik slecht nieuws voor je: lightproducten zijn zo mogelijk nog slechter voor jou én je gezonde gewicht dan af en toe een beetje suiker.
Naast alle vormen van suikers is er een heel scala aan synthetische, kunstmatige zoetstoffen ontwikkeld waarmee we suikers kunnen vervangen. Dit zijn onder andere sorbitol, xylitol, isomalt, sucralose, sacharine, aspartaam, stevia en cyclamaat. Ze bevatten geen calorieën en worden daarom ingezet bij de zoete lightproducten.

OOK LIGHTPRODUCTEN ZIJN VERSLAVEND

Vaak is de neiging groot om er wat meer van te eten of drinken, omdat ze toch geen calorieën bevatten. Dus neem je nog een cola light. Maar zo simpel werkt het niet. Hoe meer je ervan gebruikt, hoe meer je ze nodig hebt om je suikerkicks en het tijdelijke goede gevoel te krijgen. Ook deze lightproducten zijn verslavend. Er is een studie die aangeeft dat de zoetstof sacharine maar liefst acht keer verslavender is dan cocaïne (9.3).
Maar dat is nog niet alles. Uit een veertien jaar durend onderzoek onder 66.000 vrouwen is gebleken dat vrouwen die lightproducten gebruikten zwaarder en zieker waren geworden dan vrouwen die producten gebruikten zonder zoetstoffen maar met gewone suiker. Het risico op diabetes was groter bij de vrouwen die lightdranken dronken. Ook hadden ze meer last van suikercravings, waardoor ze meer zoetigheid en/of pasta of brood gingen eten en dus zwaarder werden (9.4).
Er zijn veel onderzoeken waaruit is gebleken dat gebruikers van lightproducten hun kans op overgewicht vergroten met maar liefst tweehonderd procent! Dit komt omdat je stofwisseling voor de gek wordt gehouden door het gebruik van lightproducten. Er gaan verschillende dingen mis in je lichaam als je deze chemische stoffen gebruikt.

»» 25 PROCENT ZWAARDER ALS GEVOLG VAN ZOETSTOFFEN

Uit onderzoeken met ratten is gebleken dat ze méér calorieën aten als ze kleine hoeveelheden zoetstoffen kregen dan de controlegroep die gewone suikers kreeg. Bij één onderzoek bleken ze al na een maand maar liefst 25 procent zwaarder te zijn dan aan het begin.

LIGHTPRODUCTEN HOUDEN JE LICHAAM VOOR DE GEK

Lightproducten verstoren je honger- en verzadigingsgevoel. Je lichaam denkt dat het energie krijgt (er komt namelijk zoetigheid binnen), maar het krijgt die energie in de vorm van suiker/glucose niet. Je lichaam wordt voor de gek gehouden en gaat op zoek naar die energie. Dit is de oorzaak van de vaak grote behoefte aan suikers en koolhydraten na het eten of drinken van lightproducten.

Verder zijn vrijwel alle kunstmatige zoetstoffen synthetische producten die je lichaam niet herkent en je weer uit je lichaam moet zien te krijgen. Dit betekent een overbelasting van je lever.

WAT ZIJN GEZONDERE ZOETSTOFFEN?

Om te zoeten gebruik ik afwisselend ahornsiroop (maple syrup), rauwe agave, amazake, kokosbloesemsuiker of rauwe honing afhankelijk van het recept. Ook dadels, abrikozen en andere zoete (gedroogde) vruchten kunnen zorgen voor een zoete smaak aan je gerecht.

Je lichaam herkent deze zoetstoffen. Ze bevatten nog wat natuurlijke mineralen en voedingsstoffen, maar gebruik ze met mate en dan zo veel mogelijk in combinatie met vetten, eiwitten of kruiden die ervoor zorgen dat je bloedglucosespiegel niet te veel piekt. Zie bijlage 1 voor meer gezondere alternatieven. Bedenk wel dat de enige manier om van je drang naar zoetigheid af te komen is er steeds minder van te gebruiken.

DOORDAT LIGHTPRODUCTEN JE LICHAAM ONTREGELEN MET CHEMISCHE STOFFEN KAN HET NIET MEER GOED INSCHATTEN HOEVEEL VOEDSEL ER NODIG IS EN IS DE KANS OP OVERETEN ERG GROOT.

WAT ZULLEN WE DOEN **MET ALCOHOL?**

In dit hoofdstuk over suikers kan ik niet om alcohol heen; alcohol is ook een vorm van suiker. Maak je niet ongerust: ik ben geen lid van de blauwe knoop, ik houd van een glas wijn. Ik weet het, helemaal geen alcohol zou beter voor me zijn, maar ik kan in goed gezelschap echt genieten van een glas wijn. En als ik geniet maakt mijn lichaam endorfines aan en die hormonen zijn gezond voor me, denk ik dan altijd maar. Maar ik weet dat ik mijn lever extra werk te doen geef met dat glas wijn. Daarom blijf ik goed voelen wat het met me doet en ik merk dat ik het steeds vaker laat staan. De lat voor mijn vitaliteit en gezondheid leg ik hoog en ik merk dat een glas wijn daar steeds minder goed bij past.

VROUWEN ZIJN GEVOELIGER VOOR ALCOHOLVERSLAVING

Ik snap echter goed dat vrouwen zich kunnen verliezen in alcohol. Vooral in tijden van emotionele kou kan alcohol een heerlijke, warme deken lijken. Het kan je het gevoel geven dat het helpt ontspannen na alle stress

van de dag, je zorgen of uitdagingen doen vergeten en een goede vriend worden als je op vrijdagavonden thuis eenzaam op de bank zit. Ik weet er alles van!
Alles wat ik heb geschreven over de werking van suiker geldt echter ook voor alcohol. Vrouwen zijn, net als voor suikers, ook gevoeliger voor alcoholverslaving dan mannen. Het drinken van alcohol lijkt tijdelijk een moment van ontspanning te geven, maar vanaf de eerste slok geef je je lichaam een hoop extra werk: alcohol betekent stress voor je lichaam. Alcohol zorgt dan ook onmiddellijk voor een stijging van je cortisolniveau, want er moet van alles gebeuren om het weer uit je lichaam te krijgen.

ALCOHOL VERSTERKT OESTROGEENDOMINANTIE

Alcohol zorgt ook voor een stijging van je oestrogeenniveau en versterkt daardoor oestrogeendominantie met alle gevolgen van dien. Bovendien werkt alcohol als een plasmiddel waardoor allerlei waardevolle vitamines en mineralen uit je lichaam verdwijnen.
Al zou je alle gifstoffen zo veel mogelijk uit je leven hebben verbannen, dan is het nog niet aan te raden om ieder weekend door te zakken of iedere avond een wijntje te drinken.

NIET OP EEN LEGE MAAG

Drink een glas alcohol niet op een lege maag; je voelt zelf wel dat zo'n glas dan veel meer impact heeft. Je bloedglucosespiegel is er zeker niet blij mee, dus als je wilt afvallen is alcohol het eerste waar je eens kritisch naar zou kunnen kijken. Drink je alcohol bij een etentje, eet daar dan voldoende groenten of andere vezels bij.
Drink bij ieder glas alcohol twee glazen water ter compensatie voor het vocht dat je kwijtraakt. Een droge mond en hoofdpijn na een avondje doorzakken zijn het gevolg van het feit dat alcohol veel vocht uit je lichaam verjaagt. Koffie is óók een plasmiddel, dus de volgende ochtend koffie om je kater te verjagen vindt je lichaam echt een slecht plan.

HOE ZIT HET MET RODE WIJN?

Als je net als ik van wijn houdt, heb je vast wel gelezen dat rode wijn zo slecht nog niet is. Bij het maken van rode wijn wordt de schil gebruikt en deze bevat resveratrol, een krachtige antioxidant. Met resveratrol houdt de druif, als deze nog aan de wijnrank zit, schimmels op een afstand. Dit verhaal gaat echter alleen op voor biologische rode wijn, want niet-biologische druiven worden met behulp van chemische middelen geholpen om geen schimmels te krijgen en maken daardoor minder resveratrol aan.
Druiven voor wijn worden volop bespoten, vandaar dat biologische wijn sowieso een gezondere keuze is dan niet-biologische. Dit geldt ook voor witte wijn. Helaas bevat die geen resveratrol omdat de schil niet wordt gebruikt.
Kies ook hier voor kwaliteit. Kies een goede biologische (rode) wijn en geniet ervan! Drink je een andere alcoholische drank? Voor een keer kan alles, maar zie het als een traktatie en drink met mate. Voel je energieniveau de ochtend erna en vraag je af of het dat waard was.

EN EEN BIERTJE?

Pas op met bier als je worstelt met je gewicht. Mannen krijgen niet voor niets last van een bierbuik als ze veel bier drinken. Bier wordt gemaakt van graan en bevat maltose, een type suiker dat je bloedglucosespiegel als een speer doet stijgen. Daarbij bevat bier hop; hop bevat krachtige fyto-oestrogenen die kunnen zorgen voor extra vetopslag rond je middel en borsten.

KOM ALSJEBLIEFT **NIET AAN MIJN KOFFIE**

Ben jij een echte koffiedrinker? Veel vrouwen zijn oververmoeid en snakken vanwege veel stress en slaapgebrek naar koffie. Ik heb een klant gehad die zeker twintig koppen zwarte koffie per dag dronk om zichzelf op de been te houden. Geen wonder dat ze 's nachts niet goed in slaap kon komen en worstelde met haar gewicht. Ja, zelfs van zwarte koffie zonder suiker kun je dik worden, omdat het invloed heeft op je bloedglucosespiegel.

Wat gebeurt er in je lichaam iedere keer als je een kop koffie drinkt? De cafeïne geeft je een oppepper. Zodra de eerste slok koffie in je maag belandt, gaat er een seintje naar je bijnieren dat ze extra cortisol moeten aanmaken. Koffiedrinken terwijl je al veel stress hebt is dus dubbelop. En als je ook nog behoorlijk wat suikers of snelle koolhydraten eet wordt het driedubbel op. Alle drie gooien ze je bloedglucosespiegel omhoog en in alle drie de gevallen wordt er insuline aangemaakt. Herinner je je de tabel uit hoofdstuk 2 nog? Deze tabel zou ook 'Hoe maak ik van mijn middel een vetmagneet?' kunnen heten. Een overdosis aan koffie, suikers en stress kan bovendien leiden tot slaapproblemen en als er iets goed is voor je gezondheid, je energieniveau en je gezonde gewicht, dan is het een goede nachtrust.

CAFEÏNE ZIT NIET ALLEEN IN KOFFIE

Cafeïne zit niet alleen in koffie. Het zit ook in chocola, zwarte thee, witte thee, groene thee en sommige frisdranken waaronder cola en energiedranken. Vooral frisdranken en energiedranken bestaan uit een overdosis suikers (één blikje kan meer dan twintig suikerklontjes bevatten!) in combinatie met cafeïne of een andere oppepper. Dat geeft je op korte termijn een energieboost, maar op langere termijn zorgt het voor een suikerdal: stemmingswisselingen, watten in je hoofd, hoofdpijn en opnieuw trek in zoetigheid.

TWEE KOPJES KOFFIE PER DAG IS OKÉ

Je hoeft koffie niet helemaal te schrappen, want een kop koffie of twee op een dag is niet zo slecht. Uit onderzoek blijkt zelfs dat er volop gezonde stofjes in zitten die de kans op alzheimer, parkinson of een hersenbloeding kunnen verminderen. Het is overigens niet de cafeïne die hiervoor zorgt maar andere stofjes uit de koffiebonen.

Slaap je slecht? Drink dan koffie in de ochtend en daarna niet meer. Een goede vervanger voor koffie zijn alle soorten kruidenthee. Die is in tientallen smaken te krijgen. Ontdek wat jouw favoriet is en wissel regelmatig af. Heb je het gevoel dat je de oppepper van cafeïne nodig hebt? Kies dan groene of witte thee; die bevat theïne, vergelijkbaar met cafeïne.

»» HEB JE WELEENS GEHOORD VAN BULLETPROOF KOFFIE?

Roer door je koffie een theelepeltje kokosolie. Kokosolie wordt door je lichaam direct omgezet in energie en niet opgeslagen als vet. Je hersenen krijgen er gelijk een boost van. Amerikanen noemen dit een bulletproof koffie.

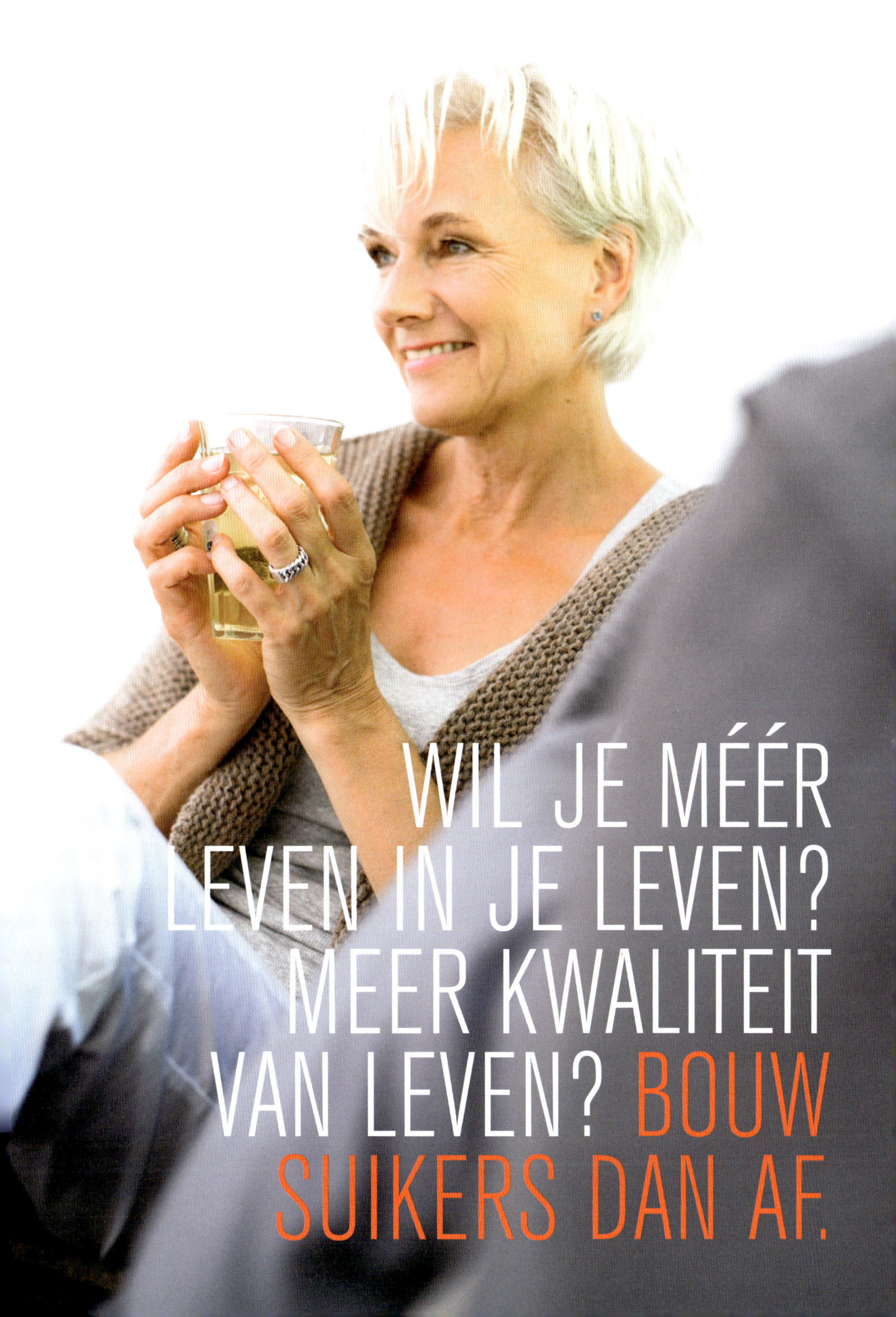
WIL JE MÉÉR
LEVEN IN JE LEVEN?
MEER KWALITEIT
VAN LEVEN? BOUW
SUIKERS DAN AF.

CAFEÏNEVRIJE KOFFIE IS NIET DE OPLOSSING

Raak jij in paniek bij het idee dat je minder koffie moet gaan drinken? Het valt niet voor niets onder de verslavende stoffen. Bouw het langzaam af.

Koffie zonder cafeïne is niet de oplossing. Het nadeel van veel soorten decafé is dat men een chemisch proces gebruikt om de cafeïne uit de koffie te halen. Deze chemische stoffen kunnen via de koffie in je lichaam terechtkomen. Voor biologische decafé gebruikt men een ander proces, dus dat is een goede keuze.

»» OPPEPPER NODIG?

Heb je een snelle oppepper nodig? Zet dan je lichaam kort even flink in beweging! Loop snel een paar trappen op en af, spring een minuut touwtje, doe een raam open en doe een twintigtal diepe ademhalingen waarbij je je buik goed uitzet, doe tien push-ups of jumping jacks of verzin zelf iets waardoor je voelt dat het bloed weer even lekker door je aderen stroomt. Sluit af met twee grote glazen schoon en vitaal water en je kunt er weer even tegen. Ook zonder koffie.

WORD SLIMMER DAN SUIKERS

Je hoeft niet altijd overal nee tegen te zeggen; je lichaam heeft iedere dag een kleine portie gezonde suikers nodig. Het gaat erom dat jij weer de touwtjes in handen krijgt en je geen slaaf bent van de voedingsindustrie en ook niet van je hormonen. Vecht niet tegen suikers maar zorg dat je slimmer bent. Hoe doe je dat?

VOED JEZELF MET VOLOP GEZONDE VOEDING

Eerst jezelf goed voeden, daarna pas minder gezonde dingen weglaten is de basis van het VoedingsKompas. Vandaar dat het weglaten van suikers pas stap 1 is.

De behoefte aan suikers is vaak behoefte aan energie, die je lichaam alleen maar kan halen uit gezonde voeding. Jezelf goed voeden met allerlei gezonde, natuurlijke producten is daarom de beste remedie tegen een suikerverslaving. Dan zal de behoefte aan suikers afnemen.

JE SMAAKPAPILLEN ZULLEN JE HELPEN

Het goede nieuws is dat je smaakpapillen je hiermee gaan helpen. Iedere twee weken vernieuwen de cellen van je smaakpapillen zich. Als je erin slaagt om twee weken weinig zoetigheid te eten, zul je merken dat je veel dingen te zoet gaat vinden. Vooral het knutselvoer uit een fabriek. Je zult proeven dat producten als mayonaise, rode kool uit een potje en pindakaas gezoet zijn en geloof me of niet: je zult ze steeds minder lekker vinden. Iedere vrouw die is afgekickt van een overdosis aan zoetigheid zal dit kunnen beamen.

SLA JE ONTBIJT NIET OVER

Onbedwingbare behoefte aan zoetigheid ontstaat vaak als je bloedglucosespiegel een dip heeft. Sla daarom je ontbijt niet over, zeker niet zolang je nog een schommelende bloedglucosespiegel hebt. Met je ontbijt leg je de basis voor je bloedglucosespiegel voor de rest van de dag. Zorg voor een goede balans van eiwitten, gezonde vetten en wat trage koolhydraten.

GEZONDE TUSSENDOORTJES

Als je behoefte voelt aan zoetigheid drink dan eerst twee grote glazen water. Je hersenen kennen geen verschil tussen honger en dorst. De kans is groot dat je lichaam geen trek heeft maar dorst.
Heb je hierna nog steeds behoefte aan zoetigheid, eet dan iets wat niet te zoet is en wat bij voorkeur ook gezonde vetten en eiwitten bevat. Wat ongebrande noten of een zachtgekookt eitje is prima. Combineer het met wat fruit als je voelt dat je lichaam echt behoefte aan suiker heeft. Een stuk fruit in combinatie met wat ongebrande noten is een prima snack. Zorg dat je altijd een gezonde snack bij de hand hebt voor het geval je echt iets nodig hebt. Een groene, niet te zoete smoothie is ideaal, want die kun je altijd meenemen. Helemaal afkicken van zoetigheid hoeft niet snel. Jij bepaalt het tempo, maar zorg wel dat je stapjes blijft zetten.

TIEN GEZONDE MANIEREN OM JE VOEL-JE-GOED-HORMONEN EEN BOOST TE GEVEN

Grijp jij vaak naar zoetigheid omdat je je beter wilt voelen? Er zijn volop gezondere manieren om je voel-je-goed-hormonen een boost te geven. Als je ze regelmatig inzet zul je snel het verschil kunnen merken.

1. »» GEEF JEZELF EEN TRYPTOFAAN-BOOST

De grondstof van het gelukshormoon serotonine is een aminozuur dat tryptofaan heet. Hoe meer tryptofaan je lichaam krijgt, des te meer serotonine kan het aanmaken. Tryptofaan zit onder andere in chiazaad, sesamzaad, zonnebloempitten, haver, haverzemelen, boekweit, rauw biologisch eiwit, kastanjechampignons, basilicum, spirulina, tempé, parmezaanse kaas en gevogelte. Tryptofaan is ook de grondstof van het slaaphormoon melatonine, dus als je slecht slaapt kunnen deze voedingsmiddelen je ook helpen.

2. »» EET GEZONDE KOOLHYDRATEN

Vervang het eten van zoetigheid en snelle koolhydraten door gezondere vormen van zoetigheid en koolhydraten, die je dezelfde serotonine-/dopamineboost zullen geven. Kies onbewerkte producten die je bloedglucosespiegel niet al te veel laten pieken. Denk aan bananen, blauwe bessen, glutenvrije pasta, smoothie van amandelmelk, boekweitpannenkoeken, zelfgebakken muffins of cake.

3. »» GENIET VAN GEZONDE CHOCOLA

Chocola geeft veel vrouwen een goed gevoel. Dit is niet alleen omdat het zo lekker smaakt, maar ook omdat er veel gezonde voedingsstoffen in zitten waaronder tryptofaan, serotonine, theobromine en magnesium. Kies gezonde chocola. Eet chocola met minimaal zeventig procent cacao of nog beter: maak gezonde rauwe-cacao-traktaties en zorg dat je er altijd een paar in je diepvries hebt liggen. Op mijn website vind je het (gratis) e-book *Cacao Creaties* met tien heerlijke rauwe-cacao-recepten.

4. »» ZORG VOOR VOLDOENDE DAGLICHT

Er is overduidelijk een relatie tussen gebrek aan daglicht en depressieve gevoelens. Dankzij daglicht maakt je huid vitamine D aan. Vitamine D is eigenlijk een hormoon dat heel veel functies regelt in je lichaam. Je kunt het niet voldoende uit je voeding halen dus iedere dag een portie daglicht kan zeker helpen.

5. »» ZET JEZELF IN BEWEGING

Heb je behoefte aan een snelle boost voel-je-goed-hormonen? Zet je lichaam dan in beweging. Iedere dag minimaal twintig tot dertig minuten flinke beweging (stevig wandelen of fietsen, trampolinespringen, krachttraining) geeft je lichaam een extra portie endorfine. Ga je daarbij naar buiten dan krijg je gelijk een dosis daglicht. Zoek een vorm van beweging die jij fijn vindt, zodat je het iedere dag met plezier doet.

6. »» GUN JEZELF VOLDOENDE RUST EN SLAAP

Er zijn weinig dingen die je zo beroven van een goed gevoel als oververmoeid zijn. Voel je je uitgeput, plan dan gerust overdag een powernap in. Twintig minuten slaap kan je hormonen een boost geven. Of liever: plan een lange avond in voor jezelf. Laat iedereen weten dat je er even niet bent. Neem een bad met lavendel en magnesium (Epsomzout), waardoor je ontspant en duik daarna je bed in met een goed boek.

7. »» OMRING JE MET VRIENDELIJKHEID

Uit onderzoek blijkt dat vriendelijk zijn voor iemand je serotonineniveau een boost geeft. Het boeiende is dat uit datzelfde onderzoek bleek dat niet alleen de gever, maar ook de ontvanger deze serotonineboost kreeg. Ben jij degene die alsmaar vriendelijk en zorgzaam is voor anderen, zorg dan dat de rollen eens worden omgedraaid. Zelfs het kijken naar mensen die vriendelijk zijn voor elkaar geeft je voel-je-goed-hormonen een boost. Kortom: omring je met vriendelijkheid en blijf weg van mensen die ruziemaken.

8. »» HUPPEL EEN RONDJE, OFWEL 'FAKE IT UNTIL YOU MAKE IT'

Met ons lichaam hebben we invloed op onze hersenen en emoties. Probeer je maar eens depressief te voelen als je huppelt of glimlacht. Als ons lichaam iets uitstraalt of doet dat gerelateerd is aan opgewekt zijn, denkt ons brein blijkbaar dat we het naar de zin hebben. Huppel daarom regelmatig of bekijk video's of filmpjes die je laten lachen. Het helpt echt!

9. »» KNUFFELEN EN SPELEN HELPT ALTIJD

Knuffelen is ook een prima manier om jezelf beter te voelen. Vraag er je dierbaren gewoon om als je voelt dat het je goed zal doen. Of misschien dat een huisdier iets voor je is? Er is veel onderzoek dat aangeeft dat het hebben van een huisdier heel gezond voor ons kan zijn. Vooral ermee knuffelen en spelen geeft een goed gevoel.

10. »» DANKBAARHEID VOELEN

Als je je down voelt, valt het niet altijd mee om je dankbaar te voelen voor wat je wel hebt. Toch is het een heel goede manier om je weer wat beter te laten voelen. Ga in gedachten terug naar een moment waarop je je echt heel dankbaar voelde. Beleef dit moment in gedachten opnieuw en laat deze emotie weer bij je opkomen. Je lichaam reageert hierop door de hormonen die erbij horen weer aan te maken. Hoeveel tegenslag je ook hebt, er zijn altijd kleine dingen in je leven waar je dankbaar voor kunt zijn.

OM TE ONTHOUDEN

››› We kunnen sterk verslaafd raken aan suikers, vooral in combinatie met vetten en wat zout, op een manier die vergelijkbaar is met opium of cocaïne.

››› Vrouwen raken eerder verslaafd aan overeten dan mannen.

››› Een schommelend oestrogeenniveau kan zorgen voor extreme honger of behoefte aan zoetigheid. Een laag oestrogeenniveau stuurt je op pad naar voeding.

››› De grootste hoeveelheden suiker zitten verstopt in voeding uit de fabriek. Dranken, ook vruchtendranken, zijn vloeibaar snoepgoed.

››› Lightproducten zijn niet de oplossing; de chemische stoffen ontregelen je lichaam en hormoonbalans.

››› Drink alcohol met mate, niet meer dan twee glazen per dag en bij voorkeur op niet meer dan twee dagen per week. Voel goed wat het met je doet.

››› Drink koffie met mate, vooral als je veel stress hebt of nog verslaafd bent aan zoetigheid. Drink niet meer dan twee kopjes per dag, bij voorkeur in de ochtend.

››› Het eten van zoetigheid geeft een goed gevoel. Er zijn gezondere manieren om jezelf dit goede gevoel te geven.

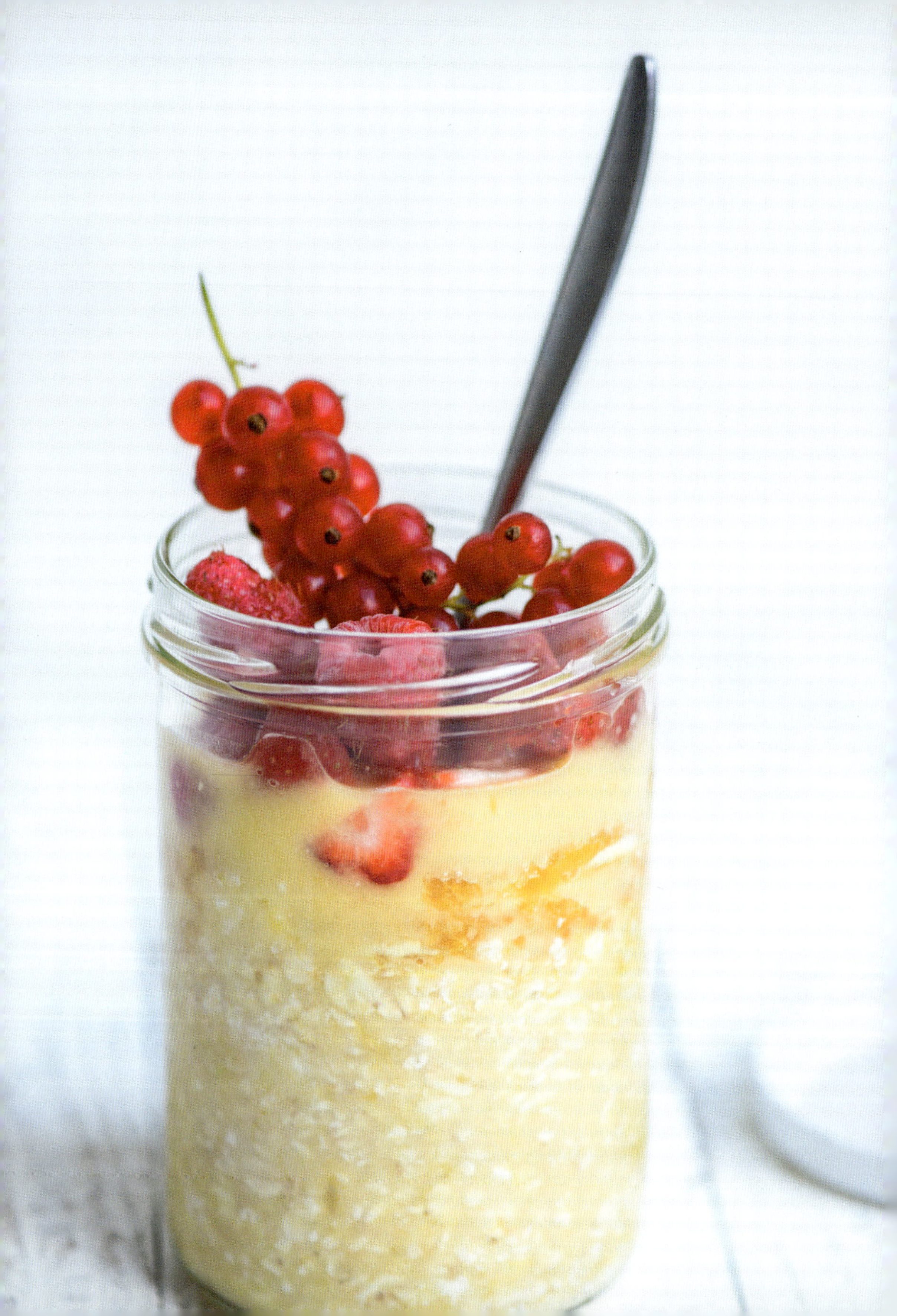

RECEPT

RAUWE HAVERMOUT MET SINAASAPPELSAP

Havervlokken zijn heel voedzaam en bevatten volop vezels. Die helpen je je bloedglucosespiegel in balans te houden en zorgen voor een gezonde darmflora. Haver bevat veel tryptofaan, de grondstof van serotonine. Serotonine geeft je een goed gevoel en helpt je daarom je behoefte aan zoetigheid in de hand te houden.

Niet iedereen weet dat je havermoutvlokken helemaal niet hoeft te koken. Je kunt ze ook rauw eten. Het is dan wel aan te raden om ze een nachtje te weken om het fytinezuur, dat de opname van vitamines en mineralen in je darmen kan belemmeren, af te laten breken. Ik week ze graag in sinaasappelsap en maak het ontbijt dan de volgende dag af met alles waar ik zin in heb, zoals vers fruit bestrooid met wat Energieke Vrouwen Granola. Heel simpel en erg gezond. Dit ontbijt kun je prima in een goed afsluitbare weckpot meenemen.

DIT HEB JE NODIG

- 2 eetlepels havermoutvlokken
- het sap van een sinaasappel
- een mix van vers en gedroogd fruit, noten, zaden en pitten

ZO MAAK JE HET

Doe de havermoutvlokken in een weckpot. Pers de sinaasappel uit, meng het sap plus het vruchtvlees uit je pers door de havermoutvlokken. Laat dit een nachtje staan. Roer het de volgende ochtend door en bestrooi met vers fruit en/of een combinatie van gedroogd fruit met wat zaden, noten of pitten of gezonde granola.

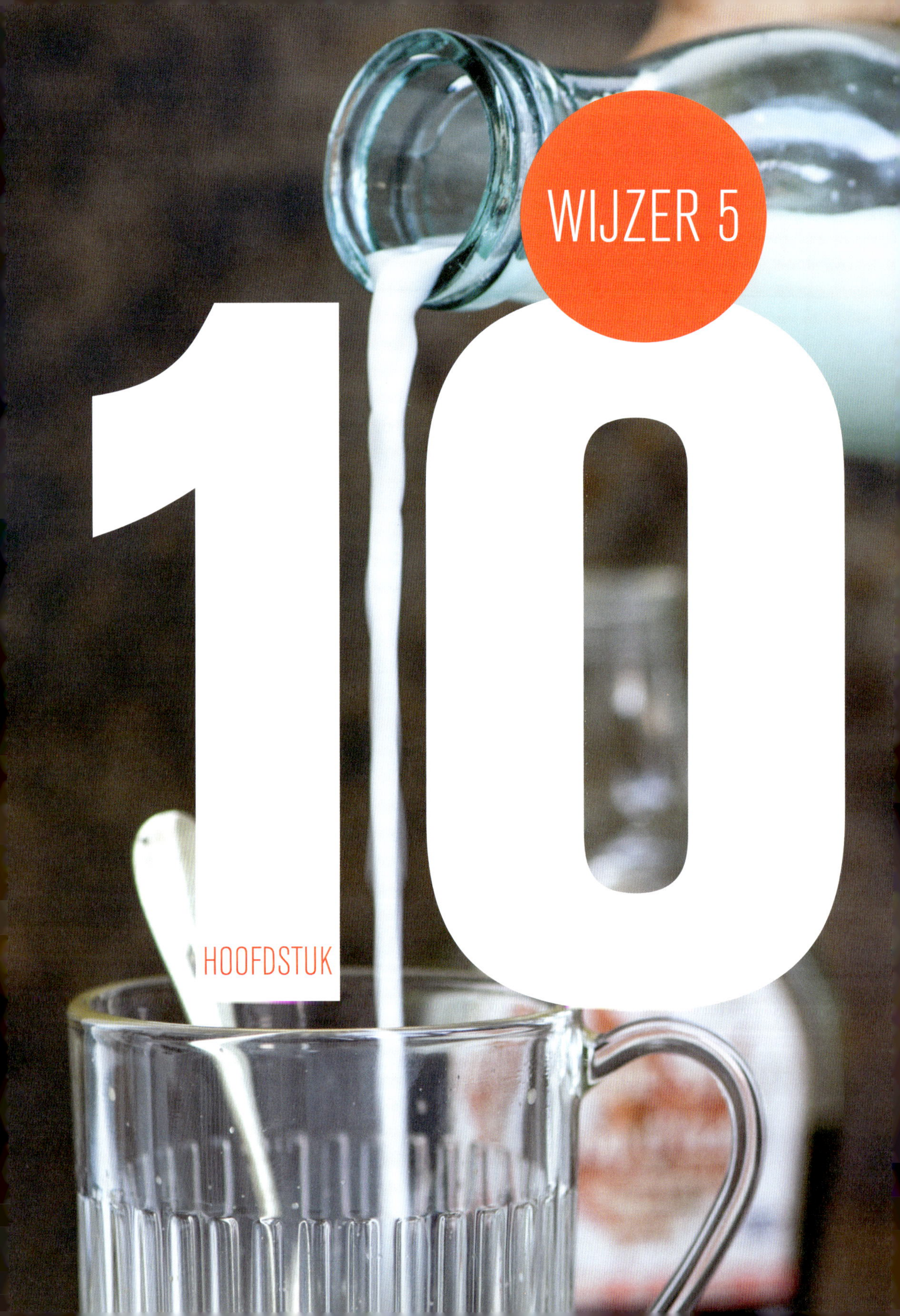

HOOFDSTUK 10

WIJZER 5

KOEMELK IS VOOR KALFJES

Ik kom nu bij een onderwerp dat nogal gevoelig kan liggen, want net zoals er vrouwen zijn die roepen 'kom niet aan mijn koffie!', zijn er ook vrouwen die heel ongelukkig worden als je aan hun dagelijkse bak vruchtenyoghurt of stukje kaas komt. Zo slecht kan dat toch niet zijn? Dat komt toch van een koe en is daarmee toch een natuurproduct?

Toch ga ik je uitleggen waarom veel zuivel eten en drinken voor de gezondheid van je darmen en je hormoonbalans niet zo'n goed idee is. Misschien is het juist voor jou wel een heel goed idee om veel producten van een koe een tijdje te laten staan en te kijken of daarmee je jarenlange huidproblemen, astma, hooikoorts, ijzertekort, steeds terugkerende bijholte- en oorontstekingen of hardnekkig overgewicht verdwijnen als sneeuw voor een warme zon. Niet alleen overgewicht maar zelfs je botontkalking zou kunnen verminderen. Hier kom ik nog op terug.

MELK WORDT GEMAAKT **VOOR KALFJES**

Net zoals moedermelk bedoeld is voor baby's, is melk van de koe bedoeld voor haar kalf. Geen enkel zoogdier drinkt nog moedermelk als het volwassen is en al helemaal niet van een ander zoogdier. Je zou raar staan te kijken als je een volwassen paard aan de uiers van een koe zou zien drinken. Melk is voor een pasgeboren zoogdier. Zo heeft de natuur het bedoeld en er zijn goede redenen om het ook zo te laten. (Oké, met uitzondering van af en toe een schuimige cappuccino misschien...) Ik zeg niet dat melk of zuivel heel slecht voor je is; het probleem is dat je het waarschijnlijk veel te veel binnenkrijgt.

LACTOSE MOET WORDEN AFGEBROKEN DOOR LACTASE

Melk bevat lactose, melksuikers genoemd, die in de darmen alleen kan worden afgebroken als in de dunne darm het enzym lactase wordt aangemaakt. Zo'n negentig procent van de Europeanen en Amerikanen maken dit enzym als volwassene aan, maar ben je van Aziatische of Afrikaanse afkomst dan is de kans heel groot dat je dit enzym niet meer hebt na je zuigelingentijd.

DURE POEP

Iedereen die dit enzym niet of onvoldoende aanmaakt noemen we lactose-intolerant, wat betekent dat je darmen melk niet kunnen verteren. Dit kan op korte termijn leiden tot buikpijn, winderigheid, krampen, diarree en een opgeblazen gevoel. Op wat langere termijn ontstaat er een kleverige slijmlaag, biofilm, aan de binnenkant van je dunne darm, waardoor voedingsstoffen niet goed kunnen worden opgenomen. Hoe gezond je dus ook eet, de meeste vitamines en mineralen poep je dan ongebruikt weer uit. Op deze manier raakt je lichaam langzaam maar zeker ondervoed. Je zult begrijpen dat dit op de langere termijn kan leiden tot allerlei gezondheidsproblemen. Bovendien kan deze aanval op je darmwand leiden tot een lekkende darm en dat wil je helemaal niet. Lees meer over een lekkende darm in hoofdstuk 2.

LACTOSE-INTOLERANTIE IS GEEN ZIEKTE. DE NATUUR HEEFT NOOIT KUNNEN BEDENKEN DAT WIJ NA ONZE ZUIGELINGENTIJD NOG MELK ZOUDEN WILLEN DRINKEN. WERELDWIJD ZIJN TWEE OP DE DRIE MENSEN NIET GEBOUWD OP HET DRINKEN VAN MELK NA DE BABYTIJD.

ZUIVEL EN GLUTEN VALLEN ONDER DE ALLERGENEN

Allergenen zijn stoffen waar veel mensen niet zo goed tegen kunnen. Samen met gluten behoort zuivel tot de twee productgroepen die het meest leiden tot chronische ontstekingen, omdat veel mensen ze eigenlijk, al dan niet merkbaar, niet goed verdragen en verteren. De helft van de mensen die gevoelig zijn voor gluten is ook gevoelig voor zuivel. Chronische ontstekingen liggen aan de basis van veel chronische ziektes. Jammer genoeg zijn wij vrouwen gevoeliger voor deze chronische ontstekingen dan mannen. Lees meer hierover in hoofdstuk 7.

Steeds meer mensen raken allergisch of intolerant voor bepaalde voedingsmiddelen. Het vervelende is dat een intolerantie niet goed kan worden gemeten. Als uit een test blijkt dat je niet allergisch bent voor melk en/of melkproducten, wil dit nog niet zeggen dat je ze goed kunt verdragen.

MELK IS EEN VORM VAN SUIKER

Als je darmen wel voldoende lactase aanmaken, dan wordt de melksuiker in je dunne darm omgezet in glucose en galactose, twee vormen van suikers die wél kunnen worden opgenomen in je darmen. Alles wat eindigt op -ose is een vorm van suiker. Bingo: ook melk is een vorm van suiker! Het is niet voor niets dat mensen echt verslaafd kunnen zijn aan melk en bovendien is die net als suiker een echte dikmaker.

MELK MAAKT DIK EN ZO HOORT HET OOK

Suiker maakt dik en dat is precies de bedoeling voor het koeienkalf: groeien van veertig naar zo'n driehonderd kilo in het eerste jaar dankzij deze melksuikers van zijn moeder. Daarvoor bevat koemelk ook nog eens een groeihormoon. Dit hormoon staat bekend als IGF1. IGF staat voor 'op insuline gelijkende groeifactor'. Je hebt al gelezen hoe je dik kunt worden van te veel insuline in je lichaam. IGF1 is een natuurlijk groeihormoon bedoeld voor kalfjes, niet voor jou. Worstel jij met je gewicht en gebruik je veel zuivel? Schrap het eens grotendeels en kijk wat het met je doet. Je zou weleens stomverbaasd kunnen staan.

MELK IS **CHEMISCH KNUTSELVOER** GEWORDEN

Wees je ervan bewust dat je gedurende je leven een lactose-intolerantie kunt opbouwen. Al had je als kind of jonge vrouw nergens last van, het kan zomaar een keer ontstaan. Als je je opgeblazen of ongemakkelijk voelt na het gebruik van zuivel, wees dan gewaarschuwd. Ook maagpijn, buikpijn, rommelende darmen, diarree of obstipatie kunnen wijzen op een groeiende intolerantie voor melkproducten. Dit kan te maken hebben met het kwetsbaarder worden van je darmen, maar ook omdat er wereldwijd genetisch gesleuteld wordt aan melkkoeien om ervoor te zorgen dat ze steeds meer melk gaan geven. De koe van onze grootouders gaf tien liter melk per dag. Melkkoeien produceren nu wel vijftig liter per dag. Dit is niet zoals de natuur het heeft bedoeld. De melk van deze koeien bevat een ander type eiwit (bèta-caseïne type A1 in plaats van type A2), dat waarschijnlijk de oorzaak is van de huidige toename van lactose-intolerantie in Europa en Amerika, al is hier nog veel onduidelijkheid over.

MELK BEVAT EEN BOOST VAN OESTROGENEN

Genetisch gesleutel aan melkkoeien is niet het enige probleem. Tegenwoordig krijgen koeien zoveel krachtvoer dat ze kunnen worden doorgemolken terwijl ze drachtig zijn. Ieder zwanger zoogdier maakt extreem hoge niveaus van oestrogeen aan onder andere om te zorgen voor de groei van de foetus. Deze torenhoge oestrogeenniveaus komen ook in onze melk terecht. Oestrogenen die bedoeld zijn voor het kalf, niet voor ons. Het gebruik van melk betekent een dosis niet-lichaamseigen oestrogenen in jouw lichaam.
In de bio-industrie wordt het kalf meestal direct na de geboorte weggehaald bij de moeder, die daardoor volledig in de stress schiet. Koemelk bevat dan ook veel stresshormonen. Ook deze stresshormonen kun je binnenkrijgen door het drinken van melk of gebruik van andere vormen van koezuivel.
Uiteraard betekent dit alles dat veel melkkoeien niet echt gezond en sterk zijn. Als er sprake is van ziektes, die regelmatig voorkomen, zoals uierontstekingen, worden er antibiotica ingezet. Een hormoonverstoorder voor je oestrogeen-progesteronbalans en een bedreiger voor jouw gezonde darmflora.
Er zitten dus oestrogenen, stresshormonen en antibiotica in je melk, en daarmee ook in alle producten die hiervan gemaakt worden. Niet iets om blij van te worden. In het kader van het vermijden van hormoonverstorende stoffen is het een serieuze overweging waard om melk en melkproducten grotendeels te laten staan. Zuivel is tegenwoordig niet meer het product dat onze grootouders gebruikten.

LIEVER VOLLE MELK DAN MAGERE

Hou je net als ik van af en toe een schuimige cappuccino? Gebruik daar dan biologische, volle melk voor. Biologische melk bevat minder hormoonverstoorders en het vet van de volle melk zorgt ervoor dat je lichaam de mineralen en vitamines in de melk beter kan opnemen. Probeer ook eens geitenmelk of een plantaardige melk en vergeet niet er een beetje kaneel over te strooien. Kaneel is lekker, bevat goed opneembare calcium én helpt mee je bloedglucosespiegel stabiel te houden.

Ja, maar mijn botten dan?, denk je nu misschien. We hebben allemaal geleerd dat we onze botten sterk moeten houden met de calcium uit melk.

HOE KOMT EEN KOE AAN **GEZONDE BOTTEN**?

De zuivelindustrie heeft een leuk verhaal bedacht: botten bestaan uit calcium, melk bevat calcium, dus melk drinken is goed voor je botten. Het lijkt logisch maar je lichaam werkt veel complexer dan dit simpele optelsommetje.
Nederland staat in de top vijf van landen qua hoeveelheid zuivelgebruik en tegelijkertijd in de top vijf met de meeste botontkalking.
Er zijn inmiddels tientallen onderzoeken die aantonen dat melk juist niet goed is voor botten. Dit komt omdat er verschil zit tussen inname en opname.
Zo bleek uit een 12 jaar durend onderzoek onder 77.000 vrouwen tussen 34 en 59 jaar dat vrouwen die meer dan 2 glazen melk per dag dronken 45 procent meer kans op fracturen (botbreuken) hadden dan vrouwen die maar 1 glas per week dronken (10.1).

CALCIUM UIT MELK IS SLECHT OPNEEMBAAR

Calcium uit melk (calciumcarbonaat) is slecht opneembaar voor je lichaam. Calcium wordt pas goed opgenomen als in je bloed calcium en magnesium voorkomen in de verhouding 2:1. Zuivel bevat te weinig magnesium waardoor deze verhouding 4:1 is. Hierdoor gaat de zuurgraad, de pH-waarde van je bloed, omlaag. Melk maakt dus je bloed zuur. Om te voorkomen dat deze pH daalt, wordt het zuur geneutraliseerd door juist calcium uit je botten en tanden te halen! Je botten en tanden zijn namelijk je calciumvoorraad om de pH-waarde van je bloed te reguleren. Koemelk bevat daarbij ook nog eens fosfor, dat zich hecht aan calcium waardoor het nog slechter opneembaar wordt.

Hoe zorg je dan wel goed voor je botten? Een gezonde koe heeft sterke botten. Drinkt zij melk? Nee. Ze haalt haar calcium uit gras. Groente dus. Daar kunnen wij ook onze calcium prima vandaan halen, want groenten bevatten een vorm van calcium die wel goed opneembaar is voor ons lichaam.
Goede bronnen van calcium zijn allerlei groene groenten en gedroogde kruiden, ongebrande noten en zaden, tempé en brandneteIthee. Plantaardige melk gemaakt van ongebrande noten of zaden/pitten is dus ook een prima bron van calcium. Je vindt het recept van zelfgemaakte notenmelk op bladzijde 19.

GEDROOGDE PROVENÇAALSE KRUIDEN ZIJN WAARDEVOLLE BRONNEN VAN CALCIUM: BASILICUM, KERVEL, PETERSELIE, OREGANO EN ROZEMARIJN. GEBRUIK ZE VOLOP.

VITAMINE D EN MAGNESIUM

Om calcium goed vanuit de darmen te kunnen opnemen heb je vitamine D nodig. Dit haal je uit zonlicht, dus iedere dag even naar buiten gaan is belangrijk. Helaas wonen we in Nederland en België op onze 52ste breedtegraad te noordelijk op de aardbol om voldoende vitamine D uit zonlicht te halen.

Ook magnesium is een mineraal dat van belang is voor gezonde en sterke botten. Veel vrouwen komen magnesium tekort, want je plast het uit als je veel stress hebt. Vitamine D en magnesium zijn daarom twee vitamines die je kunt overwegen om als supplement te nemen. Meer hierover in hoofdstuk 12.

BEWEGING IS GEZONDE VOEDING VOOR STERKE BOTTEN

Vanaf ons 35ste neemt de botdichtheid van onze botten af. Vrouwen hebben hier meer last van dan mannen omdat botontkalking wordt versneld door de dalende hormonen progesteron en oestrogeen. Lichaamsbeweging is essentieel om je botten gezond en sterk te houden. Laat ze dus voor je werken. Trainen met gewichten, stevig wandelen, yoga, hardlopen, tennissen, en ook dansen is prima. Kies iets wat je leuk vindt en blijf het doen tot je honderd bent!

Botweefsel is een bijzondere, levende stof die zich je leven lang blijft ontwikkelen. Het breekt zichzelf voortdurend af maar bouwt zich ook weer op als je je botten blijft gebruiken. Met flink sporten bouw je niet alleen je botten maar ook je spieren op. Je hebt ze allebei nodig, hoe oud je ook wordt.

BEN JIJ **VERSLAAFD** AAN YOGHURT OF KAAS?

Iedere supermarkt heeft een enorme voorraad zuivel voor je klaarstaan. Ik hoop dat het je inmiddels duidelijk is dat producten zoals zoete drinkyoghurt, roze kwarkjes met aardbeienaroma en pakken hopjesvla met neppe rumrozijnen allemaal heel gezond zijn voor de portemonnee van de zuivelfabrikant, maar slecht voor jouw gezondheid. Laat je niet verleiden door al deze knutselwerkjes die bol staan van verslavende zoetigheid.

BEDENK DAT IEDER VOEDINGSMIDDEL WAARBIJ JE BIJNA IN PANIEK RAAKT ALS JE ERAAN DENKT HET TE MOETEN MISSEN, IETS MET JE DOET WAT NIET GEZOND VOOR JE IS.

PURE YOGHURT

Zelfs pure yoghurt heeft wat nadelen. De basis hiervan is melk waarin nogal wat bestanddelen kunnen zitten die niet gezond voor je zijn, zoals je net hebt kunnen lezen. Yoghurt ontstaat door melk te laten fermenteren. Fermenteren is een gezond proces want hierdoor wordt de lactose afgebroken en kunnen er gezonde bacterieculturen ontstaan waar je darmflora blij mee is. Helaas gebruikt de voedingsindustrie hiervoor makkelijk te verwerken bacterieculturen, omdat de yoghurt altijd hetzelfde moet smaken en laat ze de nodige gezonde gisten weg omdat de verpakking anders opbolt.

Gepasteuriseerde yoghurt bevat geen levende melkzuurbacteriën meer en heeft ook uiteindelijk geen gezonde werking meer op je darmen. Integendeel, fabrieksyoghurt is een product dat je darmen en darmflora kan aantasten. Het linksdraaiend melkzuur is lastig te verteren en niet alle lactose wordt afgebroken tijdens het fermentatieproces. Eet jij graag iedere ochtend yoghurt als ontbijt? Bedenk dat dat een gemiste kans is op andere voedingsstoffen die je lichaam ook hard nodig heeft. Variatie is belangrijk en er zijn zoveel heerlijke en makkelijke andere ontbijtjes te maken.

VERSLAAFD AAN KAAS?

Ik begrijp het helemaal als je zegt dat ik niet aan je kaas mag komen. Kaas is iets dat ik zelf ook af en toe eet omdat ik het zo lekker vind. Ik heb echter klanten gehad die meer dan een pond kaas per week aten en dat is niet zo'n goed idee. Behalve de melksuikers zijn er nog twee redenen waarom melk, yoghurt en kaas verslavend kunnen werken. Vind je het moeilijk om ze te laten staan én voel je je af en toe depressief of lusteloos, dan is dit belangrijke informatie.

HEB JE HET IDEE DAT YOGHURT HELPT TEGEN CONSTIPATIE? DIT WIL NOG NIET ZEGGEN DAT HET GEZOND IS. DE KANS IS JUIST GROOT DAT JE DARMEN WORSTELEN MET DE VERTERING ERVAN.

ZUIVEL BEVAT EXORFINEN

Exorfinen zijn stoffen die in ons lichaam moeten worden afgebroken door een enzym. Als dit enzym niet goed werkt of als je te veel exorfinen eet, kunnen deze exorfinen de plaats innemen van je lichaamseigen endorfinen, waaronder dopamine en serotonine, de hormonen die je een goed gevoel geven. Bovendien misleiden exorfinen niet alleen je endorfinesysteem, maar ook de werking van insuline, stresshormonen en het immuunsysteem.

Exorfinen zitten in glutenhoudende granen, zuivel, soja, spinazie en bepaalde schimmels. Maar vooral soja, zuivel en glutenhoudende granen zijn de boosdoeners.

Als je een goed gevoel krijgt van het eten van exorfinen (snak je weleens naar een boterham met kaas?), dan is de kans groot dat je lichaam ze niet goed kan afbreken. Je krijgt dan weliswaar tijdelijk even een goed gevoel, maar daarna verdwijnt dit waardoor je weer de behoefte voelt om ze te eten. Hoe sterker de verslaving, hoe meer je van deze exorfine stoffen nodig hebt en hoe groter je behoefte aan die boterhammen met kaas.

ZUIVEL BEVAT CASOMORFINE

Melk en kaas bevatten caseïne. Maar liefst tachtig procent van alle eiwitten in koemelk bestaat uit caseïne. Caseïne kan worden afgebroken in een ander aminozuur casomorfine, een neefje van morfine en heroïne. Casomorfine kan in je lichaam zorgen voor morfineachtige effecten: eerst een piek van je goed voelen gevolgd door vermoeidheid en zelfs depressieve gevoelens.

Casomorfine is een verslavend stofje. Het wordt ook wel 'zuivelcrack' genoemd. Waarschijnlijk zit dit in de melk om een band te creëren tussen moeder en jong. In de natuur is deze band noodzakelijk want daar hangt de overleving van het zoogdierjong van af.

VOORAL BIJ VROUWEN MET OESTROGEENDOMINANTIE KAN DE VERSLAVENDE WERKING VAN EXORFINEN VERSTERKT ZIJN.

HEB JIJ HET GEVOEL DAT JE VERSLAAFD BENT AAN BROOD EN/OF KAAS? BOUW ZE DAN EENS AF OF STOP ER EEN TIJDJE HELEMAAL MEE EN KIJK WAT DIT VOOR JE DOET. VERBAAS JE NIET OVER TIJDELIJKE AFKICKVERSCHIJNSELEN EN STERKE CRAVINGS. AL OP KORTE TERMIJN KUN JE JE EEN STUK VITALER EN OOK VROLIJKER GAAN VOELEN.

IS ER EEN RELATIE TUSSEN DIERLIJKE EIWITTEN EN KANKER?

Tot slot – ik kan er niet omheen het te noemen: veel onderzoeken tonen een relatie aan tussen het overmatig gebruik van dierlijke eiwitten en kanker. Een bekend, grootschalig onderzoek werd gedaan door wetenschapper Colin Campbell. Na jarenlange proeven met ratten bleek hij zelfs in staat kankercellen aan en uit te zetten door middel van caseïne, het melkeiwit. Slapende kankercellen bij ratten konden worden wakkergemaakt door een hoge dosis caseïne. Het leek erop alsof de clustering van cellen (toekomstige tumoren) zelfs volledig afhing van de eiwit-inname. Aan de andere kant, ratten die een hoge dosis kankervormend gif kregen toegediend en dus grote kans hadden op kanker, konden hiertegen worden beschermd door ze een tijdlang een zeer lage dosis dierlijke eiwitten te geven. Zij kregen geen kanker. Het leek erop dat een overdosis caseïne leidde tot een groei van kankercellen, doordat de werking van de enzymen die de ratten beschermden tegen kanker werd verminderd. Uiteraard deed Colin ook proeven met plantaardige eiwitten, maar die gaven geen kankergroei. Dit onderzoek staat uitgebreid beschreven in zijn boek *The China Study*. Natuurlijk wil onderzoek met ratten nog niet zeggen dat dit ook geldt voor mensen.

Er zijn meer onderzoeken, ook met vrouwen. The Nurses' Health Study volgde 88.000 proefpersonen. Vrouwen die vaker dan één keer per dag een zuivelproduct gebruikten, hadden 44 procent meer kans op eierstokkanker dan vrouwen die nauwelijks zuivel gebruikten (10.2).

We hebben in ons zuivelrijke landje allemaal geleerd dat zuivel goed voor ons zou zijn. Volop zuivelgebruik is goed voor de portemonnee van de zuivelindustrie, niet voor jouw en mijn gezondheid.

GEZONDE **ALTERNATIEVEN**

Wil je een tijdje stoppen of minderen met zuivel om te kijken wat dat voor je gezondheid en je gewicht doet? Goed plan. Vervang zuivel door een mix van plantaardige producten en je kunt je na enkele weken een ander mens voelen. Ik heb dit echt al heel vaak zien gebeuren.

Als dit te radicaal voor je is, overweeg dan in ieder geval om koezuivel, vooral melk, te minderen en deels te vervangen door geiten- of schapenmelk. Deze zuivel is voor je darmen makkelijker te verteren omdat de eiwitstructuren hiervan beter bij ons passen. Eet je voornamelijk vegetarisch dan kan dit een goede aanvulling zijn op je eiwitten.

ZUIVEL? KIES DAN BIOLOGISCHE EN VOLLE PRODUCTEN

Gebruik je zuivel, kies dan zo veel mogelijk biologische producten. Biologische zuivel kent een ander fermentatieproces waardoor er meer lactose is afgebroken, vriendelijker voor je darmen dus. Ook bevat biologische zuivel meer van de gezonde stof CLA en minder hormoonverstorende stoffen. Koop volle producten, geen magere, omdat de vetten zorgen voor een betere opname van vitamines en mineralen.

Je kunt heel makkelijk zelf 'melk' maken van plantaardige producten zoals noten, zaden en pitten. Met behulp van kefir of andere probiotica kun je hier ook een gezonde vorm van yoghurt van maken. Deze bevat levende melkzuurbacteriën. Zie het recept voor kokosyoghurt aan het eind van dit hoofdstuk.

»» LEVENDE BACTERIËN IN JE DARMEN

Kefir bestaat uit een groepje levende, met elkaar samenlevende goede bacteriën en gisten. Hij ziet eruit als kleine stronkjes bloemkool. Hij bevat probiotische culturen (melkzuurbacteriën) en valt daarom onder de probiotica. Probiotische bacteriën overleven de zure werking van je maag- en galzuren en komen levend in je darmen terecht. Daar kunnen ze hun gunstige invloed uitoefenen op je darmflora en de rest van je spijsvertering, en daarmee op je hele gezondheid en uitstraling. Je kunt kefir zien als een natuurlijk voedingssupplement dat je kunt inzetten na bijvoorbeeld een antibioticakuur. Je kunt hem ook zien als gewoon gezonde voeding en het dagelijks gebruiken. Er is waterkefir en melkkefir. Met waterkefir maak je heerlijke frisse drankjes en met melkkefir kun je yoghurt maken.

LIEVER KAAS VAN GEIT, SCHAAP EN BUFFEL

Feta, ricotta en schapenkaas worden gemaakt van schapenmelk en geitenkaas natuurlijk van geitenmelk. Een goede halloumi wordt gemaakt van een mix van schapen- en geitenkaas. Een goede mozzarella wordt gemaakt van buffelmelk en Parmezaanse kaas is gemaakt van rauwmelkse kaas van de koe en daardoor gezonder dan kaas van gepasteuriseerde melk. Dit zijn goede alternatieven als je toch af en toe wat kaas wilt gebruiken.
Ghee is de caseïnevrije variant van roomboter, zou je echt alle caseïne willen vermijden. Zie bijlage 1 voor meer gezonde alternatieven.

VOOR ZUIVEL GELDT NET ZOIETS ALS VOOR KOFFIE EN ALCOHOL: ZIE HET ALS EEN TRAKTATIE EN GENIET ERVAN, MAAR GEBRUIK HET MET MATE.

NIEUWSGIERIG ZIJN IS EEN GOEDE EIGENSCHAP

Je hoeft niets van me aan te nemen, jouw lichaam heeft toch altijd gelijk. Maar voel jij je niet optimaal (en leg de lat hoog!), dan adviseer ik je om zuivel eens af te bouwen of een tijd helemaal links te laten liggen en te kijken wat dat met je doet. Wees nieuwsgierig, probeer het uit. Neem af en toe een lekkere cappuccino als je wilt, dat doe ik ook, maar schrap al die andere zuivelproducten een tijdje. Je zult versteld staan van wat het met je doet. Zoals een klant van mij zei toen ze twee weken zuivelvrij was: 'Marjolein, ik blijk al jarenlang watten in mijn hoofd te hebben! Ik heb nooit geweten dat ik zo helder kon nadenken!'

OM TE ONTHOUDEN

››› Koemelk is moedermelk voor kalfjes, prima voor kalfjes maar niet voor volwassen mensen.

››› Door de productiewijze van melk zitten er hormoonverstorende stoffen in zuivel.

››› Melk kan het darmslijmvlies aantasten en uiteindelijk tot een lekkende darm leiden.

››› De calcium in melk is niet goed opneembaar voor je botten. Voor gezonde botten heb je vooral groenten en kruiden, vitamine D, magnesium en volop beweging nodig.

››› Zuivel kan je dik maken; dit is namelijk precies de bedoeling van melk voor een jong zoogdier.

››› Zuivel bevat stofjes waar je lichaam verslaafd aan kan raken. Ze belemmeren een gezonde werking van je lichaamseigen voel-je-goed-hormonen.

››› Er zijn onderzoeken die een relatie aantonen tussen het, overmatig, gebruik van zuivel en kanker.

››› Er zijn volop gezonde en heerlijke alternatieven voor zuivel.

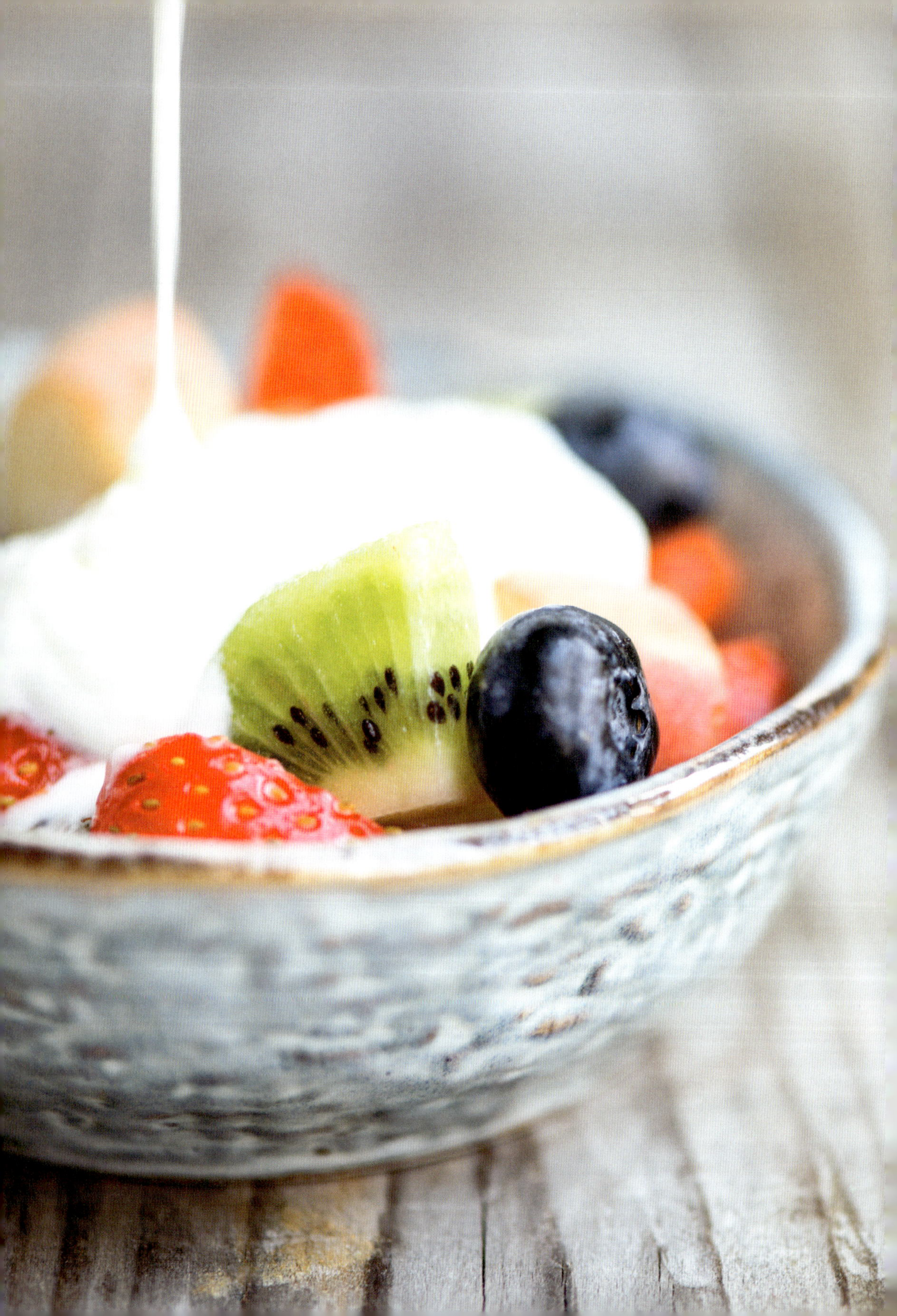

RECEPT

KOKOSYOGHURT

De meeste yoghurt in de supermarkt bevat geen levende probiotica meer. Voor je darmen is het daarom beter om zelf yoghurt te maken. Na lang experimenteren kwam ik uit op deze heerlijke kokosyoghurt.

Deze yoghurt is zwaarder dan gewone yoghurt, dus serveer hem als een klodder slagroom over vers fruit of verwerkt in toetjes of smoothies. Hij smaakt heerlijk friszurig net als yoghurt, maar de structuur is wat korreliger. Misschien dat je daar even aan moet wennen.

Gebruik een brandschone weckpot met een rubberen ring die je goed kunt afsluiten. Spoel de pot voor gebruik af met heet water.

DIT HEB JE NODIG

- 1 pakje biologische santen (200 gram), 100 procent kokos zonder toevoegingen
- 2 probiotica-capsules (bv. Orthiflor Original van Orthica)
- weckpot van ¾ liter

ZO MAAK JE HET

Haal de santen uit de verpakking, doe hem over in een klein pannetje en giet hier 350 ml kokend water overheen. Laat ca. 15 minuten staan. De santen is dan grotendeels gesmolten. Roer met een garde goed glad. Laat afkoelen tot hij lauw is.

Open de twee capsules en doe de inhoud bij de kokosmelk (de santen). Gooi de capsules weg. Roer goed door. Doe over in de weckpot en laat die 24 uur op een warme plek in huis staan. Boven de 20 graden is prima dus in de winter ergens bij een verwarming. Schud af en toe even. Open de pot niet. Zet de pot na 24 uur in de koelkast; nu pas zal de yoghurt opstijven. Na nog eens 24 uur is hij klaar. Voorzichtig met openmaken: er kan druk op staan. De yoghurt is in de koelkast ca. 5 dagen houdbaar.

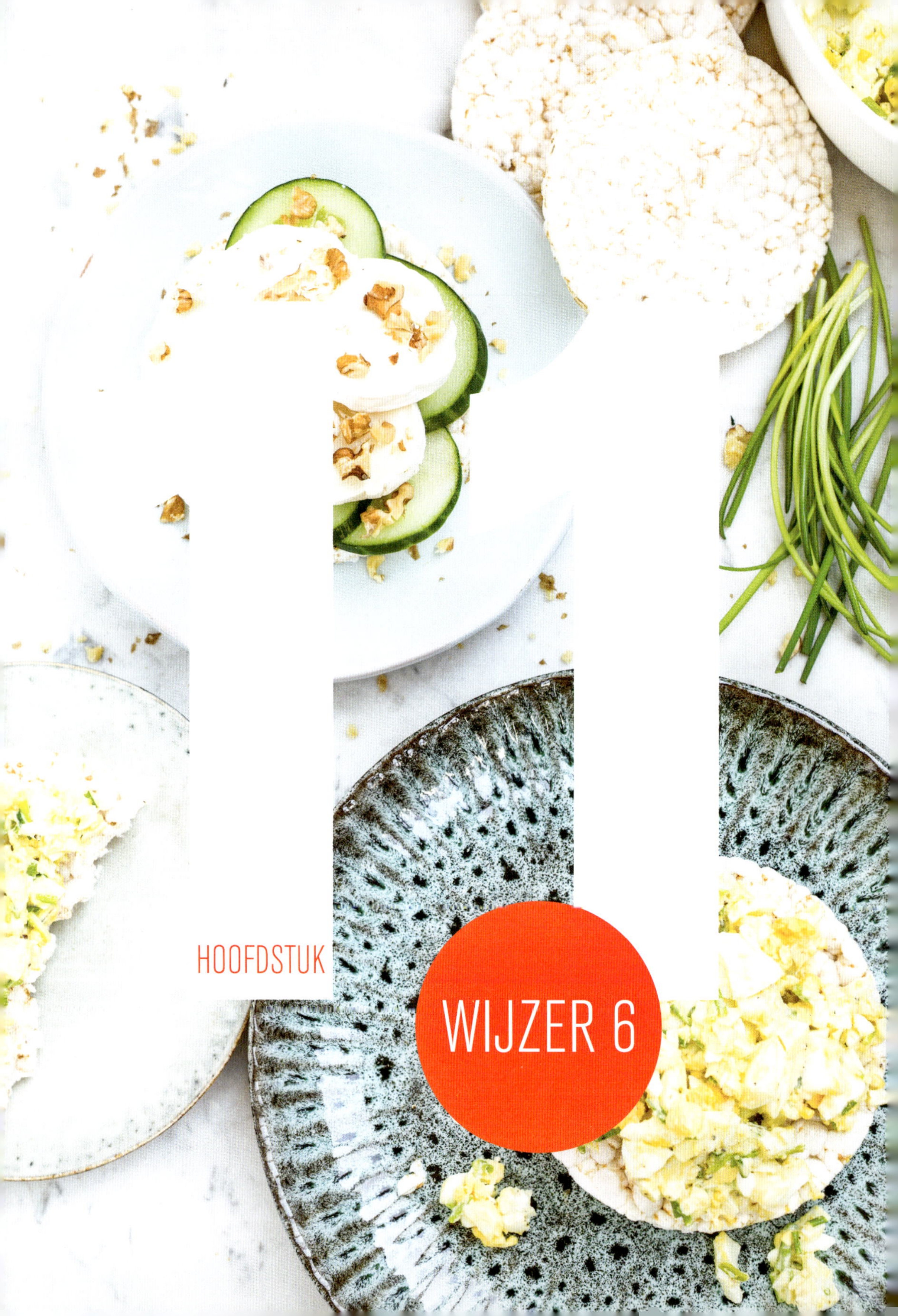

HOOFDSTUK 11

WIJZER 6

DARMEN HOUDEN NIET VAN GLUTEN

Ik had twintig jaar lang last van veel buikpijn, een opgeblazen gevoel, obstipatie afgewisseld met diarree, misselijkheid, onverklaarbare stemmingswisselingen en ik voelde me heel vaak moe. Ik werd op van alles getest maar er kwam nooit iets uit. Rond mijn veertigste werden de klachten erger. Door goed naar mijn lichaam te luisteren en te letten op wat ik at, kwam ik erachter dat de klachten wegbleven als ik maar geen of heel weinig brood at. Toen ik stopte met brood eten (af en toe een klein stukje want ik vind het nog steeds erg lekker!) bleven de klachten weg en viel ik plotseling vijf kilo af. Ik weet nu dat ik overgevoelig ofwel sensitief ben voor gluten.

Ik ben ervan overtuigd dat veel vrouwen die worstelen met gezondheidsproblemen (waaronder hardnekkig overgewicht) er goed aan doen om gluten een tijdje te schrappen. Ik heb wonderen zien gebeuren bij vrouwen die besloten om gluten een tijdlang links te laten liggen. De resultaten daarvan waren meer dan voldoende motivatie om het gebruik ervan voortaan heel erg te beperken.

WAT IS NOU TOCH DAT GLUTEN?

Granen bevatten eiwitten die we gluten noemen. Met name het gluteneiwit gliadine is een moeilijk door je darmen te verteren eiwit. Gluten zit in zeven soorten granen: tarwe, rogge, gerst, spelt, kamut, bulgur en couscous. Couscous en bulgur zijn graanproducten gemaakt van tarwe. Tarwe bevat de meest agressieve vorm van het eiwit. Haver bevat ook gluten – het eiwit avenine – maar dit is de mildste vorm. Rijst en mais zijn ook granen met mild gluten.

GLUTEN VALT ONDER DE ALLERGENE STOFFEN

Net als zuivel staat gluten boven aan de lijst van allergenen: stoffen waar veel mensen in toenemende mate niet goed (meer) tegen kunnen en allergische reacties van krijgen. De meeste darmen zijn niet blij met gluten.

De mens beschikt niet over de juiste enzymen om gluten helemaal af te breken tot kleine moleculen die goed verteerbaar zijn. Onverteerd gluten in je darmen is fantastisch voedsel voor slechte darmbacteriën, schimmels en andere organismen die kunnen zorgen voor allerlei buik- en spijsverteringsklachten. Dit gluten kan ook je darmwand beschadigen met als gevolg een lekkende darm. Hierdoor kan het gluten via je bloed in je lichaam terechtkomen. Dit roept onmiddellijk een reactie op van je immuunsysteem want het hoort daar niet thuis. Een lekkende darm is meestal het begin van een groot scala aan klachten waaronder allerlei chronische ziektes inclusief auto-immuunziektes, die ziektes waar vrouwen veel meer last van hebben dan mannen. Meer over een lekkende darm kun je lezen in hoofdstuk 2.

COELIAKIE

Coeliakie staat bekend als een auto-immuunziekte. Bij coeliakie is de darmwand ernstig beschadigd door onverteerd gluten. Een arts kan bepalen of je coeliakie hebt of niet, maar een negatieve uitslag (geen coeliakie) wil nog niet zeggen dat jouw darmen goed tegen gluten kunnen. Je kunt een vorm van glutensensitiviteit hebben die bij de meeste medische onderzoeken niet wordt gesignaleerd. Het is dus geen kwestie van zwart of wit: je hebt het of je hebt het niet. Er is veel grijs gebied; dat is wat we glutensensitiviteit noemen. Dat is ook het gevaar: je darmen kunnen behoorlijk gevoelig zijn voor gluten terwijl je dit niet weet. Ik heb er twintig jaar mee rondgelopen. Net als zuivel veroorzaakt gluten een voedselsensitiviteit die langzaam en daardoor ongemerkt in je leven kan sluipen. Je hebt jarenlang zonder problemen stapels boterhammen kunnen verwerken en opeens krijg je klachten. Natuurlijk komt het dan niet in je op dat die boterhammen (plus pasta, muesli, toastjes, crackers, muffins, koeken, gezonde repen, soepen, sausjes en al die andere producten waar tarwe in verwerkt is) de oorzaak van het probleem zouden kunnen zijn.

KLACHTEN ZIJN JE BESTE VRIENDINNEN

Beginnende klachten zijn je beste vriendinnen: ze vertellen je dat er iets uit balans is en dat het goed is om met een nieuwsgierige en open geest te onderzoeken wat er aan de hand zou kunnen zijn. Kijk dan in ieder geval ook naar de hoeveelheid gluten die je binnenkrijgt. Ook die in de vorm van bruine boterhammen, die door velen nog steeds worden gezien als de basis van een gezond ontbijt en lunch. Ik denk daar inmiddels heel anders over.

»» ARTROSE IS MIJN BESTE VRIENDIN

Vanaf haar veertigste kreeg mijn moeder, net als haar moeder, last van artrose in haar vingers. De gewrichten werden dikker en ze had er veel pijn aan. Ik herinner me de vele avonden waarop ze met witte handschoentjes aan voor de televisie zat om de zalf die ze op haar vingers had gesmeerd goed te laten intrekken. Het hielp allemaal niets. Ze kreeg kromme en pijnlijke vingers. Bij mij begon het rond mijn 45ste: een zeurend geklop in sommige gewrichten en pijn bij het buigen. Het was tijdens een vakantie; dan heb ik niet altijd zin om slimmer te zijn dan suikers. Eenmaal thuis trok het weer weg. Ik legde een verband met mijn voeding en kwam erachter dat suikers en het beetje gluten dat ik af en toe at, de boosdoeners waren. Nu weet ik dat ik extra op moet letten als dat gevoel in mijn vingers weer begint en dat ik dan suikers, alcohol en gluten even moet laten staan en moet zorgen voor volop voedingsstoffen, vooral uit groenten. Dat werkt tot nu toe prima, ik heb nergens last van terwijl we meer dan tien jaar verder zijn. Ik weet nu dat artrose een signaal is van verborgen ontstekingen in mijn lichaam. Pijn in de gewrichten van mijn vingers is mijn zwakke plek waar deze verborgen ontstekingen zich laten kennen.

GRANEN ZIJN GRASSEN

We eten als mensheid pas zo'n vijftienduizend jaar granen. Net zomin als leeuwen gras eten of zebra's knagen aan gazelles zijn wij mensen gebouwd op granen. Maar dat is nou precies wat we volop zijn gaan eten.

GRANEN ZIJN NIET MAKKELIJK TE ETEN

Een appel pluk je van de boom en kun je gelijk eten. Een wortel moet je even wassen maar is ook snel eetbaar. Granen vallen onder de grassen en vrijwel alle graansoorten moeten eerst uitgebreid worden verwerkt voordat ze voor ons eetbaar zijn. De korrels moeten worden losgehaald van de aar, het kaf dat om de korrel zit moet worden verwijderd, daarna moeten de korrels worden fijngemalen, er moet water bij en iets van gist en het deeg moet daarna lang worden gekneed. Daarna moet het nog urenlang rijzen en een tijd worden gebakken in een hete oven. Pas als het is afgekoeld hebben we iets dat door mensen kan worden gegeten. Je zou waarschijnlijk geen brood eten als je het allemaal zelf zou moeten doen. In de oertijd aten mensen dan ook geen granen. En onze gezondheid werd er niet beter op toen we het wel gingen doen.

WEL NAGESLACHT MAAR SLECHTE GEZONDHEID

In zijn boek *Het oerdieet* beschrijft Remko Kuipers dat het in de evolutie niet draait om gezond oud worden, maar om het krijgen van veel nageslacht. In die zin was de ontdekking van landbouw een groot succes: landbouwers kregen meer kinderen. Op andere vlakken waren ze minder succesvol, zeker op het gebied van hun gezondheid. De Amerikaanse antropoloog en archeoloog Mark Nathan Cohen concludeerde na uitgebreid onderzoek dat de introductie van de landbouw wereldwijd werd gevolgd door een toename aan groeistoornissen, ondervoeding en tandbederf. Voor de gezondheid van de mens bleek de introductie van de landbouw dus niet zo gezond. Er zijn veel onderzoeken die dit bevestigen.

TARWE HEEFT **EXTRA PLAKKRACHT** GEKREGEN

Dat tarwe bij voorbaat al niet goed verteerbaar is voor de mens is misschien nog niet het grootste probleem. Er is meer voedsel dat bewerking nodig heeft voordat we er graag onze tanden in zetten, denk aan vlees of vis. Het echte probleem is dat er de laatste tientallen jaren flink gesleuteld is aan tarwe. Gluten in granen werkt als een soort behangplak: het houdt de substantie van het deeg bij elkaar. Wereldwijd vinden verwerkers van deegwaren dit een handige eigenschap, want alleen met veel behangplak kun je dunne pizzabodems, croissantjes, stroopwafels en joekels van muffins maken. Om de verwerkers van deegwaren tegemoet te komen zijn er door middel van hybridisatie en kruisingen nieuwe tarwestammen ontwikkeld met steeds meer gluten erin. Deze moderne tarwestammen zouden in de natuur niet eens overleven. Ze hebben kunstmatige mest en pesticides nodig om te kunnen overleven. Met andere woorden, de tarweproducten van nu zijn heel andere producten dan die van onze grootouders.

SCHERPE STEENTJES IN JE DARMEN

Die grotere dosis gluten is fijn voor koekjesbakkers maar niet voor jouw darmen, want juist dit gluten met extra plakkracht is agressief en nog minder goed verteerbaar voor je darmen. Als je je darmen ziet als een fietsband, dan is gluten een grindpad met scherpe steentjes. Het kan een tijdlang goed gaan, maar je loopt een risico vroeg of laat een

lekke band te krijgen.
Mensen die niet goed tegen tarwebrood kunnen, kunnen nog wel goed reageren op speltbrood of roggebrood: spelt en rogge bevatten niet het agressieve gluten van tarwe. Nu weet je gelijk waarom een speltboterham makkelijker uit elkaar valt. Met honderd procent speltdeeg valt geen croissantje te bakken.

TARWE-EIWITTEN ZIJN AANZIENLIJK VERANDERD

In zijn boek *Broodbuik* schrijft dr. William Davis, cardioloog gespecialiseerd in gezondheidspreventie, uitgebreid over de hybridisatie van tarwe en stelt de vraag of de eigenschappen van de huidige tarwe nog wel samengaan met de gezondheid van de mens. De vraag of alle nieuwe tarwestammen wel door mensen zouden kunnen worden verdragen werd de afgelopen tientallen jaren door niemand gesteld. Hij schrijft dat kleine veranderingen in de structuur van tarwe-eiwitten het verschil kunnen uitmaken tussen een vernietigende immuunreactie in ons lichaam of helemaal geen immuunreactie. Volgens hem hebben door hybridisatie vooral de tarwe-eiwitten aanzienlijke veranderingen ondergaan.

SUIKERS, ZUIVEL EN GRANEN ZIJN ALLE DRIE VERSLAVENDE STOFFEN.

VERSLAVING: DE DRIE PARTNERS IN CRIME

Suiker, zuivel en granen. Ik noem ze ook wel 'de drie partners in crime': het zijn alle drie sterk verslavende stoffen. Als je een beetje in paniek raakt bij het idee alleen al dat je beter minder brood kunt eten, omdat het niet zo gezond voor je is, dan kan het zijn dat je lichaam er behoorlijk aan verslaafd is. Wees dan gewaarschuwd. Ik heb er zelf ook moeite mee gehad ondanks de klachten die ik ervan kreeg, en moet nog oppassen als ik een klein stukje brood eet. De verleiding is groot om er meer van te eten dan dat ene kleine stukje: ik vind brood met een knapperig korstje nog steeds ongelooflijk lekker.
Dr. William Davis schrijft in *Broodbuik* hierover: 'Onze hersenen zijn verslaafd aan graan: vertering levert morfineachtige verbindingen op die zich koppelen aan de opiaatreceptoren van de hersenen. Het schept een vorm van beloning, een milde euforie. Wanneer het effect wordt geblokkeerd of exorfineveroorzakende voedingsmiddelen niet langer worden gegeten, kunnen mensen vervelende afkickverschijnselen ervaren.' (*Broodbuik*, blz. 66.)

GRANEN ZIJN SUIKER VOOR JE BLOEDGLUCOSESPIEGEL

Er is nog een overeenkomst tussen suiker, zuivel en granen: ze zijn niet alleen verslavend maar ze laten alledrie je bloedglucosespiegel stijgen. Als er iets belangrijk is voor je hormoonbalans dan is het een stabiele bloedglucosespiegel. Granen en zuivel geven je bloedsuikerspiegel net zo'n piek als suiker. De graadmeter die bepaalt hoe snel je bloedglucosespiegel stijgt heet glycemische index (GI). Hoe hoger de GI, hoe meer je bloedglucosespiegel uit balans wordt gebracht. Witte tafelsuiker heeft een GI van ongeveer zestig. Wist je dat een wit broodje een GI heeft van ongeveer negentig? Zelfs een volkoren tarwebroodje heeft een GI rond

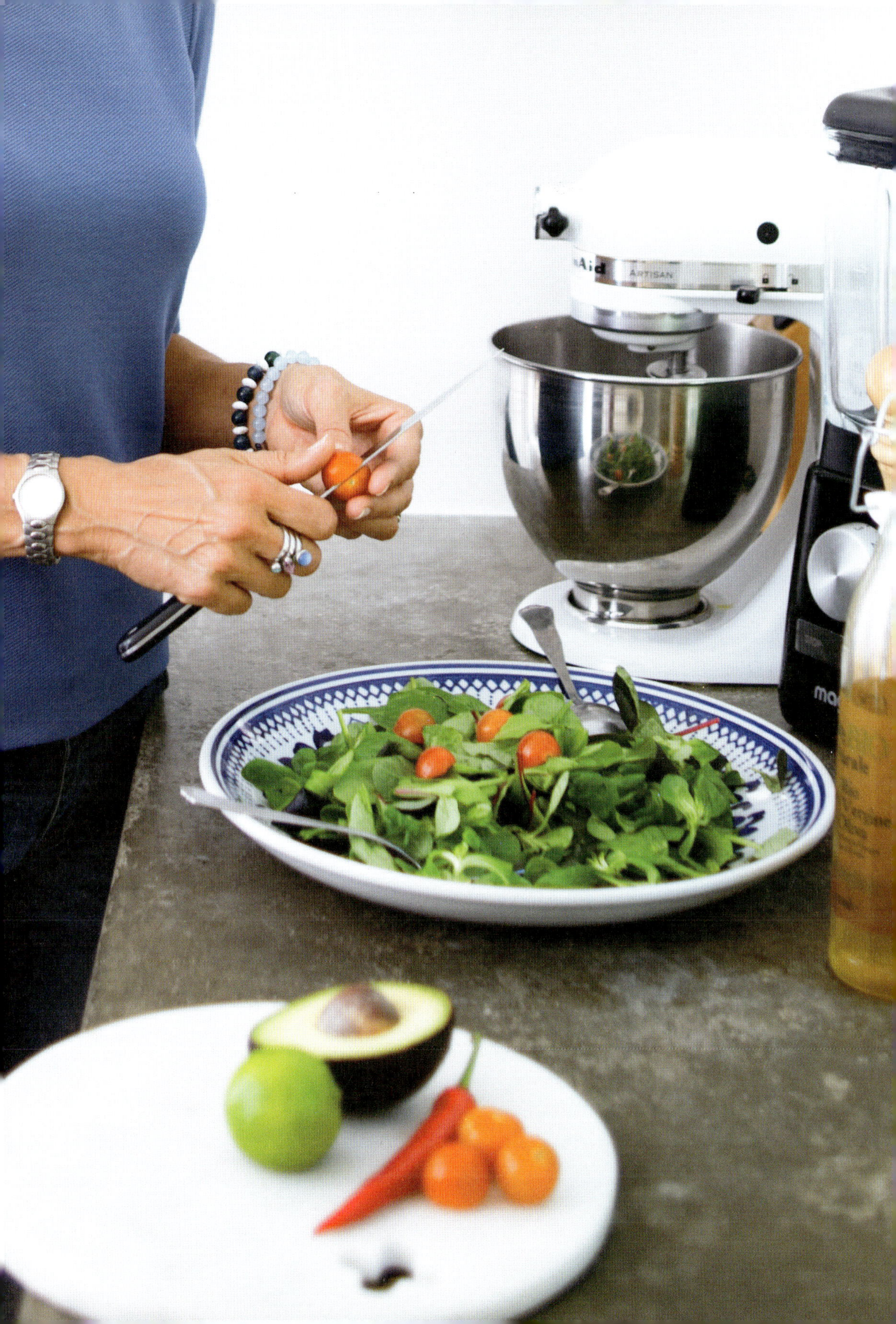
ARTISAN

de zeventig, dus het gaat niet alleen om de geraffineerde koolhydraten.
Een bruin broodje of boterham heeft een vergelijkbare invloed op je bloedglucosespiegel als suiker. Als je er iets zoets op doet is die nog groter. Wees eerlijk: een boterham met hagelslag of jam is toch eigenlijk gewoon een gebakje?
Als je een uur na het eten van enkele boterhammen alweer trek hebt, dan weet je nu waarom. De boterhammen geven je bloedglucosespiegel net zo'n piek als zoetigheid om daarna in een dal terecht te komen, waardoor je lichaam uit lijfsbehoud gaat schreeuwen om snelle energie ofwel voeding die je een boost kan geven. Dat ervaar je dan als honger of onstilbare trek die moeilijk te weerstaan is met je wilskracht.

DENK JIJ DAT MOUTBROOD GEZOND IS OMDAT HET ZO MOOI DONKERBRUIN IS? MOUTBROOD KRIJGT ZIJN DONKERE KLEUR DOOR MOUTSTROOP, EEN VORM VAN SUIKER.

NEDERLAND: LANDJE VOL MET SUIKERPIEKEN

Wat is het toch jammer dat we in Nederland gewend zijn zowel 's morgens als 's middags brood en zuivel te eten, en daarbij grote hoeveelheden koffie te drinken. Daardoor laat onze bloedglucosespiegel steeds weer een piek zien.
Geen wonder dat we tussendoortjes nodig hebben rond elf en vier uur: dat zijn de momenten dat onze bloedglucosespiegel in een dip zit. Geen wonder ook dat diabetes type 2, het gevolg van steeds weer een schommelende bloedglucosespiegel en insuline dat in actie moet komen, in ons land duizend nieuwe slachtoffers per week maakt.

GRANEN, SUIKER, ZUIVEL EN DE RELATIE MET JE HERSENEN

Vrouwen worden meer dan mannen getroffen door dementie. Was dit vroeger een hersenziekte die alleen bij oudere vrouwen voorkwam, net als bij diabetes zien we dat nu ook jongere vrouwen erdoor worden getroffen, zelfs al vanaf hun veertigste. In de film Still Alice laat actrice Julianne Moore op indrukwekkende wijze zien hoe het eruitziet als een vrouw in de bloei van haar leven wordt getroffen door alzheimer, een vorm van dementie. Hoe kan deze ouderdomsziekte nu zoveel jonge vrouwen treffen?

DIABETES TYPE 3

Vanaf 2005 zijn er wetenschappelijke studies verschenen die de ziekte van Alzheimer beschrijven als een nieuwe vorm van diabetes. Het wordt ook wel diabetes type 3 genoemd. Mensen met diabetes type 2 hebben een vier keer zo grote kans om alzheimer te krijgen. De oorzaak is namelijk vergelijkbaar.
Diabetes type 2 is grotendeels het gevolg van het feit dat je alvleesklier steeds weer opnieuw insuline moet aanmaken om een hoge bloedglucosespiegel naar beneden te krijgen. Als dit te vaak gebeurt worden cellen doof

voor deze insuline; dit is insulineresistentie. Je alvleesklier maakt dan een extra portie insuline aan om je bloedglucosespiegel tóch naar beneden te krijgen. Op den duur raakt je alvleesklier uitgeput en is er sprake van diabetes type 2. Met behulp van medicijnen of ingespoten insuline moet je bloedglucosespiegel kunstmatig steeds weer naar beneden worden gehaald.

ONTSTEKINGEN ZIJN GIF VOOR AL JE CELLEN

Net als bij diabetes type 2 begint de onderliggende oorzaak van alzheimer met dingen eten die je bloedglucosespiegel doen stijgen (met name suikers en snelle koolhydraten). Vaak en langdurig een hoge bloedglucosespiegel leidt tot ontstekingen in je lichaam en deze ontstekingen komen uiteindelijk ook in je hersenen terecht. Ontstekingen kun je zien als gif voor je cellen, ook je hersencellen.
De Amerikaanse neuroloog dr. David Perlmutter publiceerde in 2014 het boek *Grain Brain* (in het Nederlands: *Het glutengevaar*). In dit boek beschrijft hij het gevaar van met name suikers, koolhydraten en granen, omdat ze de basis zijn voor chronische ontstekingen en legt hij de link tussen chronische ontstekingen en neurodegeneratieve ziektes waaronder alzheimer, andere vormen van dementie en parkinson.
Hij schrijft: 'Onthoud dat ontstekingen ten grondslag liggen aan vrijwel elk gezondheidsprobleem. Elke keer wanneer we het lichaam confronteren met iets wat een ontstekingsreactie teweegbrengt, stellen we onszelf aan een veel groter risico bloot, namelijk een medley van gezondheidsproblemen, van chronische dagelijkse ongemakken, zoals hoofdpijn en een vernauwd bewustzijn, tot aan ernstige klachten, waaronder depressiviteit en de ziekte van Alzheimer. Het is zelfs zeer waarschijnlijk dat er een verband is tussen gevoeligheid voor gluten en een aantal van de hersenaandoeningen die zelfs voor medici duizenden jaren een mysterie zijn gebleven, waaronder schizofrenie, epilepsie, depressiviteit, bipolaire stoornis en meer recent, autisme en ADHD.' (*Het glutengevaar*, blz. 69.)

Dr. Perlmutter is ervan overtuigd dat je hersenziektes ook weer terug kunt draaien door je voedings- en leefpatroon te veranderen. Hij adviseert het schrappen van suikers, koolhydraten en gluten en adviseert met name gezonde vetten te nemen. Gezonde hersenen hebben volop gezonde vetten nodig om goed te kunnen functioneren; je hersenen bestaan voor zestig procent uit vet. Hij is als arts tot het inzicht gekomen dat cholesterol een onmisbare rol speelt bij het goed functioneren van de hersenen, en wijst op het feit dat het gebruik van statines, cholesterolverlagers, waarschijnlijk een oorzaak is van veel hersenaandoeningen. Statines verhogen bij vrouwen de kans op diabetes met 71 procent.
Statines zijn medicijnen die worden gebruikt om cholesterol te verlagen. In 2012 werd een groot onderzoek gepubliceerd waaraan meer dan 160.000 vrouwen meededen die de menopauze achter zich hadden. Het onderzoek liet zien dat door het gebruik van statines de kans op diabetes met 71 procent werd verhoogd (11.1).

STATINES VERHOGEN ZEER WAARSCHIJNLIJK DE KANS OP ALZHEIMER

In 2009 schreef wetenschappelijk medewerkster Stephanie Seneff een rapport waarin ze uiteenzette dat statines in combinatie met een vetarm voedingspatroon zeer waarschijnlijk de oorzaak zijn van alzheimer. Ze legt in dit rapport uit dat er problemen in de hersenen ontstaan doordat statines het vermogen van de lever om cholesterol aan te maken saboteren. Cholesterol is onmisbaar voor gezonde hersenen (11.2). Inmiddels sluiten steeds meer artsen en onderzoekers zich bij deze visie aan.
Gebruik jij statines, verdiep je dan in deze materie en overleg met je huisarts hoe je ze

het beste kunt afbouwen. Eten conform de wijzers van het VoedingsKompas kan je hierbij zeker helpen.

REN NOU NIET GELIJK NAAR DE GLUTENVRIJE AFDELING!

De glutenvrije markt stijgt ieder jaar met zo'n 33 procent. Er zijn steeds meer mensen die glutenvrij willen of moeten eten en producenten van glutenvrije producten timmeren met hun marketing stevig aan de weg. Ik vind het glutenvrije vak in de supermarkt echter iets om te vermijden. Veel producten, ook glutenvrij brood, bevatten allerlei vormen van suikers om de plakeigenschap van gluten te imiteren. Gluten is er dus veelal vervangen door suikers of ongezonde vetten. De meeste producten zijn kunststukjes van knutselvoer, lees de etiketten maar eens. Bovendien zijn ze erg duur. Dat geld kun je beter besteden aan gezondere glutenvrije producten die je makkelijk zelf kunt maken en die veel lekkerder zijn.

Als je geen coeliakie hebt, is het niet nodig om honderd procent glutenvrij te eten. Als je het merendeel van je brood en crackers en daarbij alle vormen van koek, snoepgoed en andere deegwaren van tarwe zoals pasta's schrapt, dan ben je al een heel eind. Er is heerlijke glutenvrije pasta te krijgen op basis van quinoa, boekweit en zeewier en je kunt makkelijk zelf muesli maken met havervlokken als basis. Er zijn crackers zonder gluten te krijgen en pannenkoeken kun je bakken van glutenvrij meel zoals boekweitmeel. Zie bijlage 1 voor meer gezonde alternatieven.

KIES HONDERD PROCENT ZUURDESEM SPELTBROOD

Wil je toch af en toe brood eten, kies dan de beste kwaliteit die je kunt krijgen. Zuurdesembrood heeft heel veel voordelen. Het is veel beter voor je darmen dan gistbrood, omdat het gefermenteerd is. Brood van spelt is beter dan tarwe. Zuurdesem speltbrood is dus een goede keuze als je toch brood wilt eten. Yambrood (goedgekeurd door Ralph Moorman) is ook een goede keuze. Zelf brood bakken is natuurlijk helemaal top!

BROOD HEEFT ALLEEN MEEL, WATER, GIST OF ZUURDESEM EN WAT ZOUT NODIG. ALLE ANDERE INGREDIËNTEN VORMEN EEN BELASTING VOOR JE LICHAAM. BROOD MAG SPELTBROOD WORDEN GENOEMD ALS ER 1 PROCENT SPELT EN 99 PROCENT TARWE IN ZIT. LEES DUS ETIKETTEN!

Als je geen pakjes, zakjes en prakjes meer eet, krijg je automatisch veel minder tarwe binnen die verstopt zit in romige soepen, sausjes, vleeswaren, pakjes of diepvriesmaaltijden. Je kunt het zo gek niet bedenken of de voedingsindustrie stopt er tarwe in. Dat er dan nog wat tarwe verstopt zit in je cosmetica en lipstick (ja, echt waar, vanwege de plakkracht!), dat moet je dan maar voor lief nemen. Tenzij je coeliakie hebt natuurlijk.

Verminder je drastisch het aantal dagelijkse boterhammen, houd dan rekening met afkickverschijnselen zoals vermoeidheid, watten in je hoofd, stemmingswisselingen en cravings naar koolhydraten of zoetigheid. Deze zouden na enkele dagen over moeten zijn. Drink veel water om de afvalstoffen af te voeren. Even doorzetten, maar je kunt er veel gezondheid voor terug krijgen.

OM TE ONTHOUDEN

››› Bepaalde granen bevatten gluten: een stof waar je darmen niet blij van worden. Onverteerd gluten kan voor veel gezondheidsproblemen zorgen. Tarwe bevat de meest agressieve vorm van gluten.

››› Door hybridisatie van tarwesoorten bevat de huidige tarwe veel meer gluten dan vijftig jaar geleden. De voedingsindustrie (ver)stopt tarwe in heel veel producten.

››› Je kunt in de loop van de tijd een gevoeligheid ontwikkelen voor gluten. Die is niet altijd te meten en gezondheidsklachten worden vaak niet gekoppeld aan glutengevoeligheid.

››› Granen vallen net als suikers en zuivel onder de zwaar verslavende stoffen.

››› Granen hebben op je lichaam hetzelfde effect als suikers. Steeds weer een hoge bloedglucosespiegel heeft niet alleen een relatie met diabetes type 2, maar ook met hersenziektes zoals dementie vanwege de ontstekingsreacties die dit oproept.

››› Het kan je goed doen om het eten van brood, met name tarwebrood, tot een minimum te beperken. Eet je brood, kies dan de beste kwaliteit die je kunt krijgen.

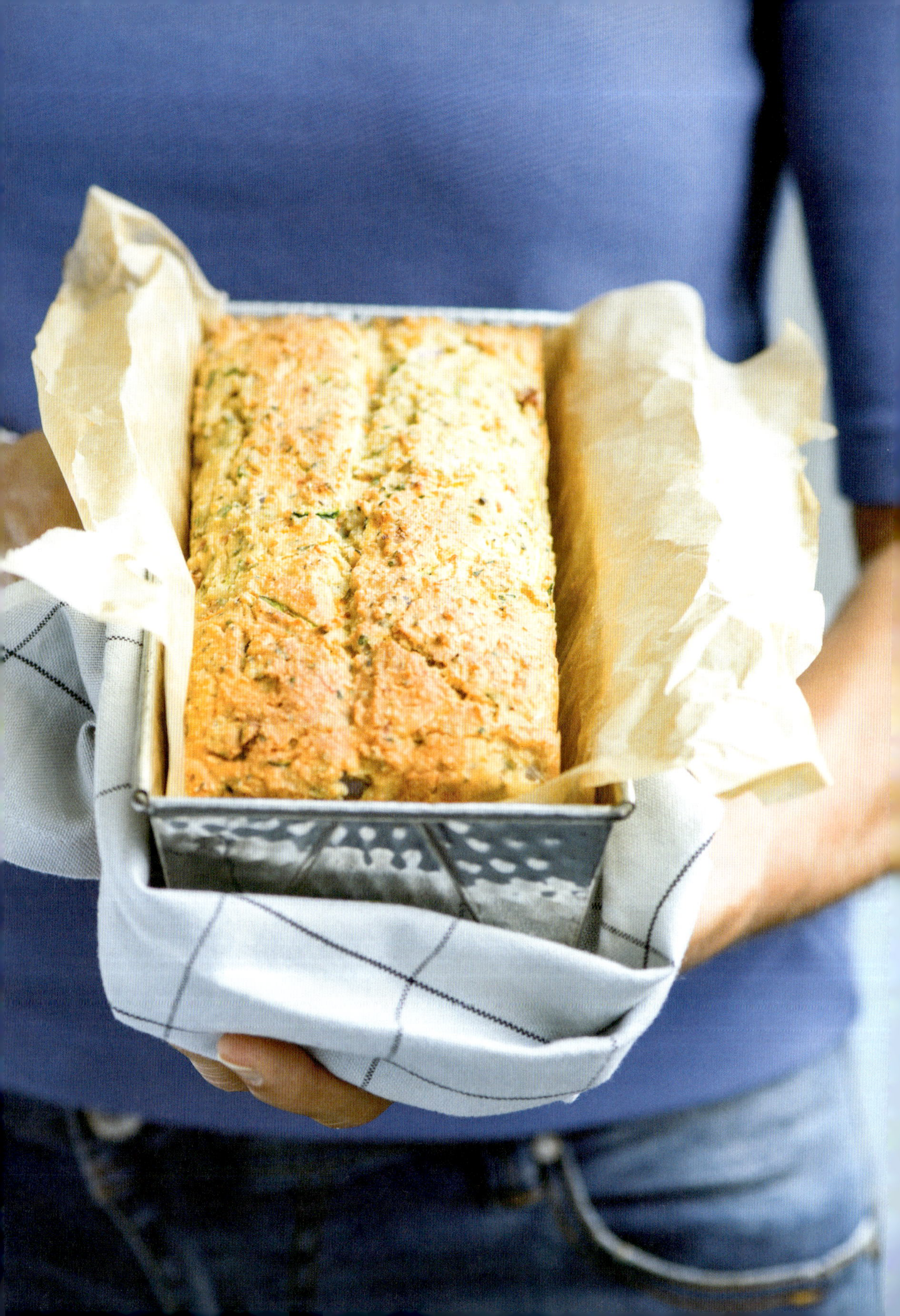

RECEPT

PROVENÇAALS GROENTEBROOD

Inmiddels heb je begrepen dat ik overal groenten en kruiden in probeer te 'verstoppen'. Zelfs in brood. Soms heb ik de behoefte om iets 'broodachtigs' te eten. Ook al ben ik behoorlijk afgekickt, ik heb altijd wat sneetjes van dit groentebrood in de diepvries. Je kunt hier allerlei verschillende soorten groenten voor gebruiken zolang je harde groenten maar heel fijn snijdt. Varieer vooral ook met kruiden en vervang de tomaten eens door olijven.

Amandelmeel kun je makkelijk zelf malen in een goede blender. Hij is dan goedkoper en bovendien minder aan bederf onderhevig.

DIT HEB JE NODIG

- 100 gram bruin rijstmeel
- 100 amandelmeel
- 1 rode ui, heel fijn gesneden
- 2 teentjes knoflook, fijngehakt
- 1 kop courgette (ca. 100 gram), geraspt
- 1 kop wortel (ca. 100 gram), geraspt
- ½ kopje zongedroogde tomaten, fijngesneden
- 3 volle eetlepels Provençaalse kruiden
- paar draaien Keltisch zeezout
- paar draaien verse peper
- 1 theelepeltje natriumbicarbonaat
- 1 eetlepel kokosolie
- 4 eieren
- 1 eetlepel citroensap
- bakvorm van 10 x 18 cm

ZO MAAK JE HET

Verwarm de oven voor op 180 graden. Doe het rijstmeel plus amandelmeel in een grote kom. Voeg de gesnipperde ui, knoflook, courgette, wortel, zongedroogde tomaten, kruiden, peper, zout en bicarbonaat toe. Roer alles goed door elkaar. Klop de eieren goed schuimig met een mixer. Laat de volle eetlepel kokosolie smelten en voeg eieren en kokosolie toe aan het groente-notenmengsel. Voeg tot slot de eetlepel citroensap toe. Roer alles goed door elkaar.

Bekleed de lange kanten van de bakvorm met bakpapier en doe de mix hierin. Maak met een spatel of pannenlikker een gleufje in het midden over de lengte. Dek de bakvorm af met aluminiumfolie en zet deze 20 minuten in de oven.
Haal na 20 minuten de folie weg en bak het brood af in nog eens 20 minuten.
Laat het helemaal afkoelen voordat je het in plakjes snijdt.

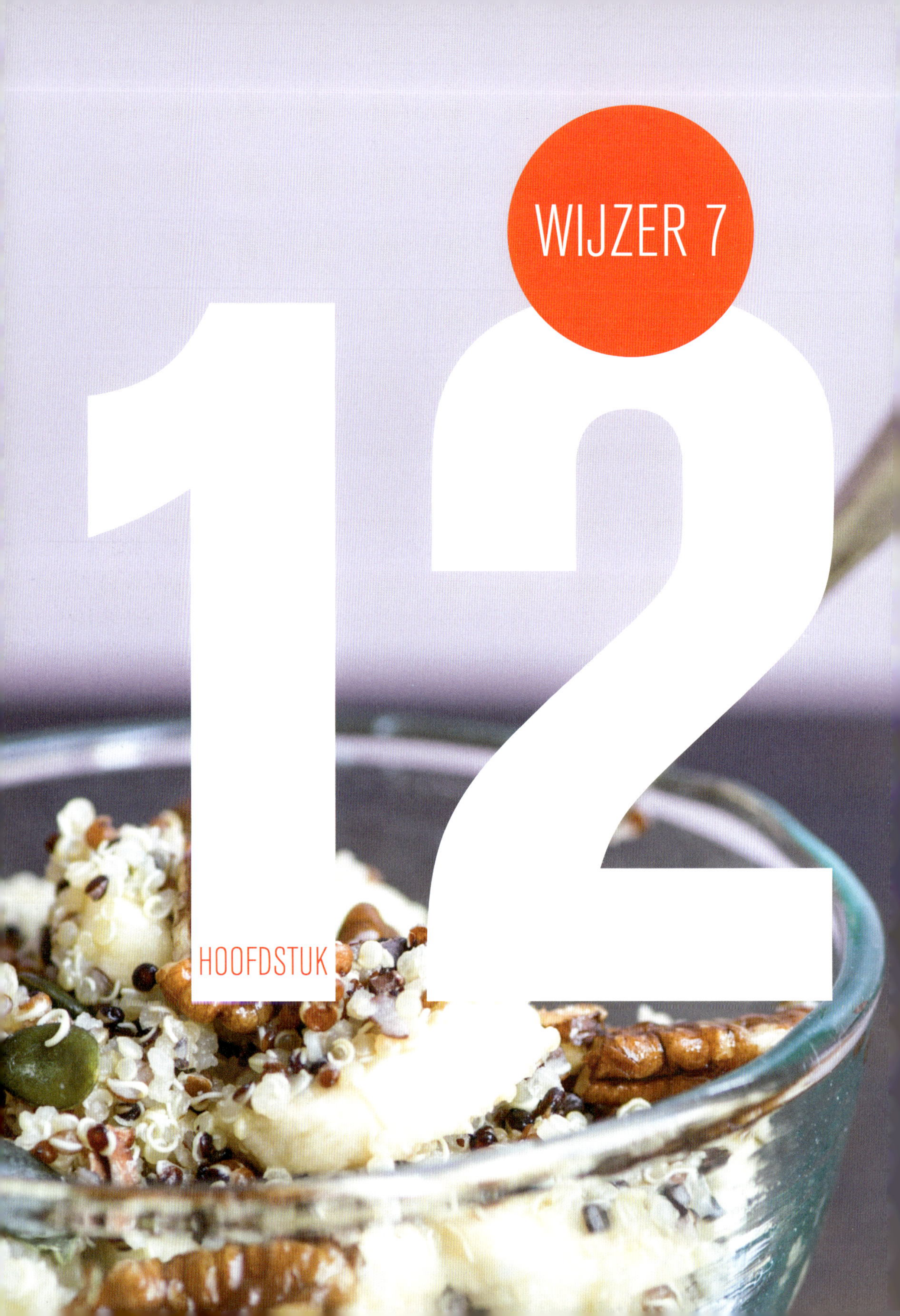

WIJZER 7

HOOFDSTUK 12

EET MET VEEL VARIATIE (MAAR EET NIET TE VEEL)

Enkele jaren geleden moesten mijn zussen en ik het huis van onze ouders leeghalen. Achter in een grote eikenhouten kast vonden we het serviesgoed dat mijn ouders in de eerste jaren van hun huwelijk hadden gekocht voor zon- en feestdagen. Ik was ervan overtuigd dat ik de stapel ontbijtbordjes vasthad, maar tot mijn verbazing haalde mijn zus een stapel borden tevoorschijn die nog kleiner waren. Meer borden waren er niet. We trokken de conclusie dat de kleinste bordjes de ontbijtbordjes moesten zijn en de iets grotere borden de dinerborden. We stonden verbaasd over de afmeting ervan: ze waren zo klein! Op dat moment realiseerde ik me dat we van steeds grotere borden zijn gaan eten en dat daardoor waarschijnlijk ongemerkt de porties die we eten ook groter zijn geworden.

BLIJF **BAAS** IN **EIGEN MAAG**

Vroeger waren er alleen literflessen cola, nu zijn er tweeliterflessen. Zakken chips en snoepgoed worden aangeboden in steeds grotere gezinsverpakkingen, terwijl onze gezinnen kleiner zijn geworden. De porties in veel restaurants zijn groter dan ooit en all-you-can-eat-buffetten zijn populair. Maak van je rechterhand een vuist en kijk ernaar: wat je ziet is de normale omvang van jouw maag. Nu weet je gelijk hoeveel je kunt eten als je tachtig procent van je maag wilt vullen. Als tachtig procent van je maag gevuld is, zou je normaal gesproken een gevoel van verzadiging moeten hebben. Bij veel mensen is dat normale gevoel van verzadiging gekidnapt door de voedselindustrie met al haar verslavende producten, met daarbij een gebrek aan voedingsstoffen waar ons lichaam wat aan heeft. Om die reden is het zo belangrijk om dit knutselvoer te vermijden en zo veel

mogelijk écht en onbewerkt eten te eten. Dan keert een natuurlijk gevoel van verzadiging vanzelf weer terug.
Zelfs als je gezond, echt eten eet, is het verstandig om niet meer dan tachtig procent van je maag te vullen. Als je zoveel eet dat je maag echt vol zit, honderd procent dus, dan maakt je lichaam ook insuline aan. Je kent inmiddels de nadelen van een te grote insulineaanmaak.

EET LANGZAAM EN MET AANDACHT

Hoe je eet is misschien wel net zo belangrijk als wat je eet. Wees je ervan bewust dat het twintig minuten duurt voordat je maag een signaal stuurt naar je hersenen dat hij gevuld is. Daarom is het belangrijk om langzaam en met aandacht te eten. Laat ook je oren, neus en ogen genieten van het eten; eet met al je zintuigen.
Ben jij een snelle eter? Dat is ook maar een gewoonte die je ooit hebt aangeleerd en dus ook weer kunt afleren. Leg na iedere hap je bestek neer en pak het pas weer op als je mond leeg is. Een bijkomend voordeel is dat je waarschijnlijk beter gaat kauwen, waardoor de spijsvertering al in je mond kan beginnen. Je maag en darmen hoeven dan minder hard te werken en kunnen andere belangrijke taken uitvoeren zoals voldoende maagzuur aanmaken en serotonine produceren waardoor je je goed zult voelen. Drink liever niet bij het eten, dat verdunt je maagsappen.

ALS JE DE KWANTITEIT VAN JE VOEDING VERVANGT DOOR KWALITEIT, IS DE KANS GROOT DAT JE GAAT VOELEN DAT JE NIET ZOVEEL VOEDING NODIG HEBT ALS JE GEWEND WAS.

LAAT OUDE PATRONEN OVER HOEVEELHEDEN LOS

Als je meer en meer echt eten gaat eten, zul je merken dat je best veel kunt eten. Verschillende vrouwen die ik heb begeleid moesten echt méér gaan eten dan ze gewend waren om niet te veel gewicht te verliezen. Nee, dit is geen verkooppraatje! Als je zoetigheid, zuivel en granen gaat vervangen door veel groenten, kruiden, fruit, noten, zaden en pitten, dan zul je er nog versteld van staan hoeveel je kunt eten zonder aan te komen. Ik ken echter ook vrouwen die zich realiseerden dat ze eigenlijk best veel aten en niet zoveel nodig hadden.

Als je je voedingspatroon wijzigt, laat dan oude patronen los wat betreft de hoeveelheden die je denkt nodig te hebben. Neem de tijd om te eten en voel iedere keer goed wanneer het voldoende is. Als je ouder wordt gaat je stofwisseling vroeg of laat vertragen. Dit betekent dat je lichaam langzaam met minder voeding toe kan. Eet niet uit gewoonte; eet bewust om niet alleen je maag maar alle cellen in je lichaam te voeden. De enige wetenschappelijk bewezen methode om veroudering tegen te gaan is de inname van voedsel beperken. Blijkbaar 'slijt' ons lichaam sneller als we het steeds weer veel voedsel geven.

EET ZO GEVARIEERD MOGELIJK

Geen enkel voedingsmiddel is helemaal goed of helemaal slecht; goed of slecht hangt af van de hoeveelheid. Water drinken is gezond, maar als je meer dan tien liter water drinkt op een dag kun je eraan doodgaan. Dit geldt voor alle gezonde producten. Andersom, iets wat misschien niet zo gezond is, hebben we in kleine hoeveelheden toch vaak nodig. Een beetje nitraat houdt je bloeddruk op een gezond peil, een beetje fytinezuur heb je nodig om giftige stoffen in je lichaam te binden en ook vrije radicalen in je lichaam hebben een functie. Het is dus een goed idee om te zorgen voor een zo groot mogelijke variatie: eet van een heleboel dingen kleine hoeveelheden.

GEEF JE LICHAAM VEEL VOEDINGSSTOFFEN

Eet dus niet te veel, maar eet wél een zo groot mogelijke variatie van producten. Ieder onbewerkt voedingsproduct heeft zo zijn eigen voedingswaarde voor je. Het zou fijn zijn als je 's morgens een sms'je kreeg van je lichaam met zoiets als: 'Goedemorgen! Wil je vandaag zorgen voor een extra dosis vitamine C, volop magnesium en chroom, wat theobromine en een portie anthocyanen?' Helaas is dit niet het geval. Het beste is dus om je lichaam zo veel mogelijk variatie te geven, zodat het een grote hoeveelheid voedingsstoffen krijgt om mee aan de slag te gaan.

»» TWEE DERDE VAN DE SUPERMARKT BESTAAT UIT DRIE GEWASSEN

In zijn boek *Een pleidooi voor echt eten* laat Michael Pollan ons zien hoe arm de variatie van onze voeding is geworden. Historisch gezien heeft de mens ongeveer 80.000 verschillende gewassen gegeten waarvan er zo'n 3000 veel gebruikt zijn over de hele wereld. Pollan heeft gekeken naar het huidige Amerikaanse voedselpatroon en kwam tot de conclusie dat van de gemiddelde daginname aan calorieën 23 procent bestaat uit mais, 10 procent uit soja en maar liefst 32 procent uit tarwe. 65 procent van wat de Amerikaan eet bestaat uit slechts 3 gewassen: tarwe, mais en soja (*Een pleidooi voor echt eten*, blz. 106). De vraag is of we het in Nederland veel beter doen.

OP HET MOMENT DAT JE BEWERKT VOEDSEL UIT EEN SUPERMARKT EN JUNKFOOD LINKS LAAT LIGGEN, GA JE AUTOMATISCH VEEL GEVARIEERDER ETEN, WANT EENZIJDIGER DAN DAT KAN BIJNA NIET!

KIES VOOR EEN KLEURIG PALET OP JE BORD

Groenten vormen een belangrijk onderdeel van het VoedingsKompas. Het is aan te raden om te streven naar vijf ons groenten per dag. Dat is veel, ik geef het gelijk toe. Het beste is om ze verspreid over de dag in te nemen. Gelukkig is er heel veel keuze.

Er zijn in ons land dagelijks meer dan zeventig soorten groenten beschikbaar. Wat een luxe! In ieder seizoen kun je weer andere groenten de hoofdrol geven. Bij een van mijn workshops bleek dat de meeste vrouwen steeds weer dezelfde tien groenten gebruiken. Er vallen dus voor de meeste vrouwen nog zo'n zestig nieuwe groenten te ontdekken! Hoeveel verschillende groenten gebruik jij? Paddenstoelen vallen officieel niet onder groenten maar zijn zeker een waardevolle aanvulling.

Alle groenten hebben zo hun eigen kleuren en het blijkt dat iedere kleur een apart stofje voor je lichaam heeft. Kies ook hier voor variatie en zorg dat je iedere dag verschillende kleuren groenten binnenkrijgt. Salades zijn natuurlijk fantastisch voor een grote variatie aan kleuren.

SUPERFOODS ALS AANVULLING

Superfoods zijn een waardevolle aanvulling als het gaat om variatie. Superfoods zijn natuurlijke, vaak onbewerkte plantaardige voedingsmiddelen zoals zaden, pitten, gedroogde bessen, algen of vetten die van nature een hoge concentratie aan voedingswaarden bevatten. Vaak komen ze uit gebieden waar de inheemse bevolking al eeuwenlang weet dat ze je een boost aan energie, gezondheid en uithoudingsvermogen kunnen geven.
Laat ik vooropstellen dat verse groenten, kruiden, fruit en kiemen de allerbeste superfoods zijn die de natuur ons geeft. Hoe verser hoe liever. Dus hoe dichter bij je huis ze worden verbouwd, hoe beter het is. Ik zie andere superfoods als aanvulling en variatie op deze gezonde basis. Kies ook hier voor de beste kwaliteit die je kunt vinden.
Net zoals je niet iedere dag broccoli eet, is het goed om ook superfoods te variëren en niet iedere dag dezelfde te gebruiken. Ze kunnen een krachtige uitwerking hebben.

SUPERFOODS ZIJN NIET PER DEFINITIE GEZOND

Superfoods zijn in opspraak geraakt omdat sommige ervan (zoals gojibessen) flink bespoten bleken te zijn met bestrijdingsmiddelen. Als de vraag naar bepaalde producten stijgt zijn er altijd producenten die daar op korte termijn financieel van proberen te profiteren. Gedroogde cranberries worden ook gezien als superfoods maar blijken vaak bedekt te zijn met een dikke laag suikerstroop, omdat ze van nature zuur smaken. Het label 'superfoods' wil dus niet zeggen dat het per definitie gezond is.

MIJN FAVORIETE SUPERFOODS

Superfoods die ik regelmatig gebruik zijn hennepzaad, chiazaad, gojibessen, lijnzaad, bijenpollen, rauwe cacao, spirulina, chlorella en maca. Ook gebruik ik in smoothies mixen van greens zoals tarwegraspoeder en gerstegraspoeder.

»» BETERE HORMOONBALANS DOOR MACA?

Maca wordt al duizenden jaren gebruikt als krachtbron en medicijn door de plaatselijke bevolking waar het verbouwd wordt: hoog in de Andes. De boodschappers van de Inca's die vaak dagenlang moesten lopen, kregen maca mee voor onderweg. Maca stond ook bekend om de verbetering van het geheugen, bestrijding van depressie en verhoging van het libido.
Het bijzondere van maca is dat het op je hormonen werkt als een zogenaamde adaptogeen. Een adaptogeen is een stof die het lichaam aanzet tot verbetering én een betere balans van de productie van onze eigen hormonen. Bij overgangsklachten kan maca ons hormonale systeem stimuleren om de hormoonbalans zo goed mogelijk te herstellen.
In tegenstelling tot andere plantaardige producten zoals soja, zilverkaars en lijnzaad, bevat maca geen planthormoon of fyto-oestrogenen. Het heeft dus geen effect op de hormoonklieren, die op termijn lui zouden kunnen worden als er te veel hormoonstoffen van buitenaf worden ingenomen. Het lichaam produceert dus zelf de benodigde hormonen afhankelijk van wat nodig is.
Of het voor jou werkt zul je moeten uitproberen. De verhalen van vrouwen zijn verschillend; de een heeft er duidelijk baat bij, de ander merkt er niets van.

Zie superfoods als aanvulling op gezonde voeding. Dure superfoods eten als aanvulling op knutselvoer of junkfoodmaaltijden heeft geen zin. Trouwens, wat is duur? Vijf euro betalen voor een zak eiwitrijk en voedzaam hennepzaad of één euro voor een literblik tomatensoep? Als je kijkt naar wat het doet in je lichaam, dan is ieder bedrag voor een blik tomatensoep nog te hoog: het kost je namelijk je gezondheid.

ZIE **SUPPLEMENTEN** OOK ALS **VOEDING**

Dr. Christiane Northrup, vrouwenarts en schrijfster van diverse vrouwenboeken waaronder *Vrouwenlichaam, vrouwenwijsheid*, schrijft dat ze suppletie beschouwt als voeding op zich. Ik ben het met haar eens. Laten we haar zienswijze overnemen.

SUPPLEMENTEN ZIJN GEEN TOVERTABLETJES

Doet het slikken van supplementen je denken aan het slikken van medicijnen? Veel vrouwen leggen deze associatie en zijn er daarom geen voorstander van. Er zijn echter de afgelopen vijftig jaar duizenden onderzoeken gedaan die hebben aangetoond dat gebruik van voedingssupplementen je kan beschermen tegen een groot scala aan klachten en ziektes. Net als goede voeding moet je ze echter wel jarenlang gebruiken; supplementen zijn geen tovertabletjes die je in enkele dagen van je klachten kunnen afhelpen. Zoals beschreven in hoofdstuk 3 geeft zelfs ons Voedingscentrum in Den Haag toe dat de kans heel groot is dat jouw lichaam voedingsstoffen tekortkomt. Je kunt iedere dag maar een bepaalde hoeveelheid voeding en dus voedingsstoffen tot je nemen. Op een gegeven moment ben je voldaan. Aanvullen met supplementen is de enige manier om voldoende voedingsstoffen binnen te krijgen. Het risico dat je er te weinig van binnenkrijgt is vele malen groter dan dat je er te veel van binnenkrijgt.

AANBEVOLEN DAGELIJKSE HOEVEELHEID: OM NET NIET DOOD TE GAAN

De Aanbevolen Dagelijkse Hoeveelheid (ADH) is de hoeveelheid van een voedingsstof die onze Gezondheidsraad de gemiddelde Nederlander aanraadt om dagelijks binnen te krijgen. Deze ADH's zijn vastgelegd in de jaren dertig van de vorige eeuw. Het doel ervan was om gebrekziektes zoals scheurbuik of beriberi te voorkomen. Ze waren dus bedoeld om je net niet dood te laten gaan. Gezien de komst van alle stress en gifstoffen en de verschraling van onze voeding is het logisch om te verwachten dat deze hoeveelheden de laatste 85 jaar aanzienlijk zouden zijn opgeschroefd, maar dat is vreemd genoeg niet het geval.

ORTHOMOLECULAIRE SUPPLETIE: OM GEZOND EN VITAAL OUD TE WORDEN

De term orthomoleculaire geneeskunde werd voor het eerst gebruikt in 1968 door tweevoudig Nobelprijswinnaar Linus Pauling. Hij stelde dat de optimale dagelijkse hoeveelheid vitamines en mineralen die we tegenwoordig nodig hebben veel groter is dan die we uit onze normale voeding kunnen halen, hoe gezond we ook eten. De hoeveelheden mineralen, vitamines en andere voedingsstoffen die de orthomoleculaire geneeskunde ons aanraadt ligt dan ook veel hoger dan de aanbevelingen van de Gezondheidsraad.
De orthomoleculaire geneeskunde heeft tot doel om mensen zo vitaal en gezond mogelijk oud te laten worden. Een doelstelling waar ik me veel beter in kan vinden dan die van de Gezondheidsraad.

»» W … E D?

In zijn boe… …ker, auteur van diverse boeken over suppleme… …nde wetenschappers uit de VS en Canada. Z… …dviseren een dagelijkse dosis van 50 microgra… …eedtegraad zoals wij. Van deze 14 weten-schappe… …pelijke publicaties, voornamelijk over vitamine… …n 1694 publicaties over voedingssupple-menten i… …llemaal bekend.
In tegen… …tsunami aan wetenschappelijke onderzoeken waarbij wordt gep… …s van 50 microgram, verhoogde de Gezondheidsraad in 2008 het advies van 5 naar slechts 10 microgram. In 2012 werd alleen het advies voor 70-plussers verhoogd naar 20 microgram.

GOEDKOOP IS DUURKOOP BIJ SUPPLEMENTEN

De uitdaging is om goede voedingssupplementen te vinden. Iedereen mag supplementen op de markt brengen en veel voedingssupplementen bestaan uit synthetische stoffen. De beste supplementen zijn op basis van natuurlijke stoffen en niet synthetische stoffen. Deze laatste kunnen zelfs schadelijk zijn, omdat ze zich kunnen stapelen in je bloed als je lichaam ze niet goed kan afvoeren. Visolie kan vervuild zijn met kwik of al geoxideerd zijn voordat het in capsules op de markt komt. Daar word je niet gezonder van. Kies daarom voor gerenommeerde orthomoleculaire merken en wees je ervan bewust dat goedkoop meestal duurkoop is als het gaat om supplementen. Op www.marjoleinsfavorieten.nl vind je enkele van mijn favoriete merken.

Supplementen kunnen nooit echte voeding vervangen. Het is niet voor niets dat je ze vaak moet innemen bij een maaltijd. De stoffen in een voedingssupplement hebben vaak andere stoffen uit je voeding nodig om optimaal werkzaam te kunnen zijn.

WEET WAT JE SLIKT

Voedingssuppletie is een hype en daarmee een onoverzichtelijke jungle geworden. Veel vrouwen kopen in het wilde weg supplementen waar ze eigenlijk niets aan hebben. In het gunstigste geval wordt hun gezondheid geen schade berokkend. Onderzoek naar supplementen wordt vaak alleen gedaan naar het effect van één bepaald supplement, niet naar een hele cocktail van verschillende supplementen. Slik jij een cocktail aan supplementen: we weten niet goed wat dat doet in een lichaam, dus pas daarmee op.

INFORMEER JEZELF GOED EN ZOEK PROFESSIONELE HULP

Het is zaak om jezelf goed te informeren over suppletie. Wil je meer gebruiken dan de hieronder genoemde basissuppletie, raadpleeg dan een goede orthomoleculair arts of therapeut. Die kan meten wat je werkelijk nodig hebt. Goede beroepsverenigingen van complementair werkende artsen en therapeuten vind je in bijlage 2.
Gebruik je medicijnen, ben je zwanger of niet helemaal gezond, overleg dan met je arts of voedingsdeskundige als je supplementen wilt gebruiken. De werking van supplementen kan die van medicijnen soms in de weg zitten.

HET KAN VOOR JE GEZONDE GEWICHT BELANGRIJK ZIJN OM EEN GOED MULTIVITAMINEN- EN MINERALENSUPPLEMENT TE GEBRUIKEN.

DE **BASISSUPPLETIE** VOOR VROUWEN

Welke supplementen kun je zien als basissuppletie, waarvan het goed is dat je ze iedere dag binnenkrijgt? Onderstaande aanbevelingen zijn tot stand gekomen na overleg met vrouwenarts en orthomoleculair arts Barbara Havenith.

EEN GOED MULTIVITAMINEN- EN MINERALENSUPPLEMENT

Start met een orthomoleculair multivitaminen- en mineralenpreparaat (ook wel kortweg 'multi' genoemd). Dit is een mix van verschillende vitamines en mineralen. Vitamines en mineralen werken altijd met elkaar samen en hebben meerdere taken in jouw lichaam. Voor iedere taak hebben ze weer andere 'maatjes' van vitamines of mineralen nodig. In een goede orthomoleculaire multi zitten ze in de juiste verhoudingen. Als je bang bent voor botontkalking is het daarom aan te raden om niet alléén calcium te gebruiken, want calcium heeft magnesium en vitamine D nodig om goed te kunnen worden opgenomen. Alleen calciumtabletjes slikken heeft geen zin.
Door een kwalitatief goed multivitaminen- en mineralensupplement te gebruiken krijg je een grote variatie aan vitamines en mineralen binnen die met elkaar kunnen samenwerken. Spirulina wordt wel gezien als een honderd procent natuurlijke multi vanwege de grote variatie aan voedingsstoffen die erin zitten.

»» EEN MULTI: GOED VOOR HART- EN BLOEDVATEN EN EEN GEZOND GEWICHT

De meeste vrouwen overlijden aan hart- en vaatziektes. In hun boek *De houdbare vrouw* schrijven Pim Christiaans en Hanny Roskamp dat in 2009 al is aangetoond dat vrouwen die tien jaar een multi slikten hun kans om te sterven aan hart- en vaatziekte met 28 procent verminderden. Bovendien hadden de cellen van de vrouwelijke multislikkers een jongere biologische leeftijd dan van de controlegroep. Dit werd gemeten door te kijken naar de telomeren (een indicator voor het verouderingsproces) en de kwaliteit van het DNA. Alsof dit nog niet genoeg is bleek uit een ander onderzoek onder Chinese vrouwen met overgewicht dat de vrouwen die een multi kregen meetbaar meer waren afgevallen dan de placebogroep. (*De houdbare vrouw*, blz. 107.)

VITAMINE C: JE BESTE VRIENDIN BIJ ALLE VORMEN VAN STRESS

Bijna alle zoogdieren maken ten tijde van ziekte of stress zelf vitamine C aan. Mensen zijn dit vermogen ergens in de evolutie kwijtgeraakt. Dat is jammer, want we zijn meer omringd met veel stressveroorzakers dan veel andere zoogdieren. Als je bedenkt dat alleen al giftige stoffen je lichaam een portie stress geven, dan is het aan te raden om te zorgen voor een dagelijkse hoeveelheid vitamine C van minimaal 1000 mg. Heb je veel stress dan is een hogere dosis aan te bevelen. Neem die verdeeld over de dag. 3000 mg per dag is een goede richtlijn bij veel stress.

GUNSTIGE WERKING BIJ VEEL ZIEKTES

Er worden al tientallen jaren veel wetenschappelijke onderzoeken gedaan naar het gebruik van (hoge doses) vitamine C. Er zijn meer dan dertig ziektes en klachten vastgesteld waarbij inname van vitamine C een (zeer) gunstige werking had. Deze variëren van hoge bloeddruk tot oogproblemen en van alzheimer tot hart- en vaatziektes.
Heb je regelmatig last van een blaasontsteking? Vitamine C maakt je urine zuur waardoor de betreffende bacterie niet kan overleven. Neem dan dus een periode extra vitamine C. Ook als je voelt dat je verkouden of grieperig wordt, kun je tijdelijk wat vaker per dag vitamine C slikken.

ONDERSTEUN JE BIJNIEREN MET VITAMINE C

Je bijnieren gebruiken meer vitamine C dan ieder ander weefsel, want voor de vorming van de stresshormonen cortisol en adrenaline hebben ze ascorbinezuur (= vitamine C) nodig. Veel stress put je bijnieren uit, onder andere doordat ze onvoldoende vitamine C hebben. Zorg dus voor voldoende vitamine C, vooral bij stress.

Er zijn enkele superfoods met een hoge dosis vitamine C zoals camu camu, acaibessen en acerolabessen. Dit zijn natuurlijke bronnen van vitamine C. Ze zijn beschikbaar in poedervorm of tabletten.

VITAMINE D: BESCHERMING TEGEN ONDER ANDERE (BORST)KANKER

Vitamine D is eigenlijk geen vitamine maar een hormoon dat al heel vroeg in de evolutie in ons menselijk lichaam werd ontwikkeld. Hierdoor heeft het veel functies in ons lichaam gekregen en een gebrek eraan kan dan ook leiden tot een groot scala aan problemen. Vitamine D kunnen we aanmaken in onze huid als we deze blootstellen aan zonlicht. Helaas wonen we te noordelijk op de aardbol om voldoende vitamine D aan te kunnen maken, zelfs in de zomer. Dat is vervelend want het valt niet mee om deze vitamine voldoende uit onze voeding te halen. Het zit voornamelijk in vette vissoorten en de olie daaruit.

BOTTEN VRAGEN OM VITAMINE D

Boven de 55 jaar heeft of krijgt 1 op de 4 vrouwen last van botontkalking. De menopauze versnelt het proces van botontkalking omdat onze oestrogeenproductie daalt. Gelukkig zijn botten levend weefsel en kun je dit proces terugdraaien. Voor sterke botten heb je onder andere vitamine D nodig. Daarnaast voldoende eiwitten, calcium, magnesium, vitamine K en volop beweging.

KANS OP BORSTKANKER VERMINDERT MET 60 PROCENT

Er zijn veel onderzoeken waaruit blijkt dat vitamine D een beschermende rol speelt bij allerlei vormen van kanker waaronder borstkanker. Uit een onderzoek uit 2007 onder 1179 vrouwen in Nebraska is gebleken dat vrouwen na de menopauze een zestig procent lagere kans hebben om kanker te krijgen door suppletie van vitamine D en calcium (12.1). (In dit geval ging het om suppletie van zowel vitamine D als calcium, omdat ook werd gekeken naar het risico van botbreuken.) Nebraska ligt op de hoogte van Rome. Waarschijnlijk dat de resultaten voor Nederlandse en Belgische vrouwen daarom nog in sterkere mate kunnen gelden.

Uit veel onderzoek komt naar voren dat er een relatie is tussen gebrek aan vitamine D en verschillende soorten kanker. Van maar liefst zeventien vormen van kanker wordt steeds meer aangetoond dat er een relatie is met vitamine D (12.2).

BESCHERMING TEGEN CHRONISCHE ZIEKTES

Uit een 11 jaar durend onderzoek waaraan 30.000 vrouwen meededen tussen de 55 en 70 jaar bleek dat vitamine D gehaald uit zowel voeding als supplementen de kans op reumatoïde artritis verlaagde met 28 procent tot 34 procent afhankelijk van de hoogte van inname (12.3).

HEB JE LAST VAN ARTROSE OF (REUMATISCHE) ARTRITIS EN IN DE ZOMER MINDER PIJN? DIT KOMT NIET DOOR DE WARMTE MAAR DOOR DE HOEVEELHEID VITAMINE D DIE JE LICHAAM DAN AANMAAKT.

Er zijn veel degeneratieve, chronische ziektes die een relatie lijken te hebben met een vitamine D-tekort. Waarschijnlijk beschermt vitamine D ook tegen hart- en vaatziektes, depressie en diabetes type 2. Het is dan ook niet voor niets dat vitamine D-experts wereldwijd pleiten voor een dagelijkse inname van 50 mcg of 2000 IE (Internationale Eenheden) vitamine D door mensen die in een gematigde klimaatzone wonen zoals wij.

MAGNESIUM: TRANSPORTEUR VAN JE ENERGIE

Magnesium valt onder de minerale zouten die je lichaam zelf niet kan aanmaken en die je door middel van voeding binnen moet zien te krijgen. Heb je veel stress, wees je er dan van bewust dat je lichaam vier keer meer magnesium uitplast dan normaal. Magnesium is dus bij stress een belangrijke aanvulling. Ook als je veel zuivel gebruikt of koffie, alcohol en frisdrank drinkt, raak je veel magnesium kwijt.

ESSENTIEEL VOOR ALLE ENZYMEN EN HORMONEN

Magnesium is essentieel voor het functioneren van honderden verschillende enzymen in je lichaam die energie produceren, transporteren, opslaan en gebruiken. Magnesium zorgt er onder andere voor dat voedingsstoffen in je lichaam kunnen worden omgezet in energie. Magnesium is daarbij ook heel belangrijk voor het goed functioneren én laten ontspannen van je spieren en zenuwen, want het zorgt voor de overdracht van de elektrische signalen (zenuwprikkels) die door de kilometerslange zenuwen in ons lichaam moeten reizen. Kramp in je spieren is vaak een signaal dat je magnesium tekortkomt.
Magnesium helpt ook mee bij de aanmaak van hormonen en kan daardoor bijdragen aan een betere hormoonbalans.

JE HUID KAN MAGNESIUM OPNEMEN

Je huid kan heel goed magnesium opnemen. Het wordt daarom ook verwerkt in een gel of vlokken die je in je badwater kunt strooien. Je kunt in plaats van pillen slikken dus ook een magnesiumgel smeren of een (voeten)bad nemen met magnesiumvlokken: allemaal natuurlijke manieren om magnesium binnen te krijgen. Als je magnesium slikt, gebruik dan circa 500 mg per dag. Magnesium helpt je te ontspannen, dus neem het 's avonds voor het slapen gaan. Slaap je slecht, neem dan een warm bad met magnesiumvlokken en een rustgevende olie zoals lavendel, en rol daarna je bed in. De kans is groot dat je slaapt als een roos.

OMEGA 3-VETZUREN: DE ULTIEME ONTSTEKINGSREMMERS

Je hebt al eerder kunnen lezen hoe belangrijk omega 3 voor je gezondheid is. Omega 3-vetzuren zou je normaal gesproken voldoende uit je voeding moeten kunnen halen. Ze zitten volop in niet-gekweekte vette vis, vlees van dieren die gras hebben mogen eten, walnoten, hennepzaad, chiazaad en lijnzaad, en deels ook in andere gezonde olie- en vetsoorten. Twee keer per week vette vis eten met als aanvulling diverse zaden en noten zou voldoende moeten zijn. Maar wat als je geen vis of niet zoveel vis wilt eten?

VISOLIE

Als je geen vis lust kun je een visoliesupplement nemen. Echter, als je vanuit milieu- of dierenwelzijnsoverwegingen geen of niet te veel vis wilt eten, word je niet blij van visoliesupplementen. Het schijnt dat voor het maken van één kilo visolie twintig kilo vette vis nodig is. Maak je je net als ik zorgen over de overbevissing van onze oceanen, dan is visolie niet de oplossing. Bovendien kunnen vissen nogal vervuild zijn met onder meer kwik. Veel (goedkope) visoliesupplementen zijn daar niet vrij van. Bovendien is het risico dat visolie oxideert tijdens het productieproces niet gering. Kies je voor visolie zoek dan een betrouwbare producent. Gelukkig zijn er tegenwoordig goede alternatieven.

ALGENOLIE OF KRILLOLIE IN PLAATS VAN VISOLIE

Vissen halen omega 3 uit de algen en zeewier die ze eten. Het ligt dus voor de hand om naar de bron zelf te gaan. Eet zeewier waar het kan en gebruik algen als suppletie. Een prima suppletie van algen zijn spirulina, chlorella en marine fytoplankton. Je kunt ook kiezen voor krillolie (krill is een verzamelnaam voor kleine, garnaalachtige zeedieren) of een geheel veganistische algenolie. De orthomoleculaire aanbeveling voor de hoeveelheid DHA en EPA is 500 tot 1000 mg per dag. Meestal heb je dan aan twee capsules genoeg.

OM TE ONTHOUDEN

››› Eet onbewerkte voeding en blijf weg van kunstmatig knutselvoer en je natuurlijke gevoel van verzadiging komt vanzelf terug.

››› Eet zelfs van gezonde voeding niet meer dan nodig is om tachtig procent van je maag te vullen.

››› Eet een zo groot mogelijk variatie van allerlei gezonde voeding; eet alle kleuren van de regenboog.

››› Superfoods kunnen een waardevolle aanvulling betekenen, varieer ook hiermee.

››› Zie supplementen als voeding, maar slik niet zomaar van alles.

››› Start met een basissuppletie. Denk je meer nodig te hebben, doe dit in overleg met een goede orthomoleculair arts of therapeut.

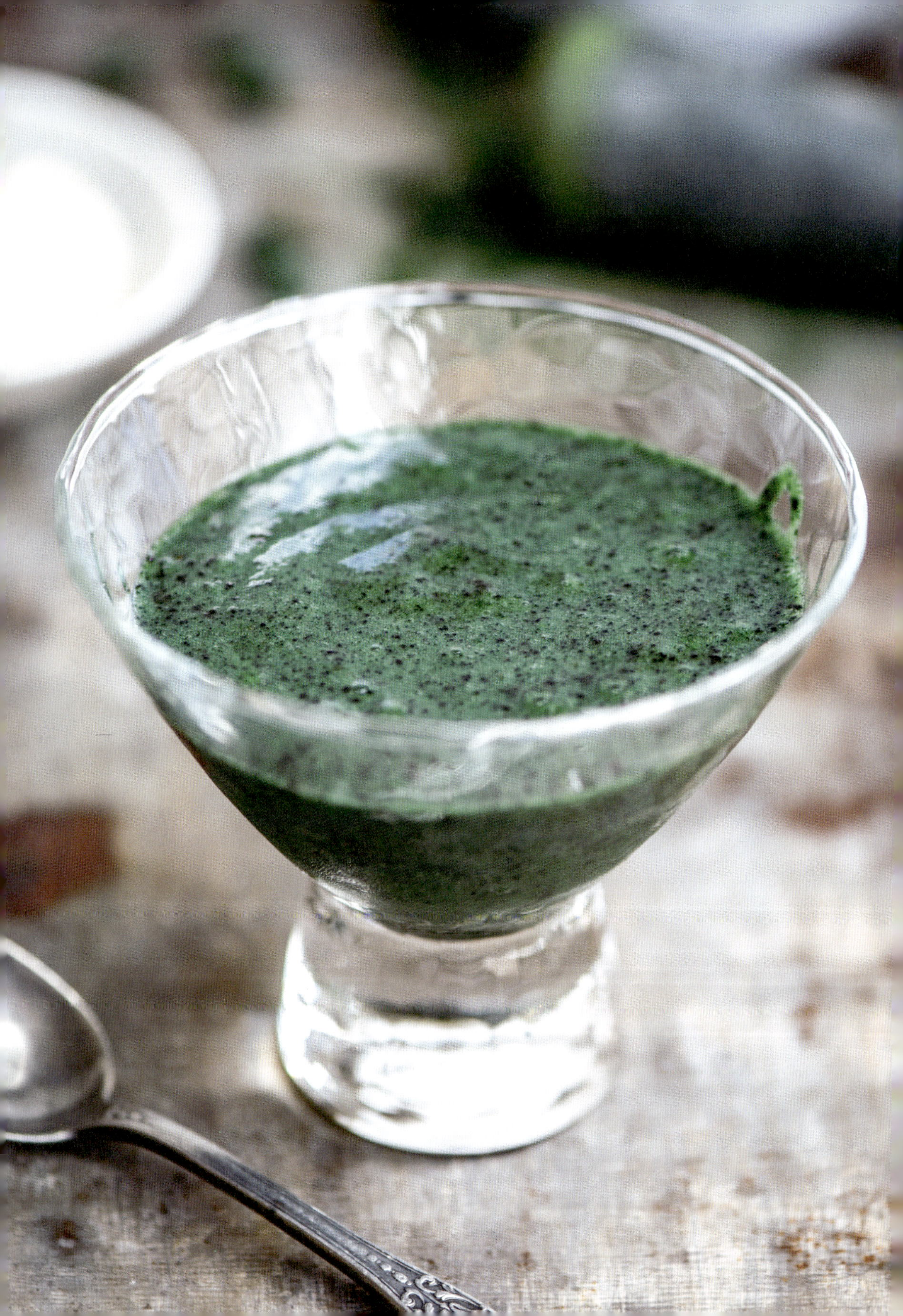

RECEPT

KNETTERGROEN BANANENIJS

Ik laat je niet gaan voordat je mijn knettergroene bananenijs hebt geprobeerd! Die is echt onweerstaanbaar lekker. Ik eet weleens zo'n bak na een stevig uurtje sporten. Bananen bevatten kalium, goed voor een gezonde bloeddruk, en serotonine waardoor je drang naar zoetigheid kan verminderen.

Schil een rijpe banaan en snijd deze in stukjes. Doe de stukjes in een bakje en zet dit in de diepvries. Zo heb je altijd bevroren banaan in de diepvries. Heel handig ook om een groene smoothie net even iets meer smaak te geven.

Gebruik je net als ik spirulina en chlorella in tabletvorm, maal dan circa 6 tabletten in een vijzel fijn tot poeder. Gebruik je alleen chlorella dan wordt je ijs grasgroen. Gebruik je alleen spirulina dan wordt het blauw-groen.

DIT HEB JE NODIG (VOOR 2 PERSONEN)

- ca. 20 stukjes bevroren banaan (ongeveer 1 banaan)
- ½ kopje plantaardige melk (ca. 100 ml)
- 1 theelepel chlorella- en/of spirulinapoeder
- kokosrasp (voor garnering)

ZO MAAK JE HET

Doe de banaan in je blender of keukenmachine. Laat die in 5 tot 10 minuutjes wat ontdooien. Voeg dan de melk en het groene poeder toe en laat draaien tot een knettergroen ijs. Schraap langs de randen als dat nodig is. Wordt het te zacht, zet het dan kort terug in de vriezer. Serveer in een leuk glas en bestrooi met kokosrasp.

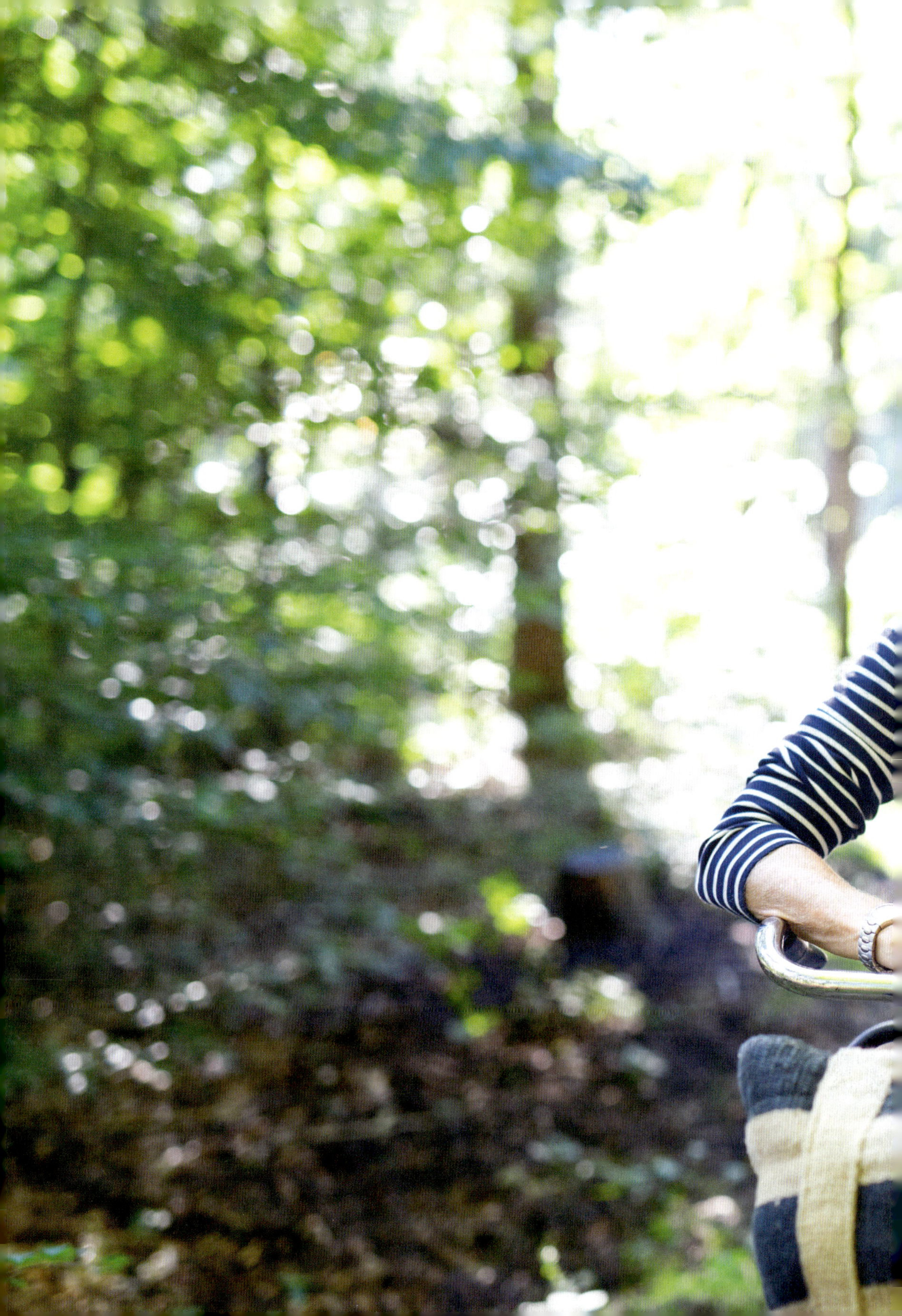

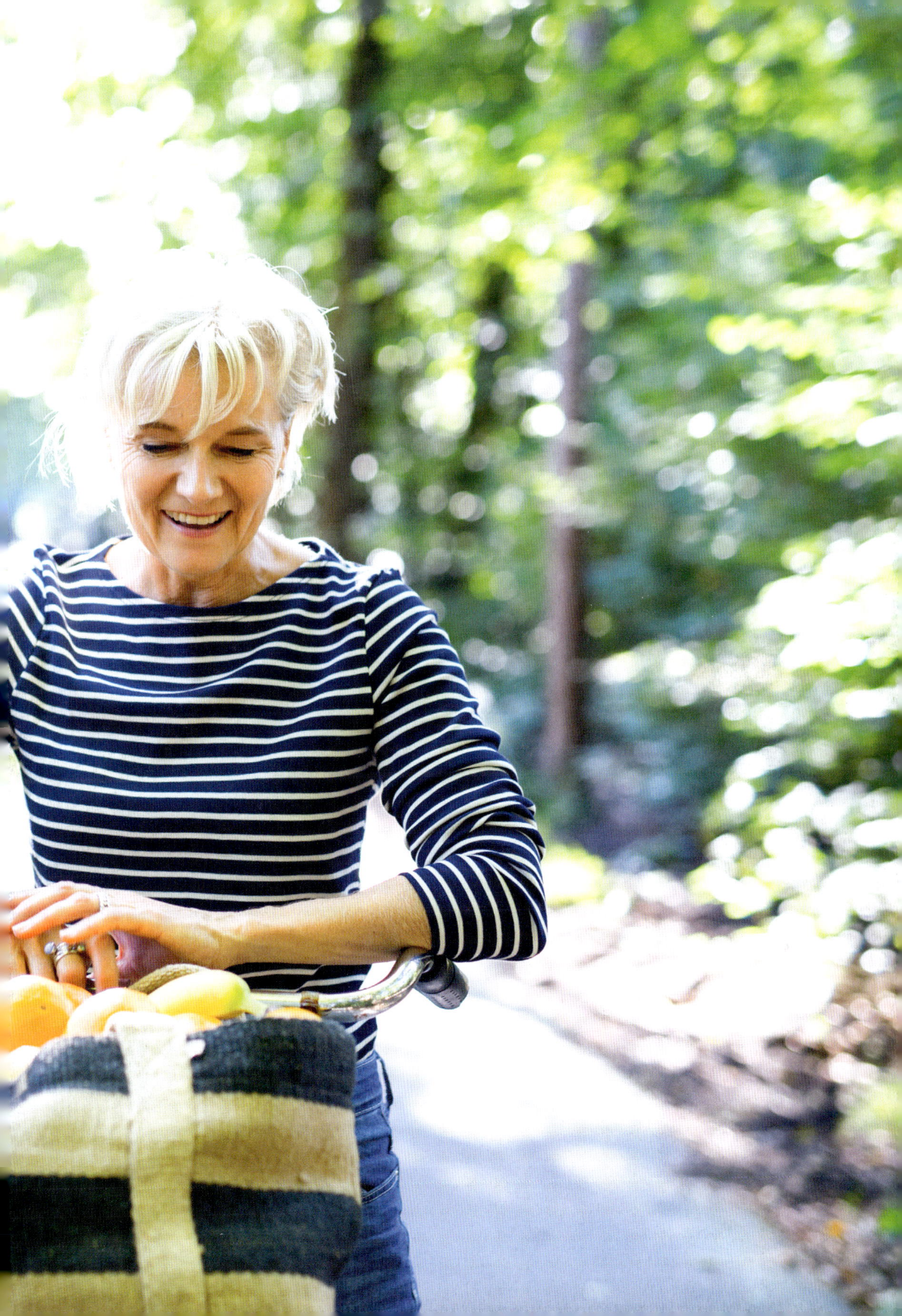

HEB JIJ EEN LONKEND PERSPECTIEF?

Je hebt dit boek waarschijnlijk gekocht vanuit het verlangen om iets te veranderen in je leven. Misschien wil je alleen maar méér energie, misschien wil je af van enkele lichamelijke klachten of misschien wil je je gezonde gewicht bereiken. En misschien wel alledrie.

Bestaande gewoontes in je leven veranderen, dus ook een voedingspatroon of leefstijl is best lastig: we zitten vaak vast in oude patronen. Ik heb je in hoofdstuk 5 verteld dat het heel goed en gezond is om je voedingspatroon in kleine stapjes te veranderen en daar de tijd voor te nemen. We leven in een wereld waarin alles snel gaat. We kunnen vanuit Amsterdam in twee uur in Rome zijn. Techniek maakt het leven sneller, maar je lichaam is en blijft een langzaam organisme. Als je vandaag besluit om piano te leren spelen, kun je over een maand echt niet Rachmaninovs tweede pianoconcert laten horen. Gun jezelf de tijd om je een ander voedingspatroon eigen te maken. Trek er rustig een jaar voor uit. Verander je keuken, koop nieuwe ingrediënten en misschien af en toe een nieuw apparaat. Maak nieuwe gerechten. Ieder nieuw gezond recept in je rugzak dat je lekker vindt en dat makkelijk is om te maken is er eentje bij en al doende zal het je steeds makkelijker afgaan. Je smaakpapillen en lichaam zullen je hierbij helpen.
Er is nog iets dat je kan helpen je voedingspatroon blijvend te veranderen. Dat is het hebben van wat ik een lonkend perspectief noem.

WIL JE VAN IETS WEG OF ERGENS NAARTOE?

Men zegt vaak dat er twee manieren zijn waarop je een koppige ezel aan het lopen kunt krijgen: je kunt hem een tik op zijn kont geven met een stok of een lekkere wortel voorhouden. Dit geldt ook voor mensen. Met andere woorden: je komt pas in beweging als je weg wilt van iets wat je niet fijn vindt, of als je ergens wilt komen waar het je veel beter lijkt.
Ga eens even bij jezelf na waarom je dit boek hebt opgepakt: wil je weg van iets of wil je ergens naartoe? Mijn ervaring is dat veel vrouwen gedreven worden door 'pijn': een verlangen om van iets af te komen. Gebrek aan energie, klachten of overgewicht. Als je dit herkent dan heb ik slecht nieuws voor je: de stok werkt niet! Misschien eventjes, maar nooit voor langere tijd. Bij dieren niet, bij kinderen niet en bij volwassen vrouwen ook niet.

OUDE PATRONEN TREKKEN JE TERUG IN JE OUDE WERELD

Pijn is de verkeerde motivatie om in beweging te komen. Als je blijvend in beweging wilt zijn, als je op reis wilt gaan, dan heb je een doel nodig: een mooie droom ofwel een lonkend perspectief. Je zult iets krachtigs moeten zetten tegenover hardnekkige, oude patronen die aan je blijven trekken. Alleen hiervan weg willen is niet voldoende.

Stel, je wilt tien kilo afvallen maar je hebt geen goed beeld van waar je naartoe wilt: hoe je leven er dan uitziet, hoe je je voelt, wat je doet of hoe je je gedraagt als die tien kilo eraf is. Je hebt niet iets om naartoe te leven; je hebt je doel niet helder voor ogen. Misschien doe je het zelfs om iemand anders een plezier te doen maar niet voor jezelf.
De eerste vijf kilo's gaan er dan misschien redelijk makkelijk af, maar naarmate het zwaarder wordt en de wilskracht groter moet worden, is de urgentie kleiner. De pijn van tien kilo te zwaar zijn is afgenomen, want het zijn er nog maar vijf. Je kunt een kledingmaatje kleiner aan en mensen zeggen misschien al dat je er zo goed uitziet. Zodra het moeilijker wordt en de pijn minder is, trekken de oude patronen harder dan de nieuwe.
Je kunt het zien als een elastiekje dat je terugtrekt naar je oude patronen. Je gaat op weg met het elastiek om je middel, maar het wordt steeds moeilijker om op weg te blijven, het elastiek trekt je steeds harder terug. Na verloop van tijd val je terug. Je geeft het op. Totdat de pijn weer zo groot is dat je opnieuw op weg gaat. Dit patroon kan zich je leven lang blijven herhalen.
Een lonkend perspectief echter zal als een magneet aan jou gaan trekken en het je daardoor makkelijker maken.

WAT IS JOUW LONKEND PERSPECTIEF?

Een lonkend perspectief kan van alles zijn. Misschien wil je een fijnere baan, een nieuwe liefdesrelatie of een marathon lopen. Misschien wil je lekkerder in je vel zitten, meer uitgaan van je eigen kracht, waarbij je makkelijker 'nee' zegt en beter voor jezelf opkomt. Misschien wil je energie hebben om vrijwilligerswerk te doen, je eigen bedrijf te beginnen of een wereldreis te maken. Hoe ziet jouw droomleven er over een jaar uit? Waar gaat jouw hart sneller van slaan en waar word je enthousiast en blij van als je eraan denkt?

DAGDROMEN HELPT OM ERACHTER TE KOMEN WAT BELANGRIJK VOOR JE IS.

Schrijf je verlangens op in een dagboek of maak er een visionboard van: zoek plaatjes van jouw ideale leven en plak ze op een groot vel rondom een foto van jezelf. Ik doe het ieder jaar in januari. Visualiseren werkt ook heel krachtig. Succesvolle zakenmensen en topsporters visualiseren hun doelen en dat is niet voor niets. Hiermee laat je je onderbewustzijn en alle cellen in je lichaam weten waar je naartoe wilt en wordt het makkelijker je doelen te bereiken. Geloof me, je leven wordt meer beïnvloed door je onderbewustzijn dan je denkt.
Stel dat je van het universum de garantie krijgt dat je een supergezonde, creatieve, vrolijke en vitale 85-jarige dame wordt. Wat ga je dan vandaag doen? Welke keuzes maak je? Wat wil je nog leren, ontdekken of ervaren? Wat wil je versterken en uitbouwen waar je goed in bent en waar je plezier in hebt?

WEES BEREID OM TE VERANDEREN

Je behoort tot de eerste generatie vrouwen die op hun 45ste gemiddeld nog veertig jaren vóór zich hebben. Je bent dan pas op de helft. Met een beetje geluk worden dat veertig gezonde jaren, want tachtig procent van alle ziektes in onze westerse wereld zijn te voorkomen en genezen met behulp van gezonde voeding en een gezonde leefstijl. Verander je voeding en je zult merken dat je zelf meeverandert. Vertrouw daarop. Met voeding zul je je leven veranderen.
Laat oude ideeën over jezelf los; zie nieuwsgierigheid als een gezonde eigenschap en zet de woorden 'zo ben ik nu eenmaal' bij de vuilnisbak en voer ze af. Wees bereid om te veranderen, dan kunnen er wonderen gebeuren. Ik had nooit gedacht dat ik het lef zou hebben om mijn vaste baan op te geven en een eigen bedrijf te beginnen. Ik heb mijn leven lang een hekel gehad aan de sportschool, nu ga ik er twee keer per week met plezier naartoe. Ik heb altijd gedacht dat mijn gezondheid na mijn veertigste minder zou worden. Ik heb me nog nooit zo gezond, energiek, dapper en krachtig gevoeld als nu, dik in de vijftig, en ik weet dat ik nog meer kan.

HET GROTE GEHEIM VAN GEZOND EN VITAAL OUDER WORDEN VOOR VROUWEN LIGT MISSCHIEN WEL HET MEEST IN DE BEREIDHEID OM TE VERANDEREN.

Zet uit je hoofd dat je gezondheid achteruitgaat als je boven de veertig komt; dat is informatie uit een oude wereld die aan het verdwijnen is. Jij zit aan het stuur van jouw leven en jij bepaalt. Je hebt de kracht om te veranderen in je leven wat je wilt. Het maakt niet uit waar je vandaan komt of waar je nu staat. Droom grootse dromen, zorg voor een lonkend perspectief dat als een magneet aan je zal trekken en ga nieuwsgierig op weg. Een fantastisch leven is een leven waarbij je het beste uit jezelf naar buiten laat komen en laat floreren.
Verander je voeding, verander je hormonen, verander je leven.
Het beste komt nog. Ik beloof het je.

**VERANDER JE VOEDING,
VERANDER JE HORMONEN,
VERANDER JE LEVEN.
HET BESTE KOMT NOG.
IK BELOOF HET JE.**

BIJLAGE 1
VERVANG DIT LIEVER DOOR DIT

VERVANG DIT	LIEVER DOOR DIT
Kraanwater, bronwater uit plastic flessen	Kraanwater dat door een filter is gegaan, bronwater uit glazen flessen
Keukenzout (jozozout)	Keltisch zeezout, Himalayazout, zeekraalzilt, tamari
Producten verpakt in blik of plastic	Met mate: producten verpakt in glas of uit de diepvries, let op toegevoegde suikers of E-nummers
Broodbeleg (vleeswaren, kaas, zoet, kant-en-klare spreads)	Zelfgemaakte spreads op basis van avocado's, humus, eieren en/of noten met groenten
Lightproducten	Met mate: de niet-light varianten hiervan
Kant-en-klare kruidenmixen en smaakversterkers	Een combinatie van gedroogde of verse kruiden en specerij-en zonder toevoegingen
Gebrande noten, zaden en pitten	Ongebrande noten, zaden en pitten
Gebrande pinda's	Ongebrande noten of met mate rauwe pinda's
Vlees-, vis-, kippen- en groentebouillon-blokjes	Groentebouillonblokjes of -poeder zonder toegevoegd gistextract (E621)
Margarine, halvarine	Roomboter, ghee of kokosolie
Bakboter, zonnebloemolie, maisolie, sojaolie om in te bakken of frituren	Kokosolie, rodepalmolie of rijstkiemolie
Maisolie, zonnebloemolie, kant-en-klare sauzen en dressings, mayonaise, tomatenketchup	Zelfgemaakte dressings op basis van extra vierge olijfolie, perillaolie, walnotenolie, pompoenpittenolie, lijnzaadolie, koolzaadolie, balsamicoazijn, appelciderazijn, mosterd (let op toevoegingen en suikers)
Niet-biologisch vlees	Met mate: biologisch vlees van kip of kalkoen, biologisch vlees van dieren die buiten hebben gelopen en natuurlijke voeding hebben gehad
Bewerkt vlees (gepaneerd, gemarineerd, voorgekruid, worst, hamburgers, vlees uit de diepvries e.d.)	Onbewerkt, biologisch vlees
Vis, schaal- en schelpdieren	Plantaardige bronnen van grotendeels omega 3: walnoten, hennepzaad, lijnzaad, chiazaad en perillaolie. Zeewierpro-ducten. Zeewier, zeekraal. Wild gevangen vis. Suppletie door middel van krillolie of algenolie

VERVANG DIT	LIEVER DOOR DIT
Dierlijke eiwitten (zuivel, vlees, vis)	Plantaardige eiwitten: quinoa, hennepzaad, groenten, peulvruchten, tempé, noten, zaden pitten, edelgistvlokken. Eventueel suppletie met spirulina of plantaardig proteïnepoeder. Met mate: zuivel (en vlees) van geit, schaap of buffel
Kant-en-klare vleesvervangers	Tempé, met mate tofu en verder alle plantaardige eiwitten
Alle soorten eieren	Biologisch-dynamische eieren (Demeter-keurmerk)
Witte geraffineerde suiker, alle synthetische zoetstoffen en zoetjes, oerzoet, ruwe rietsuiker	Met mate: ahornsiroop klasse C, rauwe agavesiroop, kokosbloesemsuiker, koudgeslingerde honing, lucumapoeder, groen steviapoeder
Vruchtensappen, limonades en frisdranken, energiedrankjes, chocoladedranken, sojadranken, zuiveldranken inclusief alle lightvarianten	Water, kruidenthee, witte thee, groene thee, kombucha, kokoswater (let op toevoegingen), versgeperst vruchtensap of oersap aangelengd met vijf delen water
Koek, snoepgoed, kant-en-klare 'gezonde' repen en chocola	Met mate: zelfgemaakte koekjes of zoetigheden, chocola met 70 procent cacao of puurder
Witte bloem (meel) van tarwe, spelt	Een mix van glutenvrije melen zoals boekweitmeel, notenmeel, havermeel, zadenmeel, kokosmeel, teffmeel, kikkererwtenmeel, quinoameel, amandelmeel
Aardappelen, aardappelpuree	Zoete aardappelen, aardpeer, puree van zoete aardappelen, pompoen, knolselderij en/of peulvruchten
Witte rijst	Quinoa, zwarte rijst, wilde rijst, amaranth, canihua, met mate bruine rijst
Melk, karnemelk	Zelfgemaakte plantaardige melk van noten, zaden, pitten, haver of bruine rijst
Brood, beschuit, crackers, toastjes van tarwe of spelt	Met mate: zuurdesem speltbrood, Yam desembrood, zelfgebakken glutenvrij brood, groentebrood, rijstwafels, boekweitwafels
Pasta gemaakt van tarwe, spelt of kamut	Pasta gemaakt van boekweit, quinoa, zeewier, kelp of zelf gemaakt van groenten
Maizena, gelatine, allesbinder	Agar agar, arrowroot, johannesbroodpitmeel, boekweitmeel, vlozaad (psyllium)
Gist	Wijnsteenbakpoeder, natriumbicarbonaat met citroensap of azijn

BIJLAGE 2

BEROEPSVERENIGINGEN VAN COMPLEMENTAIR WERKENDE ARTSEN, THERAPEUTEN EN ORTHOMOLECULAIR DIËTISTEN

Ben je op zoek naar een complementair werkend arts (een arts die zich na de reguliere studie geneeskunde heeft geschoold in complementaire geneeswijzen), therapeut of orthomoleculiar diëtist, kijk dan eens bij onderstaande beroepsverenigingen.

- Maatschappij ter Bevordering van de Orthomoleculaire Geneeskunde; www.mbog.nl
- Vereniging ter Bevordering van Alternatieve Geneeswijze; www.vbag.nl
- Artsenvereniging voor Integrale Geneeskunde; www.avig.nl
- Nederlandse Werkgroep Praktizijns in de natuurlijke geneeskunst; www.nwp-natuurgeneeskunde.nl
- Landelijke Vereniging Natuurlijke Geneeswijzen; www.lvng.nl
- Vereniging van Natuurgeneeskundig Therapeuten; www.vnt-nederland.nl
- Netwerk Orthomoleculair Diëtisten; www.orthomoleculairdietisten.nl

GERAADPLEEGDE ONDERZOEKEN EN LITERATUUR

ONDERZOEKEN

In dit boek verwijs ik regelmatig naar een online artikel of -onderzoek. Op mijn website kun je links naar deze artikelen en onderzoeken vinden:

››› http://energiekevrouwenacademie.nl/links-energieke-vrouwen-voedingskompas

LITERATUUR

››› Baillie-Hamilton, Paula (2002), *Het detox-dieet*. Forum.
››› Beliveau, Richard & Gingras, Denis (2013), *Eten tegen kanker*. Kosmos Uitgevers.
››› Blythman, Joanna (2015), *Slik je dat?* Bouillon Uitgeverij.
››› Campbell, Colin & Campbell, Thomas (2005), *The China Study*. Benbella Books.
››› Campbell-McBride, Natasha (2010), *GAPS Gut and Psychology Syndrome*. Medinform Publishing.
››› Christiaans, Pim & Roskamp, Hanny (2016), *Check je houdbaarheid.* Cocobooks.
››› Christiaans, Pim & Roskamp, Hanny (2011), *De houdbare vrouw*. Cocobooks.
››› Christiansson, Alan (2014), *The Adrenal Reset Diet*. Harmony Books.
››› Davis, William (2013), *Broodbuik*. Kosmos Uitgevers.
››› Demers, Sylvie (2012), *De kracht van vrouwelijke hormonen*. Standaard Uitgeverij.
››› Dijkinga, Rineke (2015), *Alles draait om je hormonen*. WVHE.
››› Enders, Gulia (2014), *De mooie voedselmachine*. Luitingh-Sijthoff.
››› Epstein, Samuel S. (2011), *Giftige schoonheid*. AnkhHermes.
››› Gottfried, Sara (2013), *The Hormone Cure*. Scribner.
››› Gottfried, Sara (2015), *The Hormone Reset Diet*. Harper Collins.
››› Hartenbach, Walter (2012), *De cholesterolleugen*. AnkhHermes.
››› Heidrich, Ruth E. (2000), *A Race for Life*. Booklight Inc.
››› Hertoghe, Thierry (2002), *The Hormone Solution*. Three Rivers Press.
››› Hyman, Mark (2012), *The Bloodsugar Solution*. Hodder & Stoughton.
››› Jamieson, Alexandra (2015), *Women, Food and Desire*. Gallery Books.
››› Kuipers, Remko (2014), *Het oerdieet*. Prometheus Bert Bakker.

- Maes, Michael (2005), *Van Freud tot omega 3.* Standaard Uitgeverij.
- Maurer, Robert (2011), *De kunst van Kaizen.* VBK Media.
- Moolenburgh sr., Hans (2011), *U kunt meer dan u denkt.* Lemniscaat.
- Moorman, Ralph (2014), *De hormoonfactor.* Cocobooks.
- Moorman, Ralph (2016), *De boodschappencoach*. Cocobooks.
- Moorman, Ralph & Havenith, Barbara (2015), *Hormoonbalans voor vrouwen*. Moorman.
- Moss, Michael (2013), *Zout, suiker, vet.* Carrera.
- Myers, Amy (2015), *The Autoimmune Solution.* Harper Collins.
- Northrup, Christiane (2008), *De overgang als bron van kracht.* Altamira-Becht.
- Northrup, Christiane (2009), *Vrouwenlichaam, vrouwenwijsheid.* Altamira-Becht.
- Northrup, Christiane (2009), *Het geheime genot van de overgang*. Altamira-Becht.
- Northrup, Christiane (2015), *Goddesses Never Age.* Hay House.
- Peek, Pamela (2013), *Fight Fat After Forty.* Piatkus.
- Perlmutter, David (2014), *Grain Brain.* Hodder & Stoughton.
- Pollan, Michael (2008), *Een pleidooi voor echt eten.* De Arbeiderspers.
- Price, Weston A. (2014), *Voeding en fysieke degeneratie*. Succesboeken.
- Rankin, Lissa (2013), *Mind Over Medicine.* Hay House.
- Ravnskov, Uffe (2011), *Feiten en fabels over cholesterol.* Succesboeken.
- Runow, Klaus-Dietrich (2013), *De darm denkt mee.* Akasha.
- Runow, Klaus-Dietrich (2015), *Als gifstoffen op je zenuwen gaan werken*. Akasha.
- Sangen, Yvonne & Tazelaar, Karin (2010), *Biofotonen*. AnkhHermes.
- Schuitemaker, Gert (2011), *Nieuw licht op vitamine D.* Ortho Communications & Science.
- Schuitemaker, Gert & Graaf, Toine de (2012), *Fit met voedingssupplementen.* Ortho Communications & Science.
- Shomon, Mary J. (2009), *The Menopause Thyroid Solution*. Harper.
- Stuart, Shelly L. (2012), *Gevaarlijke gluten*. Standaard Uitgeverij/WPG Uitgevers België.
- Taubes, Gary (2008), *Good Calories,* Bad Calories. Anchorbooks.
- Verburgh, Kris (2012), *De voedselzandloper*. Bert Bakker.
- Weaver, Libby (2014), *The Calorie Fallacy*. Little Green Frog Publishing.
- Wilson, James L. (2011), *Bijnieruitputting*. Succesboeken.
- Wit, Daan de (2015), *Weet wat je eet*. Scriptum.
- Wolve, David (2009), *Superfoods*. Succesboeken.

DANK JE WEL!

Een boek schrijf je nooit alleen; er zijn zoveel mensen die me hierbij geholpen hebben.

Bedankt, alle schrijvers van boeken en artikelen die ik de afgelopen jaren heb verslonden. Jullie kennen me niet maar ik heb zoveel van jullie geleerd: Ruth Heidrich, Sarah Gottfried, Christiane Northrup, Amy Meyers, Michael Moss, Mark Hyman en vele, vele anderen.

Bedankt Miriam, Astrid en Barbara voor het lezen van eerdere versies van het manuscript en jullie waardevolle adviezen en commentaar hierop.

Bedankt vooral ook Hester voor al je professionele aanvullingen en rigoureuze schrapwerk. Het was een feestje om met jou als redacteur te mogen samenwerken.

Dank je wel Ralph en nogmaals Barbara. Niet alleen voor het schrijven van het voorwoord maar ook voor alles wat ik van jullie heb geleerd. Zonder het te weten hebben jullie aan de wieg gestaan van dit boek.

Bedankt Suzan, Anouschka, Saskia, Yolande, Michelle, Inge en Tanja voor jullie inspirerende enthousiasme en creativiteit rondom de uiteindelijke vormgeving van dit boek. Ik heb van jullie genoten!

Bedankt Martine, Maaike, Willemijn, Suzanne en Jan van Kosmos voor jullie enthousiasme en vertrouwen in dit boek en jullie inzet hiervoor.

Dank je wel Rob voor alle uren die we hebben gespard over dit boek, lang voordat er een letter op papier stond; je zult veel van onze gesprekken herkennen in dit boek.

Maar vooral heel veel dank aan al mijn trouwe nieuwsbrieflezeressen die geduldig hebben gewacht totdat dit boek eindelijk het daglicht zag. Zonder jullie was dit boek er zeker niet geweest. You are the wind beneath my wings!

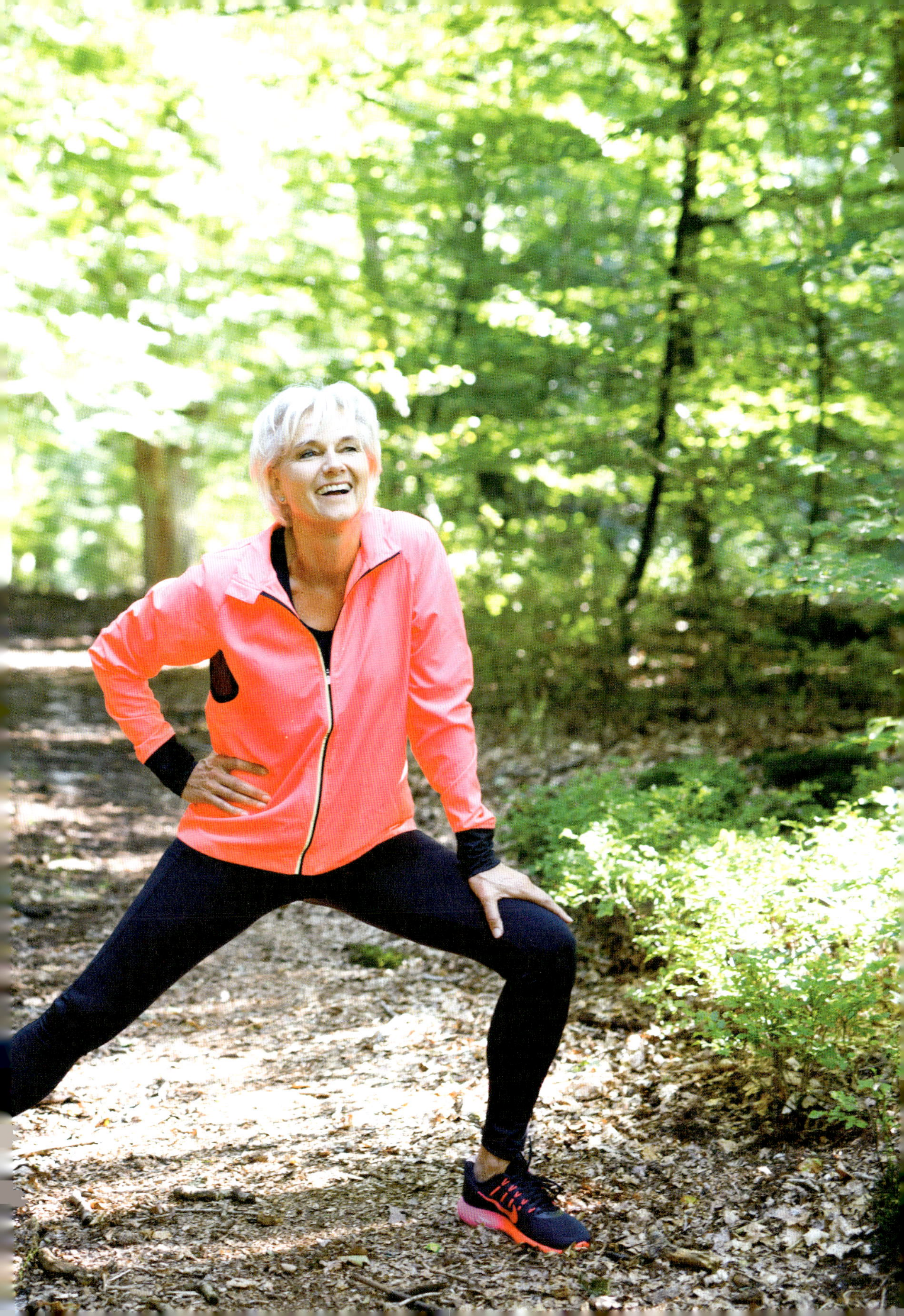

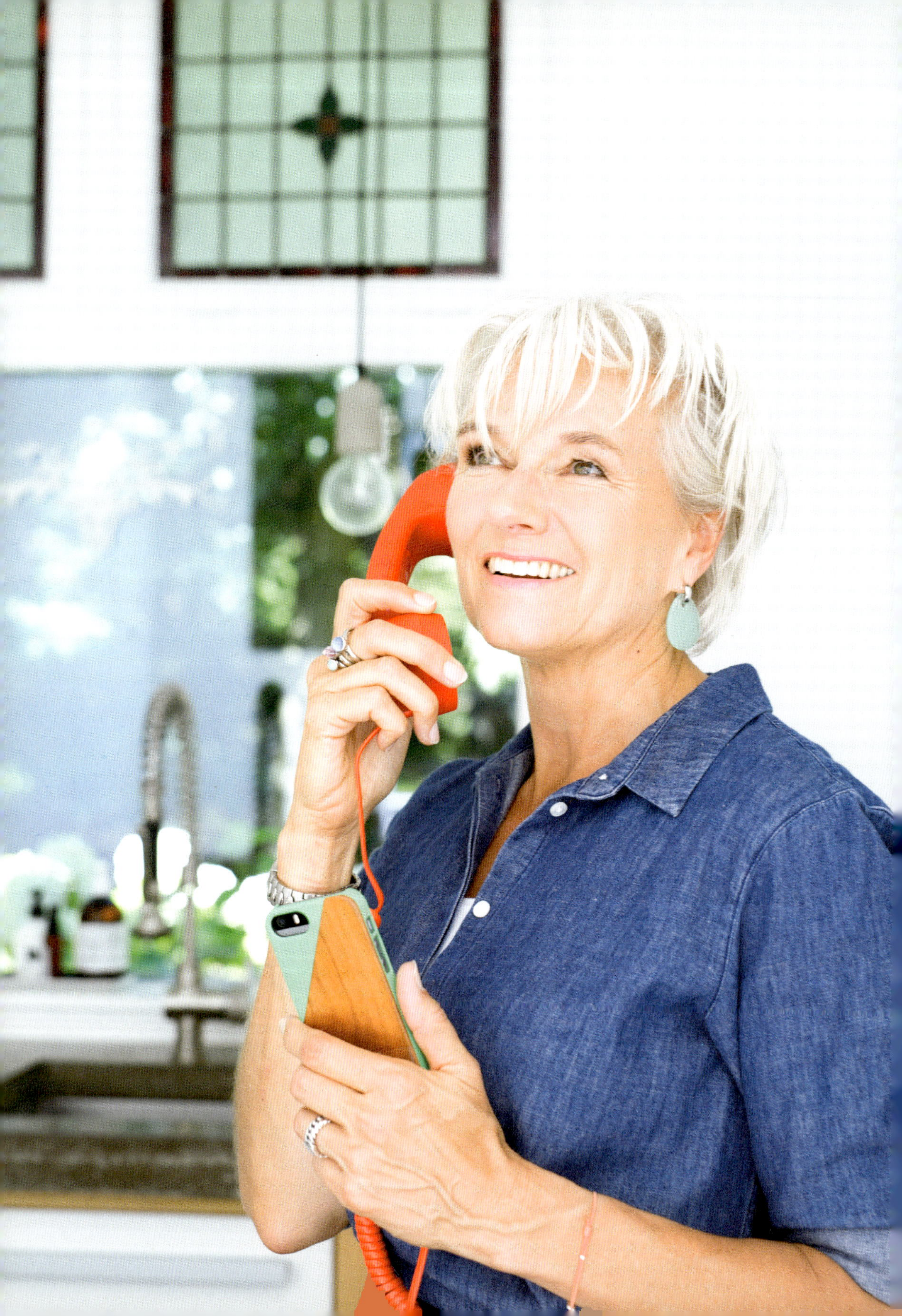

OVER DE AUTEUR

Marjolein Dubbers is food- en lifestylecoach en heeft een passie voor de gezondheid van vrouwen. Ze volgde veel trainingen en seminars in binnen- en buitenland op het gebied van voeding, gezondheid voor vrouwen, coaching en persoonlijke ontwikkeling. Die kennis gecombineerd met haar persoonlijke ervaring met een burn-out en de rol van voeding bij het genezingsproces daarvan, gebruikt zij om haar klanten te inspireren de verantwoordelijkheid voor hun gezondheid in eigen hand te nemen. Zij is de oprichtster van de **Energieke Vrouwen Academie**, het grootste Nederlandstalige platform voor vrouwen op weg naar vitaliteit en gezondheid.

Op basis van haar eigen ervaringen en die van haar klanten heeft Marjolein het online-programma Het Energieke Vrouwen VoedingsKompas ontwikkeld.
Een stap-voor-stapmethode die al duizenden vrouwen heeft geholpen om blijvend hun voedingspatroon te veranderen en hierdoor meer gezondheid en energie te ervaren.

OP DE WEBSITE
ENERGIEKEVROUWENACADEMIE.NL
VIND JE MEER INFORMATIE.

REGISTER

RECEPTEN

REGISTER TREFWOORDEN

I

J

K

L

M

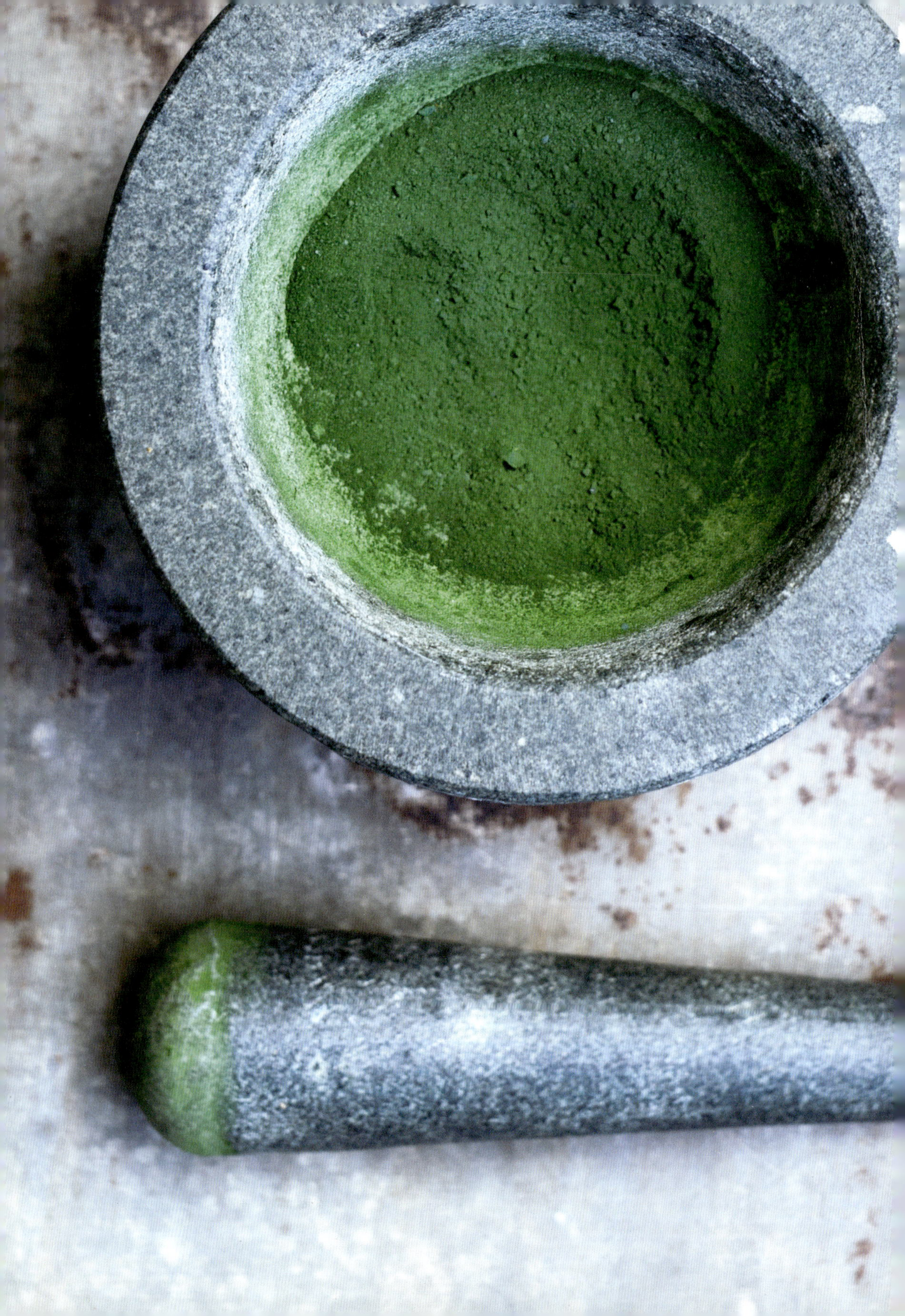